全国中医药行业高等职业教育"十三五"规划教材

社区康复

（供康复治疗技术、针灸推拿、中医学专业用）

主　编 ◎ 陈丽娟

中国中医药出版社

·北 京·

图书在版编目（CIP）数据

社区康复 / 陈丽娟主编 . —北京：中国中医药出版社，2018.7（2024.11重印）

全国中医药行业高等职业教育"十三五"规划教材

ISBN 978-7-5132-4854-9

Ⅰ.①社…　Ⅱ.①陈…　Ⅲ.①社区—康复医学—高等职业教育—教材

Ⅳ.① R492

中国版本图书馆 CIP 数据核字（2018）第 065460 号

中国中医药出版社出版

北京经济技术开发区科创十三街31号院二区8号楼

邮政编码　100176

传真　010-64405721

三河市同力彩印有限公司印刷

各地新华书店经销

开本 787×1092　1/16　印张 15.5　字数　319 千字

2018 年 7 月第 1 版　2024 年 11 月第 4 次印刷

书号　ISBN 978 – 7 – 5132 – 4854–9

定价　52.00 元

网址　www.cptcm.com

服 务 热 线　010-64405510

购 书 热 线　010-89535836

维 权 打 假　010-64405753

微信服务号　zgzyycbs

微商城网址　https://kdt.im/LIdUGr

官 方 微 博　http://e.weibo.com/cptcm

天猫旗舰店网址　https://zgzyycbs.tmall.com

如有印装质量问题请与本社出版部联系（010-64405510）

李伏君（千金药业有限公司技术副总经理）

李灿东（福建中医药大学校长）

李建民（黑龙江中医药大学佳木斯学院教授）

李景儒（黑龙江省计划生育科学研究院院长）

杨佳琦（杭州市拱墅区米市巷街道社区卫生服务中心主任）

吾布力·吐尔地（新疆维吾尔医学专科学校药学系主任）

吴　彬（广西中医药大学护理学院院长）

宋利华（连云港中医药高等职业技术学院教授）

迟江波（烟台渤海制药集团有限公司总裁）

张美林（成都中医药大学附属针灸学校党委书记）

张登山（邢台医学高等专科学校教授）

张震云（山西药科职业学院党委副书记、院长）

陈　燕（湖南中医药大学附属中西医结合医院院长）

陈玉奇（沈阳市中医药学校校长）

陈令轩（国家中医药管理局人事教育司综合协调处副主任科员）

周忠民（渭南职业技术学院教授）

胡志方（江西中医药高等专科学校校长）

徐家正（海口市中医药学校校长）

凌　娅（江苏康缘药业股份有限公司副董事长）

郭争鸣（湖南中医药高等专科学校校长）

郭桂明（北京中医医院药学部主任）

唐家奇（广东湛江中医学校教授）

曹世奎（长春中医药大学招生与就业处处长）

龚晋文（山西职工医学院 / 山西省中医学校党委副书记）

董维春（北京卫生职业学院党委书记）

谭　工（重庆三峡医药高等专科学校副校长）

潘年松（遵义医药高等专科学校副校长）

赵　剑（芜湖绿叶制药有限公司总经理）

梁小明（江西博雅生物制药股份有限公司常务副总经理）

龙　岩（德生堂医药集团董事长）

中医药职业教育是我国现代职业教育体系的重要组成部分，肩负着培养新时代中医药行业多样化人才、传承中医药技术技能、促进中医药服务健康中国建设的重要职责。为贯彻落实《国务院关于加快发展现代职业教育的决定》（国发〔2014〕19号）、《中医药健康服务发展规划（2015—2020年）》（国办发〔2015〕32号）和《中医药发展战略规划纲要（2016—2030年）》（国发〔2016〕15号）（简称《纲要》）等文件精神，尤其是实现《纲要》中"到2030年，基本形成一支由百名国医大师、万名中医名师、百万中医师、千万职业技能人员组成的中医药人才队伍"的发展目标，提升中医药职业教育对全民健康和地方经济的贡献度，提高职业技术院校学生的实际操作能力，实现职业教育与产业需求、岗位胜任能力严密对接，突出新时代中医药职业教育的特色，国家中医药管理局教材建设工作委员会办公室（以下简称"教材办"）、中国中医药出版社在国家中医药管理局领导下，在全国中医药职业教育教学指导委员会指导下，总结"全国中医药行业高等职业教育'十二五'规划教材"建设的经验，组织完成了"全国中医药行业高等职业教育'十三五'规划教材"建设工作。

中国中医药出版社是全国中医药行业规划教材唯一出版基地，为国家中医中西医结合执业（助理）医师资格考试大纲和细则、实践技能指导用书、全国中医药专业技术资格考试大纲和细则唯一授权出版单位，与国家中医药管理局中医师资格认证中心建立了良好的战略伙伴关系。

本套教材规划过程中，教材办认真听取了全国中医药职业教育教学指导委员会相关专家的意见，结合职业教育教学一线教师的反馈意见，加强顶层设计和组织管理，是全国唯一的中医药行业高等职业教育规划教材，于2016年启动了教材建设工作。通过广泛调研、全国范围遴选主编，又先后经过主编会议、编写会议、定稿会议等环节的质量管理和控制，在千余位编者的共同努力下，历时1年多时间，完成了83种规划教材的编写工作。

本套教材由50余所开展中医药高等职业教育院校的专家及相关医院、医药企业等单位联合编写，中国中医药出版社出版，供高等职业教育院校中医学、针灸推拿、中医骨伤、中药学、康复治疗技术、护理6个专业使用。

本套教材具有以下特点：

1. 以教学指导意见为纲领，贴近新时代实际

注重体现新时代中医药高等职业教育的特点，以教育部新的教学指导意

见为纲领，注重针对性、适用性以及实用性，贴近学生、贴近岗位、贴近社会，符合中医药高等职业教育教学实际。

2. 突出质量意识、精品意识，满足中医药人才培养的需求

注重强化质量意识、精品意识，从教材内容结构设计、知识点、规范化、标准化、编写技巧、语言文字等方面加以改革，具备"精品教材"特质，满足中医药事业发展对于技术技能型、应用型中医药人才的需求。

3. 以学生为中心，以促进就业为导向

坚持以学生为中心，强调以就业为导向、以能力为本位、以岗位需求为标准的原则，按照技术技能型、应用型中医药人才的培养目标进行编写，教材内容涵盖资格考试全部内容及所有考试要求的知识点，满足学生获得"双证书"及相关工作岗位需求，有利于促进学生就业。

4. 注重数字化融合创新，力求呈现形式多样化

努力按照融合教材编写的思路和要求，创新教材呈现形式，版式设计突出结构模块化，新颖、活泼，图文并茂，并注重配套多种数字化素材，以期在全国中医药行业院校教育平台"医开讲－医教在线"数字化平台上获取多种数字化教学资源，符合职业院校学生认知规律及特点，以利于增强学生的学习兴趣。

本套教材的建设，得到国家中医药管理局领导的指导与大力支持，凝聚了全国中医药行业职业教育工作者的集体智慧，体现了全国中医药行业齐心协力、求真务实的工作作风，代表了全国中医药行业为"十三五"期间中医药事业发展和人才培养所做的共同努力，谨此向有关单位和个人致以衷心的感谢！希望本套教材的出版，能够对全国中医药行业职业教育教学的发展和中医药人才的培养产生积极的推动作用。需要说明的是，尽管所有组织者与编写者竭尽心智，精益求精，本套教材仍有一定的提升空间，敬请各教学单位、教学人员及广大学生多提宝贵意见和建议，以便今后修订和提高。

国家中医药管理局教材建设工作委员会办公室

全国中医药职业教育教学指导委员会

2018 年 1 月

　　《社区康复》是"全国中医药行业高等职业教育'十三五'规划教材"之一。本教材是依据习近平总书记将中医药财富继承好、发展好、利用好的重要指示和《国家中长期教育改革和发展规划纲要（2010—2020年）》《医药卫生中长期人才发展规划（2010—2020年）》的精神，根据全国中医药职业教育教学指导委员会对"十三五"规划教材的要求，围绕教育部"卓越人才培养计划"，为充分发挥中医药高等职业教育的引领作用、着力推动中医药高职高专教育发展、大力培养中医药类高素质技术技能型人才，以满足中医药健康产业发展和建设"健康中国"的需要，在正确认识中医药事业发展新局面、科学把握中医药教育发展新格局的前提下，由中医药职业教育教学指导委员会、国家中医药管理局教材建设工作委员会办公室统一规划、宏观指导，由中国中医药出版社具体组织实施，全国中医药高等职业教育院校联合编写的中医药高职高专教材。

　　社区康复是康复治疗技术专业的必修课，是培养高素质社区康复人才的必备教材。课程总目标是围绕世界卫生组织对社区康复发展的指导思想，结合我国社区康复发展现状及教材"三基""五性"的基本要求，服务于高职高专的人才培养目标，培养学生具备社区康复的基本理论知识、基本技能和技术运用能力，成为面向社区康复机构的高素质、技能型社区康复专门人才。

　　本教材首先明确岗位，注重实用，突出技能实践，体现职业教育特点。社区康复相关岗位包括康复技师、社区管理人员、社区康复指导员、社区康复协调员、基层康复员、管理人员、伤病患者及其家庭成员等，编写中以岗位需要为前提，浅显易懂，以操作简便为原则，注重针对性，突出实用性。其次调整结构，学科融合，突出特色。依据社区康复项目、技术的需求，对课程结构、教学内容知识点和技能点进行合理调整，并将康复评定、康复治疗技术、康复心理、康复管理等多学科有机结合，充分体现社区康复便捷有效、适用面广、通专结合的课程特色。再次，吸纳新知，学以致用。补充吸纳近年社区康复新知识、新技术、新进展、新成果，既强调必需的社区康复理论知识，又通俗易懂，使学生能学以致用。

　　本教材共设七个模块。模块一和模块二介绍社区康复的概念、服务对象、基本原则、目标、任务及管理与评估等。模块三阐述社区康复评定及常用康复技术。模块四、五、六论述社区常见残障病症、常见慢病、常见精神心理障碍的康复。模块七讲述了社区人群在社区层面有康复需要的其他病症，体现社区康复的实用性。

编写任务分工：模块一及模块二中项目一、二、三由陈丽娟编写；模块二中项目四、五、六、七、八及模块七中项目三、四由李伟编写；模块三中项目一、二由崔俊武编写，项目三、四、五、六由杨和艳编写；模块四中项目一、二、三、四、五及附录二由邓铸编写，项目六、七、八、九、十、十一由王晓梅编写；模块五中项目一、二、三、四、五由王燕萍编写，项目六、七及模块六、附录三由郑佳编写；模块七中项目一、二及附录一由刘海洲编写。全书由陈丽娟统稿。

本教材主要适用于医学院校康复治疗技术、针灸推拿、中医学专业的学生使用和作为教师参考用书，也可作为相关专业教学用。教材内容涵盖康复技师职业资格考试的相关内容，对基层康复员、管理人员、伤病患者及其家庭成员也是很好的指导用书。

本书在编写过程中，得到了全国多家中医药院校学界同行的高度重视和积极参与，参考了社区康复多部教材和著作，在此谨向相关著述作者、同道专家表示诚挚的谢意！各位编委辛勤工作，历经数月，沟通切磋，反复修改，数易其稿，确保了本教材得以如期完稿，书中若有疏漏之处，恳请使用本教材的广大师生提出宝贵意见，以便再版时修订提高，使本教材更臻完善。

《社区康复》编委会
2018 年 4 月

目录

扫一扫，看课件

社区康复概述

【学习目标】

1. 掌握社区康复的概念、原则、目标、任务。
2. 熟悉社区康复的服务对象、特点、内容和形式。
3. 了解社区康复的产生。

项目一　社区康复的产生与概念

一、社区康复的产生

社区康复最先是由世界卫生组织（WHO）在 1976 年作为一种新的残疾人康复服务方式提出的。针对专业医疗机构康复服务的局限性，提出通过社区指导帮助残疾人在家庭或社区进行各种功能训练，达到独立进行日常生活活动、上学及工作，即以社区为基础，为伤残者提供基本的康复服务和训练。1979 年，初步规划社区康复模式。1985 年，英国伦敦大学开设了"社区康复计划与管理"课程，开始了社区康复的培训工作。1994 年和 2004 年，世界卫生组织（WHO）、联合国教科文组织、国家劳工组织先后两次发表了《关于残疾人社区康复的联合意见书》，对社区康复进行了全面阐述。40 多年来，在世界卫生组织的努力下，社区康复发展成为一个多部门战略，社区康复所涵盖的内容也得到广泛拓展。目前，已有超 90 个国家开展了社区康复工作。我国从 1986 年开始，卫生部门启动社区康复工作，建立了社区康复工作的法律和法规。1991 年 5 月，颁布了《中华人民共和国残疾人保障法》。1994 年底，全国已经建立了 6000 多个社区康复站。近年来，随着社会对全科医学的重视，康复技术人才培养工作全面展开，各级社区康复机构指导和培训的

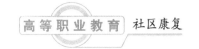

力量得到大力加强，社区康复工作步入快速的良性轨道。

二、社区康复的概念

（一）世界三大组织对社区康复的定义

社区康复的定义和内涵是随着全球社区康复的不断深入开展而不断更新、完善的。各国实际情况不同，对社区康复的定义及内涵都有着不同的理解。1994年，世界三大组织即国际劳工组织（ILO）、联合国教科文组织（UNESCO）、世界卫生组织（WHO）联合发表了关于残疾人社区康复的意见书，对社区康复做了定义："社区康复是社区发展计划中的一项康复策略，其目的是使所有残疾人享有康复服务、实现机会均等、充分参与。社区康复的实施要依靠残疾人、残疾人亲友、残疾人所在的社区以及卫生、教育、劳动就业、社会保障等相关部门的共同努力。"阐述了社区康复的基本要素，阐明了社区康复的目标与实施办法。

（二）我国社区康复的定义

我国自1986年启动社区康复工作至今30多年，30%左右的残疾人得到一定程度的康复，还有70%的伤病残人员没有得到全面系统的康复服务。为了实现我国残疾人"人人享有康复服务""康复进农村，服务到家庭"的目标，社区康复事业日益得到相关部门的重视。政府机构参与支持，教育部门引领，各高校面向社会需求将社区康复人才培养纳入了专业目录，教材建设也逐步启动。

随着社会经济和康复事业的发展，社区康复的内涵发生了变化。目前，我国对社区康复所下的定义为：社区康复是社区建设和新农村建设的重要组成部分，是指在政府领导下，相关部门密切配合，社会力量广泛支持，残疾人及其亲友积极参与，争取社会化方式，使广大残疾人得到全面康复服务，以实现机会均等，充分参与社会生活的目标。

（三）社区康复的定义

根据国际上对社区康复所下定义，结合我国国情和社区康复实践，参考专家学者的观点，将社区康复的定义总结归纳如下：

社区康复是以社区为基础，对伤病残障人员进行功能障碍康复、精神心理调适、生活及职业能力修复等实现重返社会而开展的康复技术服务及康复管理的综合性工作。社区康复是医院康复治疗的延续和补充，是伤病后及残疾者在社区内或家庭继续得到康复服务的目标、任务和内容等组成的总体策略。

（四）社区康复与康复医学的关系

康复医学是医学的重要分支，是研究康复基础理论、评定方法及康复治疗技术，促进病、伤、残者康复的独特的医学学科。康复医学的目标是消除患者伤病残后出现的各种功能障碍，消除或减轻残疾，最终达到改善患者的生活质量，恢复较高水平的健康和帮助其回归家庭和社会的目的，是依托于医务人员、伤病患者、患者家属及其相关机构和社区，采用医学的、教育的、职业的和社会的等综合康复措施来实现的。

社区康复是康复医学的重要组成部分，是康复医学实施康复的策略与措施的构成要素，是在社区层面对实现康复医学的目标而做的康复服务与康复管理等综合性工作，二者相辅相成。

项目二　社区康复的服务对象和特点

一、社区康复的服务对象

从 1976 年最早社区康复概念的提出到 20 世纪末，社区康复的服务对象局限在以残疾人为主。随着社会经济的不断发展，人口老龄化现象日趋明显，医疗资源的严重不足，不能满足社会日益增长的养老康复的需求，使得社区康复服务的对象不断扩充。目前，归纳为以下几类：

（一）残疾人

残疾是指程度不同的肢体残缺、感知觉障碍、活动障碍、内脏器官功能不全、精神情绪和行为异常、职能缺陷等。分为视力残疾、听力残疾、言语残疾、肢体残疾、智力残疾、精神残疾、多重残疾七类。

残疾人是指生理功能、解剖结构、心理和精神损伤、异常或丧失，部分或全部失去以正常方式从事正常范围活动的能力，在社会生活的某些领域中处于不利于发挥正常作用的人。

绝大多数残疾人具有康复潜力，社区康复可以向残疾人提供就地就便、经济实用的康复训练与服务，使残疾人得到恢复补偿功能，提高生活自理和社会适应能力，促进残疾人参加社会生活，提高生活质量。

（二）慢性病患者

慢性病即慢性非传染性疾病，简称"慢病"。社区中常见的慢性病主要包括：①心脑血管疾病，如高血压、冠心病、脑卒中；②恶性肿瘤；③代谢异常，如糖尿病；④精神异常和精神病；⑤遗传性疾病；⑥慢性职业病，如硅沉着病、化学中毒等；⑦慢性气管炎和肺气肿；⑧其他，如肥胖症等。这些慢性病长期困扰人们的身体健康，成为危害人们健康生活和致残、致贫的主要原因。有资料表明，我国慢性病患者已超过 2 亿，且逐年增多，已成为严重的社会问题。社区康复可以在社区或家庭帮助慢性病患者进一步康复，促进生活质量的提高。

（三）老年人和老年残疾人

不同国家对老年人年龄界定有不同的标准，许多发达国家以 65 岁作为标准。我国传统称老年为"花甲之年"，所以我国老年人指的是 60 岁以上的人。我国是世界上老年人口最多的国家，占全球老年人口总量的 1/5。

老年人慢性病多，残疾率高，往往失去生活自理能力。康复的意义在于减缓躯体和脏器衰老的进程，控制慢性病的发展，减少医疗费用开支，减少残疾发生，改善日常生活活动能力，提高生活自理程度，减轻老年人对家庭的负担和对社会的压力，充实其精神生活，提高其生活质量。

老年残疾人多以视力、听力、语言和肢体残疾为主的综合残疾。老年残疾人随着人口老龄化进程，比例也呈增加趋势。老年残疾人残疾类别不同，康复需求各有不同，社区康复应有所侧重，改善残疾状态，提高生活能力。

当前，中国人口老龄化进程关系全球，备受世界关注。中国人口老龄化发展趋势可以划分为三个阶段：第一阶段，2001 年到 2020 年是快速老龄化阶段。这一阶段，中国将平均每年增加 596 万老年人口，年均增长速度达到 3.28%，大大超过世界总人口年均 0.66% 的增长速度，人口老龄化进程明显加快。第二阶段，2023 年到 2050 年是加速老龄化阶段。到 2023 年，老年人口数量将增加到 2.7 亿。到 2050 年，老年人口总量将超过 4 亿，老龄化水平推进到 30% 以上。第三阶段，2051 年到 2100 年是稳定的重度老龄化阶段。2051 年，中国老年人口规模将达到峰值 4.37 亿。这一阶段，老年人口规模将稳定在 3 亿~4 亿，老龄化水平基本稳定在 31% 左右，80 岁及以上高龄老人占老年总人口的比重将保持在 25%~30%，进入一个高度老龄化的平台期。与其他国家相比，中国的人口老龄化具有以下主要特征：一是老年人口规模巨大。二是老龄化发展迅速。三是地区发展不平衡。具有明显的由东向西的区域梯次的特征，东部沿海经济发达地区明显快于西部经济欠发达地区。四是城乡倒置显著。发达国家人口老龄化的历程表明，城市人口老龄化水平一般高于农村，而中国的情况则不同。五是女性老年人口数量多于男性。六是老龄化超前于现代化。发达国家属于先富后老或富老同步，而中国则属于未富先老。

未来，老年人和老年残疾人将成为社区康复的主要服务对象。

二、社区康复的特点

社区康复与综合医院康复、专科康复及康复中心等相比，具有以下特点：

（一）社区为本，政府主导

社区康复立足社区，是社区发展计划中的一项康复策略。由社区政府发挥主导作用，社区卫生、民政、社会服务等部门共同参与，组织安排人员、提供适量资金及低价或无偿场地等条件保障。受益者是社区的有康复需求的人群。体现以社区为基地，社区管理、社区支持、社区受益、全面参与。

（二）利用资源，全面康复

充分地利用和发挥当地康复中心、康复医院、康复学校、残疾人康复服务等人力资源、经济和技术方面的医学资源的支持作用，对辅导和培训基层康复员及社区康复医生等，在社区所能及的范围内，为社区伤病残障人员提供医疗、教育、职业、社会等方面的全面康复服务，帮助上学和就业，促进伤病残障人员回归生活，融入社会。

（三）广泛动员，就近康复

社区康复关乎社区和家庭，除了康复医护人员提供专业的康复技术服务外，更需要患者和患者家属、护工和社区志愿者积极配合，广泛参与，所以要广泛调动参与者的积极性，以达到预期的康复效果。社区康复最突出的特点就是康复训练就近就便，技术方法简易实用，因人因地经常持久。

（四）技术保障，低耗康复

一方面，社区康复技术治疗人员以全科医生为组长，带领物理治疗师、作业治疗师、心理治疗师、言语治疗师、职业咨询顾问、社会工作者、特教教师等组成治疗组，或全科医师兼任治疗师，且必要时实施会诊或转诊，保证功能障碍者得到全方位、高效率、效果良好的康复技术服务。另一方面，相比专科医院或综合医院的康复，社区康复投资少，耗费低。

（五）医教结合，主动康复

医学康复治疗与宣教康复治疗相结合，激发伤病残障者主动康复的愿望和信心，是社区康复的重要一环。宣教康复能促使患者和患者家庭积极参加康复行动，主动与治疗师共同完成康复任务。其目的是使康复对象树立自我康复意识，积极配合康复训练，有参与社区康复服务工作的积极性，树立掌握劳动技能，自食其力，回归社会的坚强自信。社区康复对象是康复训练的主体，只有康复对象主动参与康复训练，才能取得良好的康复效果。

项目三　社区康复的基本原则、目标和任务

一、社区康复的基本原则

社区康复的最终目标是：使所有的康复对象享受康复服务，使残疾人与健全人机会均等，充分参与社会生活。开展社区康复服务工作应遵循一定的基本原则，在最新版《社区康复指南（2010）》中，基于残疾人权利公约提出社区康复的原则，包括尊重残疾人的尊严和个人自主权利、没有歧视、尊重差别、平等权、获得权、男女平等、自我主张的赋权原则和可持续性原则等。目前，社区康复的对象有所扩充，社区康复工作除遵循以上原则

外，还需要做到：

（一）社会化原则

在政府的统一领导下，相关职能部门各司其职，密切合作，挖掘和利用社会资源，发动和组织社会力量，共同推进工作。

（二）社区为本原则

社区康复服务立足于社区内部的力量，根据社区内康复对象的具体需求制定切实可行的社区康复服务计划。根据本社区病伤残的发生及康复问题，有针对性地开展诊断、治疗、预防、保健、康复等一系列健康教育，普及相关知识，使社区人群防病、防残、康复的意识不断增强，健康素质不断提高。

（三）广覆盖、低投入原则

在社区康复服务中，以较少投入，有效利用康复资源，提高康复服务质量，保障康复对象的基本康复需求，使大多数康复对象享有康复服务。实现低成本、广覆盖、低投入、高效益。

（四）因地制宜、技术实用原则

不同国家在经济发展水平、文化习俗、康复技术及资源、康复对象的康复需求等方面有很大的差异，同一国家不同地区也有很大的不同。根据实际情况，因地制宜地采取适合本地区的社区康复服务模式，才能解决当地的康复问题。

要实现全面康复，社区康复必须遵循技术实用性原则。康复人员、康复对象及其亲友掌握易懂、易学、易会的实用、好用的康复技术，才能帮助康复对象达到康复效果。

二、社区康复的目标和任务

2004年，世界三大组织的《社区康复联合意见书（2004）》阐述，社区康复的主要目标是保证残疾人能最大限度地增强他们的躯体及心理能力，享受正常的公益服务和机会，并为社区和整个社会做出积极的贡献；激发社区工作人员的积极性，以通过社区内部改变的方式促进和保护残疾者的人权，例如消除残疾人参与社会活动的障碍。社区康复目标的制定，须综合考虑以下要素：①经济社会发展水平；②拥有康复机构、设施情况；③康复人力资源、工作队伍情况；④相关部门的有关政策规定情况；⑤原有的工作基础、经验与不足；⑥当地伤病残障人员基本状况及康复需求；⑦当地康复服务总体能力；⑧社会大众的康复意识等。

从国家层面，我国社区康复目标包括总目标和具体目标。总目标：应实现建立并健全社会化的社区康复服务体系，建立和完善各个省级、地（市）级残疾人康复中心；城乡基层卫生服务机构、社区卫生中心站、乡镇卫生院、村卫生室普遍开展残疾人（扩充为伤病残障人员）社区康复工作；为残疾人（扩充为伤病残障人员）普遍建立康复服务档案。总目标是全局性的，有量化、时段、质量的要求。具体目标：到 2010 年前，对县级以上康复工作管理人员、康复机构专业技术人员和 70% 社区康复员开展统一的规范化培训，实现持证上岗和继续教育学分管理；到 2015 年实现全员培训，建立较完善的上岗认证专业技术职务评审、聘任及岗位继续教育制度，形成较完善的康复人才培养工作体系及配套管理制度。

可见，社区康复总的目标是依照全面康复的原则，为社区内的康复对象提供医学的、教育的、职业的、社会的、综合性的全面系统的康复服务，使得康复对象在行为功能、精神心理、生活能力、职业能力、社会适应能力等各方面实现恢复或康复，最终重返社会。因此，社区康复要承担的任务有：

（一）建立社区康复领导管理小组，完善组织管理

社区康复工作是我国医疗卫生计划和国家社会保障计划的一部分，社区康复应在卫健委、民政部和中残联等各级政府机构领导下，统筹安排，建立社会化的社区康复服务网络和社区康复各级领导小组，为落实贯彻社区康复政策方针，有效开展社区康复各项工作提供组织保障。

（二）加强培训社区康复专业技术人员，实现技术服务保障

在各级社区康复领导小组的领导下，实施全科医生、康复技术指导员（包括物理治疗、作业治疗和语言治疗方面）和康复护理员、志愿者等专项培训，使他们掌握一定的康复技术，具备社区康复工作的能力和条件，有效地执行和完成康复服务工作。

（三）完成社区康复的普查与评估工作

普查了解社区康复对象的康复需求情况，建立专门档案，作为开展社区康复工作的基础信息材料，评估康复状况，为伤病残障人员制定个性化的综合康复方案，体现社区康复普查与评估功能。

（四）建立各种形式的社区康复场所

因时、因地、因人制宜，建立必要的社区康复场所，例如社区卫生服务中心中的康复工作指导站、村（居委）里的基层康复站和个别患者的家庭居所等。选用配备一定的康复设施，以适应实际需要。

（五）设立社区特殊康复机构

设立社区特殊康复机构，以帮助解决特殊康复对象的具体困难。如：聋哑人学校解决聋哑人的特殊教育；特殊教育班解决弱智儿童的教育；假肢、支具训练班解决截肢者支具安装与训练等问题；残疾人再就业班解决伤残者学习新技术和再就业等。

（六）营造助残的良好社会氛围

努力营造社区助残、扶残的良好社会氛围。尊重、关心、扶持和帮助需要康复的对象，并转化为多种实际有效措施，形成和谐的社会康复环境。

（七）体现转诊中心功能

急性伤病或术后患者的生命体征趋于稳定，即开始早期康复称"一级康复"；在康复中心继续恢复期康复称"二级康复"；社区层次上的社区康复服务称"三级康复"。如果社区全科医生或其他康复工作者发现功能障碍者需要转专科医院或康复中心求医，社区康复部门即可作为转诊中心，应及时将患者转诊出去。同样又应随时接诊从专科综合医院或康复中心转来的患者。

（八）建立适当的经济核算体制

同社区卫生服务中心一样，社区基层的康复站实行的是政府扶助下的经济核算体制，在提倡优质的社区康复服务的同时，须进行适当的经济核算，做出合理的财务计划，以申报添置适量康复训练器材等。

复习思考

一、选择题

1. 关于社区康复定义描述不准确的是（　　　）

　　A. 是医院康复的补充和延续　　　　B. 以社区为基础

　　C. 在医院进行康复治疗　　　　　　D. 在社区和家庭得到康复服务

　　E. 是一项总体策略

2. 不属于社区康复对象的是（　　　）

　　A. 残疾人　　　　　　　　　　　B. 慢性病患者

　　C. 老年人　　　　　　　　　　　D. 老年残疾人

　　E. 急重症患者

3. 社区康复的特点不包括（　　　）

　　A. 社区为本　　　　　　　　　　B. 被动康复

　　C. 低耗康复　　　　　　　　　　D. 就近康复

　　E. 全面康复

4. 社区康复承担的任务有（　　　）

　　A. 10 项　　　　　　　　　　　　B. 9 项

　　C. 8 项　　　　　　　　　　　　D. 6 项

　　E. 4 项

5.社区康复发展规划制定的基本原则，不正确的是（　　　）

A. 客观原则　　　　　　　　　　B. 可行性原则

C. 可持续原则　　　　　　　　　D. 反复性、重复性原则

E. 协调原则

二、问答题

1. 我国社区康复的定义是什么？

2. 社区康复的服务对象有哪些？

3. 社区康复有哪些特点？

4. 社区康复的基本原则是什么？

5. 社区康复应完成哪些目标和任务？

扫一扫，知答案

扫一扫，看课件

模 块 二

社区康复管理与工作评估

【学习目标】

1. 掌握社区康复管理的意义、管理周期、工作内容、工作程序。

2. 熟悉社区康复服务的模式、社区康复调查、社区康复工作评估的基本知识。

3. 了解社区康复的组织机构建设、社区康复发展规划、社区康复形势与相关政策。

项目一 社区康复的组织机构建设与管理

一、社区康复的组织机构建设

（一）组织部门

医疗康复是社区康复承转的基础，是全面康复的前提，医疗卫生部门是开展社区康复的主要专业技术力量，所以我国社区康复的组织结构是政府领导下的各级医疗卫生部门、民政部门与残疾人联合会密切协作的组合。大约可分为三级组织结构：

第Ⅰ级——县（区）级社区康复领导机构。

由县（区）级卫健委、民政局、医疗保险局和残联等部门组成。负责制定本县（区）的康复工作计划；管理与指导本县（区）第Ⅱ、Ⅲ级社区康复组织机构；组织协调本县（区）内社区康复资源中心及社区康复工作的各种力量；组织落实康复专业技术人员的培训；计划与筹措基层社区康复工作所需资金。

第Ⅱ级——乡（街道）级社区康复工作指导站。

由乡（街道）卫健科、民政科、卫生服务中心全科医生代表、医疗保险局、残联等代表共同组成。指导站可附设在社区卫生服务中心内。根据上一级社区康复领导机构工作部署，制定符合本地区特点的社区康复工作计划，并进行落实；培训和指导第Ⅲ级社区康复工作；筹措本乡（街道）社区康复的所需资金。

第Ⅲ级——村（居委）级社区基层康复站。

由村（居委）的全科医生、卫生员或康复治疗师参与组成，可附设在村（居委）的社区卫生服务站内。负责指导和咨询本村（居委）的康复对象，建立康复档案；管理基层康复站的工作，包括房屋、器械、经费收支等；培训和指导患者、患者家属、护工、志愿者，实施康复训练，完成家庭居所康复。

（二）组织人员

为伤病残障人员提供社区康复项目，完成健全的康复服务，除了康复需求者本人，还需要管理人员、康复指导员、基层康复员、社工、志愿者以及亲友等密切协作。

1. 管理人员　指具有领导、管理职责的各行政部门负责人。包括县区、街道、乡镇各级社区康复工作领导小组成员、技术指导中心及康复训练机构负责人、社区居民委员会及村民委员会主任等。

2. 康复指导员　承担指导社区康复训练和社区康复服务工作的人员。包括技术指导组成员、康复医护人员、教师、经过培训的相关部门业务人员。

3. 基层康复员　具体实施社区康复技术，进行康复训练和康复服务的人员。包括各服务站医护人员，康复治疗师，民政、教育、卫生、妇联等系统的基层康复工作人员。

4. 社区康复社会工作人员　简称"社工"，承担社区康复工作，协助伤病残障人员预防和解决社会问题，恢复并增强其社会活动功能。

二、社区康复管理

（一）社区康复管理的意义

社区康复管理是现代康复管理的重要组成部分。社区康复管理者需要熟悉和掌握社区康复管理知识和技能，掌握社区康复管理规律，才能建立管理周期，制定管理制度，统筹财务管理，运用社区康复管理网络，协调帮助各部门、单位、人员处理需要跨领域解决的社区康复方面的复杂问题，领导团队准时、优质高效地完成全部工作，实现社区康复项目或方案目标。所以社区康复管理对系统开展社区康复工作具有重要意义。

（二）社区康复管理周期

2010年世界卫生组织等国际组织在《社区康复指南》中提出社区康复管理周期的解释。其中指出，社区康复项目和社区康复工作方案有不同的特点，但要指导其发展，需要有一个连续的阶段管理。这些连续的阶段通常统称为"管理周期"，亦称"管理环，"。包括四个阶段：第一阶段，现状分析；第二阶段，规划设计；第三阶段，监测实施；第四阶段，评估反馈。目的是帮助管理者了解每个阶段的重要方面，有效促进社区康复发展。

1. 第一阶段，现状分析　是管理周期的一个重要阶段。目的是管理者通过对康复对象现实状况（或环境）的了解和认识，提供第二阶段规划设计社区康复方案所需要的基本信息，建立材料数据库，构建问题框架，形成目标体系，为进入下阶段提供第一手资料。现状分析工作包括收集事实材料和原始数据、相关部门和人员分析、问题分析、目标分析、资源分析等步骤。

2. 第二阶段，规划设计　是贯彻执行社区康复方案之前的准备与计划。目的是做出各项工作实施计划，确立社区康复方案，明确争取实现的预期目标，为第三阶段起到引导策划作用。规划设计工作包括各部门协同计划、确定优先康复需求、准备项目计划、准备监测和评估计划、确定资源支持及财政预算准备等步骤。本阶段是康复管理关键阶段，要做到既宏观又具体。

3. 第三阶段，监测实施　是社区康复方案和康复计划的具体实施与监测阶段。目的是按照上阶段的规划设计，发动和动员一切可利用的社区资源，认真详尽地开展各项工作，监测保障所有社区康复计划必要的活动如期进行，并实现预期结果。

监测实施阶段的重点是要持续监测社区康复计划实施的进展情况。监测系统应当具有可操作性，明确监控时核查指标的来源，准确收集记录并分析，及时向管理者提供监测信息，以便做出适时的调整，确保实现最终的目标。

4. 第四阶段，评估反馈　是管理周期的最后阶段，目的是评判前期社区康复方案、项目或计划是否有效、是否可持续，涉及社区康复方案的相关性、效率、效益、影响因素和计划的可持续性等核心要素。一般采用内部评估（即社区康复方案内部工作人员进行）与外部评估（外部的人或机构独立地进行）相结合的方法进行评估。评估反馈工作包括确定评估目的和重点、收集分析信息、得出结论、提出关于项目的建议、撰写评估反馈报告、共享反馈等步骤。评估反馈的重点是社区康复方案实施后产生的结果是否有效、方案成效及可借鉴的重要经验。评估的结果对康复计划调整、项目决策、经验推广等具有重要指导作用。

（三）社区康复管理网络

社区康复管理具体以管理、技术、服务多层面交织的网络形式完成其任务。

1. 社区康复管理实施网络　由各级地方政府及医疗卫生、民政、残联等管理部门组建管理与实施网络。负责将社区康复纳入总体工作计划，实行目标管理，分解任务指标，动员社会力量，协同完成方案规定的各项任务。

2. 社区康复技术指导网络　全国社区康复技术指导专家组带领三级社区康复指导机构，以当地社区康复技术指导中心为依托构成技术指导网络。负责制定技术标准，编写培训教材和大纲，培训康复技术骨干，推广康复实用技术，参与检查验收与评估。对社区康复在计划、培训、技术等方面提供综合指导。

3. 社区康复训练服务网络　构建以县（区）康复服务指导站为指导、社区基层康复站为核心、伤病残障人员家庭训练点为基础的康复训练服务网。县（区）康复服务指导站负责指导本地区社区康复调查、社区康复计划制定、提供转诊上送，完成康复训练的组织与实施工作。社区基层康复站负责指导管理基层康复员，实施全社区的康复训练。伤病残障人员家庭训练点以家庭为基地，由基层康复员、家庭训练员、志愿者参与，指导伤病残障者的功能训练。

（四）社区康复管理制度

各层级的社区康复站或社区康复中心都要建立健全社区康复相关的各项规章制度，遵章守制，才能有效开展各项工作。一般必要建立的制度有：社区康复站（中心）工作制度、康复室工作制度、康复员工作职责、人员聘用培训制度、社区康复经费管理制度、康复者日常管理制度等。

（五）社区康复经费管理

社区康复经费管理须由指定的专业财会人员进行层级管理。除必须建立相应的经费管理制度，还应遵循国家规定的经费使用制度，依据本地区社区康复规划设计方案，制定社区康复经费方案或财务计划，合理纳入政府财政预算，上报审批，划拨使用。定期进行审计与评估，又好又省完成经费保障工作。

项目二　社区康复的服务模式

因政治、经济、文化习惯、社会结构等因素不同，不同国家和地区的社区康复服务模式也有所差异。我国地域辽阔，人口众多，各省市地区之间、城乡村之间发展不平衡，可推行的社区康复服务模式也不一样。归纳起来有以下几种：

一、社区服务保障模式

以民政部门提供康复服务保障为主，强调社会基本福利照顾与服务，适当开展社区康复。建立由民政部门负责，综合本社区各种服务资源，对社区内伤病残障者实施收容，提供康复条件保障的服务模式。如社区内敬老院、托老所、临终护理院、老年护理援助中心、精神病工作站、民政局福利厂、儿童福利院等。

二、社区卫生服务模式

以卫生部门医疗服务为主。以社区卫生服务中心为依托，设立康复病床，康复科，防病治病的同时，指导或实施本社区的伤病残障者康复及训练的服务模式。

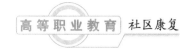

三、家庭病床模式

以家庭医生服务为主。建立家庭病床及病史档案，由家庭医生专业指导，因地制宜，开展家庭居所康复训练的服务模式。

四、社会化综合康复服务模式

由政府起主导，动员社区内多种力量的社会化综合康复服务模式。社会化综合康复服务模式集中以上三种模式的优点，将医疗服务与社区康复工作紧密结合，以全科医生为骨干力量，运用多种综合措施，促使伤病残障者康复，提升生活能力与质量，最终回归社会。社会化综合康复服务模式更加适合我国的国情，更有利于社区康复的开展。

项目三 社区康复的工作内容和工作程序

一、社区康复的工作内容

按照全面康复的原则，社区康复为伤病残障人员提供医疗、教育、职业、社会康复，体现健康、教育、谋生、社会、赋能五个康复要素。所以社区康复工作是一项广泛参与、多层面发展的策略。具体包括以下工作内容：

（一）康复调查

建立康复调查制度，对康复需求和康复资源进行调查。调查了解伤病残障的类别、程度、人数、因素、康复者的康复需求等；调查了解社区康复机构建设、人员组成、器械配备、康复模式等资源，做出记录与分析。

（二）医疗康复服务

依托各级各类医疗康复机构或科室，以直接服务、家庭病床、入户指导等形式，进行社区康复评定、治疗、护理、转诊以及健康体检、用药指导等医疗康复服务。

（三）康复训练服务

以社区基层康复站和家庭为基地，在康复技术专家组和各机构专业人员指导下，利用各种器具，采取简便易行的训练方法和手段，开展各项康复训练，最大限度减轻伤病残障人员的功能障碍，恢复其生活自理能力。

（四）工农劳动与职业康复

利用工厂工作治疗站、农业生产治疗基地，组织安排有一定活动能力的康复者参加手工制作或生产劳动，进行体能、职业能力、社会适应能力的训练，并对有一定劳动能力及就业潜力的青壮年康复人员提供就业咨询、指导、评估、培训、推介等，促成就业，实现职业康复。

（五）心理支持与社会康复

在专业的心理康复工作者指导下，以体育游戏、文体娱乐活动、心理咨询与辅导等多种方式相结合，使伤病残障者的不良心理得到缓解、调整和康复，增强康复者人际交往与沟通能力，恢复社会角色。构建和谐社会环境，帮助康复者重返社会。

（六）日间照料与养护

依托社区托老所、儿童福利院、护理中心等对无生活自理能力的精神障碍、智力残疾、肢体残疾者等提供护理照料，使其得到就近就便的康复服务。

（七）知识宣教与病残预防

举办医疗卫生知识讲座，开展康复咨询活动，发放宣传读本，宣传国家康复政策，普及伤病残障预防及康复训练、养护等知识，减少病残发生，降低病残程度。

二、社区康复的工作流程

社区康复是社会保障体系和服务体系的重要组成部分，多部门多领域多人员参与，在具体工作实施前，应依照通用的工作程序来协调各项工作，方可有条不紊，实现目标。

通用的工作流程依次为：建立社区康复工作体系→培训康复服务人员→康复调查→制定社区康复工作计划→社区康复资源配置→组织实施→监测评估。

（一）建立社区康复工作体系

社区康复工作体系是社会化的工作体系。建立一个社区康复工作体系包括组建各级管理机构和部门、配备人员；建立各级康复站，协调资源。在设施、设备、网络、人力、财力等各方面体系化、系统化。

（二）培训康复工作人员

组建康复服务工作队。对社区康复技术与服务层面管理人员、全科医生、康复指导员、基层康复员、志愿者、社工、康复需求者及其亲友等进行指导培训。以确保康复计划的实施。

（三）康复调查

对康复对象的现实状况及康复资源条件进行调查分析，为下一步制定康复计划提供准确客观的依据。

（四）制定康复工作计划

制定康复工作计划应在管理周期规划设计阶段完成。要求因地、因时、因人制宜，计划切合实际并符合国家政策。

（五）社区康复资源配置

依据康复调查报告，经过科学的经费预算，合理配置康复资源，达到实施社区康复服务所需的条件。包括设施、设备、器具、场地、技术资源等。

（六）组织实施

依照社区康复工作内容及康复计划，有目标地组织实施康复服务。如康复评定、康复训练、心理支持、娱乐治疗及工农劳动、知识宣教普及等。

（七）监测评估

定期检查社区康复服务计划落实情况及康复效果，并经评估反馈。在管理周期第四阶段完成。

项目四　社区康复发展规划的制定

社区康复发展规划是指根据国家法律和政策，制定适合本社区条件的社区康复总体发展计划。社区康复发展规划内容应包括目标、措施及实施进程等。

一、社区康复发展规划制定的基本原则

社区康复发展规划的制定应按以下原则：

（一）客观原则

客观分析本社区的背景、康复需求和资源，根据国家法律、政策及社区康复总体要求制定本社区的康复目标。

（二）可行性原则

社区康复方法及措施必须具有可行性，能让社区病、伤、残居民得到康复，实现社区康复工作的目标。

（三）可持续原则

社区康复是一项长期而艰巨的工作，在制定社区康复发展规划时要考虑到社区康复工作的长远性和可持续性。

（四）协调原则

社区康复工作涉及多个部门，在制定社区康复发展规划时要考虑到与社区整体发展规划相一致，还要与社区康复工作相关部门的发展规划相协调。

二、社区康复发展规划的目标、措施及实施进程

（一）目标

宣传并推广社区康复，激发政府、社区成员积极参与，完善社区康复网络；建立社区康复资源中心，实现康复培训目标，扩大康复受益群体，实现全面康复。

（二）措施及实施进程

社区康复发展规划的措施及实施进程主要包括如何建立健全社会化社区康复工作及管理体系，明确部门职责，进行目标管理；如何开展康复需求调查，建立健全服务档案；如何培训社区康复工作人员；如何成立专业技术指导机构；如何完善技术指导网络服务；如何开展康复服务等。

项目五 社区康复调查

社区康复调查是应用普遍调查和抽样调查的方法，在限定时间内，对一定区域内的伤病残障人员的数量、结构、地区分布、致残致障原因及状况、康复、教育、劳动就业、参与社会生活的情况、家庭状况、周围环境等进行调查和研究，为社区康复管理部门制定政策法规、社区康复项目方案与计划及落实实施社区康复工作提供事实和理论依据。社区康复调查是社区康复管理工作的重要组成部分和必要环节，是社区康复实践活动的具体体现。

一、社区康复调查的目的和意义

通过调查，能明确服务对象，落实社区康复的目的，有效整合、利用当地资源，为制定社区康复服务工作方案提供科学可靠的依据，做出符合当地实际情况的社区康复服务的建议和规划，制定因地制宜，因人而异的康复服务计划，提供有针对性的社区康复服务，满足需要康复服务人员的实际需要。

社区康复调查工作，是基层康复工作的重要环节，为社区康复工作的开展提供准确客观的依据，是康复事业发展的先决条件，对当地社区康复工作的宏观决策、机构运行、组织管理、评估监测等也有重要作用。通过深入调查，当地政府和相关部门对社区康复工作更加理解和支持，居民进一步了解社区康复工作，大家共同为关心、理解、尊重、帮助需要康复的人群，为创建和谐社会共同努力。

二、社区康复调查的内容

（一）当地人口经济与资源情况调查

1.人口情况和社会经济状况调查 包括人口数量，经济收入，最低生活保障标准，医疗保险制度，当地康复对象（伤病残障人员）数量、结构及比例，劳动就业情况、残疾分类情况、残疾儿童入学率等。

2.当地资源状况调查 对于开展社区康复活动的地区，要调查区县街道及乡镇村社区概况和可以利用的康复资源，包括医院、学校、康复机构、特教学校、幼儿园、心理咨询部门、福利院、农业服务机构、职业培训和辅助用具等单位的数量、分布、业务范围、设

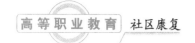

备设施、技术人员等情况。

（二）康复对象状况调查

1.基本生活状况调查　主要包括康复对象的一般情况和家庭生活情况，如：姓名、性别、出生日期、民族、户籍、婚姻状况、文化程度、家庭住址、监护人信息、康复对象职业及主要生活来源等。

2.康复对象伤病残状况及康复需求情况调查　通过调查掌握康复对象的伤病残病史，伤残类别和等级，伤病残时间、原因，以前的治疗及康复情况，伤病残后所致的各种障碍等。了解康复对象对医疗与康复训练、生活活动、上学与培训、就业、心理服务等方面的需求，为制定社区康复计划提供依据。

（三）政策制度调查

调查了解当地政府各级社区康复管理工作各部门制定或发布关于社区康复政策、制度的情况，促进政府对社区康复工作的关注度。相关的政策制度主要有：伤残人员基本生活保障政策、参加社会文化体育活动的政策、危房改造政策、保障伤残人员事业发展政策、基本医疗保险制度和新农村合作医疗制度、医疗救助制度、残疾儿童义务教育制度、辅助脱贫和劳动就业制度等。

三、社区康复调查的特点和主要方法

（一）普遍调查

普遍调查是对某一范围内所有对象无遗漏的全面调查，又称"普查"。特点是具有普遍性和概括性，可以获得为制定经济、社会发展计划及政策所需要的专门性资料，并取得某一时段或某一时期总体特征的准确资料，能全面反映自然和社会的现象和发展情况及一般特征。资料准确性、精确性和标准化程度较高，可以统计汇总和分类比较。普遍调查大范围地区耗费人力财力较多，难以实施，适宜在村、居委会层面开展范围内开展，最大范围应控制在区县以内，社区康复残疾人调查通常采用普查方式。

（二）抽样调查

抽样调查是从被调查的总体中抽取部分样本来进行观察和了解，以样本特征推算总体特征的调查方法。总体全部样本太大，不能进行普遍调查，又需要了解全面情况时，可采用抽样调查。在抽样调查中抽取样本时，必须遵守随机原则，即总体中每个部分都有同等样本可能被抽中。抽样调查需要时间短，经费少。全国残疾人调查可采用抽样调查方法进行。

四、社区康复调查的资料整理与分析

对通过各种方法收集的信息进行审查、整理，为后续的分析和总结奠定基础。整理方法包括列表、归类、电脑统计处理及文字描述等。

资料分析可以采用定量或定性分析方法，对资料中的数据关系进行分析，得出正确的结论，解释结果并撰写报告，为后续项目提供借鉴。在资料整理与分析过程中应实事求是，不能有意造假或筛选数据。

五、社区康复调查的管理

为达到调查目的，调查前应制定周密的计划，调查中要有严格的组织管理，调查结束后对调查资料进行整理及分析。

为了加强调查的管理工作，应成立社区康复调查领导小组，工作内容如下：

1. 做好调查前的宣传工作，取得社区有关部门及群众、康复对象家庭成员的理解与支持。

2. 成立调查小组，对调查人员进行培训。

3. 对调查结果进行指导、监督及验收。

六、社区康复调查员组织与培训

调查资料必须准确可靠，调查工作是一项艰苦细致的工作，因此，应选择合适的人员组成调查组，并且对其进行专门培训。调查员负责对社区居民进行入户调查，掌握基本信息。调查员的培训内容包括社区康复的概念、意义，调查的意义、方法、步骤，残疾的分类、填写表格、家访及面谈等知识。

项目六 社区康复宣传与工作人员管培

一、社区康复宣传

开展社区康复宣传工作，能够倡导康复对象尤其是残疾人及其家庭获得与普通人一样的权利和应承担的社会责任，使他们的发展能够跟上整个社区的发展。

（一）宣传对象

1. 康复对象及其家庭 到康复对象家里当面宣传社康复的方针政策，有针对性地解释康复措施及方法，增强康复对象对社区康复的信心及主动康复意识，获得良好效果。

2. 邻居及普通居民 通过向邻居及普通居民发放宣传资料，宣传社区康复知识，可以增强他们关心帮助伤病残障人员的热情，帮助解决伤病残障人员日常生活中的困难，使其积极参加社区康复并提高生活质量。

3. 学校师生 在学校师生中做好社区康复宣传，是非常重要、影响广泛的一项工作，

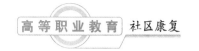

可以大力提高全社会爱心助残的风气，有利于开展各项康复工作。

（二）目的

为了营造理解、关心、尊重和帮助伤病残障者的和谐社会氛围，提高社会对社区康复的认识，创建无障碍的社会康复环境，应积极进行社区康复的宣传工作。通过宣传、普及社区康复知识，充分调动社会各部门、伤残人员及其亲友积极投入到社区康复的具体实践中去，提高伤病残障者的康复意识及技能，提高生存能力和生活质量，重返社会，融入社会。

（三）形式与方法

可利用"助残日""爱眼日""五一"及"十一"节假日等确定活动主题，开展社区康复宣传工作。利用医院、学校、三下乡、乡村集市等公共场所宣传社区康复的知识；组建小分队深入社区，在农村采取多种方式开展社区康复宣传工作；收集整理残疾人自强不息、自我康复的真实事例，向社会宣传。宣传方式可以为印发社区康复知识画册、知识读本，录制社区康复知识视频，举办优秀残疾人事迹报告会，制作社区康复知识网站、公众号等。

二、社区康复工作人员的管理与培训

社区康复工作人员包括管理人员和技术人员，形成县、乡、村各级社区康复组织，接受政府统一管理。管理人员具体实施社区康复的管理、工作安排、社区动员和发展、寻求支持、档案记录与保存等。技术人员负责社区康复评定、社区康复服务、家庭康复等。社区康复工作人员需进行规范的培训。根据各个社区康复项目不同，培训的模式、程序、内容和方法应有所差异。即使工作人员类别不同、级别不同，培训工作也都要遵循社区康复的共同目标，即康复对象最大限度参与到社会生活的各个方面，实现全面康复。培训包括以下要点：

（一）内容及时间

1. 社区康复管理人员　培训内容主要包括社区康复的工作意义、原则、工作内容及流程等，了解社区康复服务与康复训练的基本知识，胜任组织管理、协调、监督检查等工作，并且能解决社区康复过程中出现的问题。初次培训 7~10 天，以后定期强化培训。

2. 社区康复协调员　培训内容主要包括社区康复调查方法，制定社区康复计划、服务内容、服务方式及综合康复服务等知识，培训后能组织制定社区康复计划，开展社区康复训练服务，协调社区内有关机构、人员为康复对象提供康复服务和支持。初次培训 3~5 周，以后定期强化培训。

3. 社区康复指导员　培训内容主要包括康复对象的康复需求调查方法、服务内容、服务方式、功能评定，制定训练计划、训练档案、训练评估标准的应用及训练器械的使用等，培训后能开展基层康复员的培训工作，并能指导基层康复，开展康复训练服务。初次培训 1~3 个月，以后定期强化培训。

4. 基层康复员　培训内容主要包括伤病、残疾识别，确定康复需求，康复服务内容，如何提供服务，评估方法，实用康复技能，家庭康复护理，使其能直接为康复对象提供有效的康复服务。初次培训 4~6 周，以后定期强化培训。

（二）方法

培训方法应选择多样的教学方法、教学手段及培训形式。可以充分利用图片、多媒体、影视资源等开展直观情景教学，进行社区康复知识与技能的全面培训，也可以进行专题培训。常用的方法有：启发式教学法、案例分析法、理论联系实际教学法、小组讨论法、情景设计与角色扮演法、模拟训练及真实案例训练法等。

（三）考核

考核有助于促进学员的学习，检验培训效果。考核内容要全面，应包括对社区康复工作的认识及学习态度，社区康复基本概念、社区康复管理知识及技能等。考核可采取口试、笔试结合实践操作进行。通过考核全面客观评价学员的学习成绩，促进学员主动学习，掌握社区康复基本知识、管理知识及康复技术，全面提高社区康复工作人员的水平与能力。

项目七　社区康复工作评估

社区康复工作评估是指采用一定的标准和方法，对社区康复服务规划目标、策略、行动计划的执行情况和康复对象的康复效果以及可持续性发展进行客观、科学的鉴定。

一、工作评估的目的

通过评估，确保康复对象能够在社区内得到康复、教育、就业及参加社会活动的服务，提高生活质量，促进其融合社区。社区康复工作评估应达到以下目的：

1. 评估社区康复管理、规划及方法的正确性、效率及效果，并予以改进。

2. 评估所开展的工作是否与社区康复计划及目标一致。

3. 评估社区康复项目或计划的过程及可持续性，提高社区康复服务的计划性、适用性及可持续性。

4. 探索社区康复评估标准、评估方法，促进社区康复发展。

5. 收集、整理及分析各种社区康复资料信息，为修订康复计划及选择未来社区康复项目提供依据。

二、工作评估的原则

（一）实事求是评估

一切从实际出发，要正确认识和反映评估中客观存在的问题，不能弄虚作假。

（二）整体评估与全面评估相结合

社区康复工作涉及多领域、多部门，具有整体性及综合性等特点，因此对社区康复服务的评估应从多方面进行整体全面的评估，不仅要对社区康复管理、社区康复实施及社会效益进行评估，还要根据全面康复原则从医疗康复、教育康复、职业康复及社会康复方面对社区康复工作进行全面评估。

（三）定量评估与定性评估相结合

社区康复评估工作应以"量"的形式进行，使评估结果表达更明确，具有可比性。对于不能量化的指标，需要对评估项目做出定性描述。定量分析与定性分析相结合更能全面反映社区康复服务的质量。

（四）查阅资料与实地调查评估相结合

社区康复服务实施中的记录、总结及统计数据等均可作为评估的依据，还可结合实地调查，采取访问、座谈会、问卷及个案调查等方法，使社区康复服务的评估具有科学性。

三、工作评估的内容

社区康复评估包括对组织管理的评估、实施情况的评估、康复效果的评估和社会效果的评估。

（一）社区康复组织管理方面的评估

1. 是否制定社区康复规划　社区康复纳入政府工作目标及社区总体发展规划，各级政府制定的社区康复发展规划，能真实反映残疾人、残疾人家庭及社区的需求。

2. 是否建立社区康复网络　应成立社区康复领导小组，设置专门办事机构，成立社区康复协调小组，确保各部门分工明确。

3. 是否制定社区康复工作制度和工作人员职责　按制度开展工作，解决实际问题。

4. 是否有社区康复经费支持　必要的社区政府财政拨款和其他用于社区康复项目的投资，是社区康复项目稳定、长久发展的保障。

5. 是否有社区康复资源中心　为康复对象人及其家庭提供技术指导等服务。

6. 是否开展人员培训　对康复服务技术人员在社区康复的知识和技能方面是否进行培训，对管理人员在组织管理、工作内容、工作流程等方面是否进行培训，是否遵照培训计划、时间和内容等。

（二）实施情况评估

1. 开展康复资源和康复需求调查，为康复对象建立档案的情况。

2. 根据社区康复的设施，建立基层康复站，开展工作的情况。

3. 组织并指导残疾人和其他康复对象开展康复训练、改善功能及参与社会活动的情况。

4. 有针对地提供康复医疗、训练指导及心理辅导等服务，解决实际问题的情况。

5. 康复知识宣传及残疾儿童教育情况。

6. 残疾人职业指导、培训及就业情况。

7. 数据库的建立及完善情况。

（三）康复效果评估

评估康复效果可以反映社区康复服务工作的质量，社区康复组织管理是否正确、计划是否合理、实施是否顺利及技术是否实用等，主要项目包括实际效果与预期结果的比较、康复对象及其家庭成员对社区康复效果的满意程度等。

（四）社会效果评估

1. 政府有关部门及社区对社区康复工作的理解、支持情况。

2. 社区成员对社区康复的理念和对伤病残障人员的关心、尊重、理解及帮助情况。

3. 对促进包容性社区的影响。

四、工作评估的时间

社区康复服务的发展是持续过程，社区康复服务规划目标的实现要分阶段完成，因此，不同时间阶段的评估既可对本阶段工作做出总结，又可改进下一阶段的工作。

（一）月评估

每月对康复对象的训练情况及社区康复工作进行评估。

（二）阶段评估

每隔一段时间进行评估。阶段长短可灵活掌握，视康复工作进展情况而定。

（三）中期评估

中期评估可发现执行计划的成绩及问题，以此来决定后半程的工作计划和措施。

（四）终期评估

项目结束之时进行评估，这是最重要、最详尽、最全面的评估。

（五）远期评估

有些评估指标需要较长时间才能显示出社区康复的影响。另外要想得知社区康复服务是否获得可持续发展，也必须进行远期评估。

五、工作评估的方法

（一）自我评估

自我评估是康复项目计划管理者、执行者及服务对象对自身工作及康复效果的评估。

（二）相互评估

相互评估是不同康复计划项目之间、不同康复对象之间的交流性评估。

（三）上级评估

上级评估是康复项目计划的上级主管部门和康复服务上级指导者对项目及康复对象的评估。

（四）外界评估

外界评估是国外、社区外的组织、团体及个人对项目及康复对象的评估。

项目八　社区康复形势政策与法规

社区康复于 1976 年被国际初级卫生保健大会倡导后，作为一项策略，在全球迅速发展。2010 年世界卫生组织等国际组织联合编印了《社区康复指南》。我国自 1986 年启动社区康复工作，建立了社区康复工作的法律和法规。社区康复从无到有，逐步发展，连续纳入国家计划组织实施。从 20 世纪 80 年代启动，经过社会化开展、快速推进，到全面融合、规范实施，社区康复迈入新的发展阶段，形势越来越好。但也存在诸多问题，例如，个别地区对社区康复发展重视不够；政策不利和硬件不足；社区康复服务滞后于医疗，不能满足社区居民的康复需求；缺乏开展社区康复工作的人力资源和资金支持；社区康复教育与宣传不深入；社区康复服务水平较低等。

为促进社区康复的发展，保障残疾人充分平等参与社会生活的权利，我国制订了一系列有关的法律、法规和政策。据不完全统计，涉及残疾人权益保障的法律法规有 50 多部，如《残疾人保障法》《残疾人就业条例》《无障碍建设条例》《残疾预防和康复条例》等。2008 年，中国签署加入《联合国残疾人权利公约》，之后，中国对《中国残疾人保障法》作了相应的修改，从法律的角度保障残疾人的各项权利，同年 3 月，中共中央国务院下发《关于促进残疾人事业发展的意见》。经国务院授权，2012 年 6 月 11 日，国务院新闻办公室发布《国家人权行动计划（2012 — 2015 年）》，其中提到"全面开展社区康复服务"。这些政策、法律和法规根据中国政策与经济发展要求，形成了以《残疾人保障法》为核心的残疾人权益保障法律和政策体系。

2016 年 8 月 3 日国务院办公厅印发《"十三五"加快残疾人小康进程规划纲要》。纲要中指出要制定实施《残疾预防和残疾人康复条例》。以残疾儿童和持证残疾人为重点，采取多种形式，实施精准康复，为残疾人提供基本康复服务。继续实施残疾儿童抢救性康复、贫困残疾人辅助器具适配、防盲治盲、防聋治聋等重点康复项目。加强康复医疗机构建设，健全医疗卫生、特殊教育等机构的康复服务功能。加强残疾人专业康复机构建设，建立医疗机构与残疾人专业康复机构双向转诊制度。加强残疾人健康管理和社区康复，依托专业康复机构指导社区和家庭为残疾人实施康复训练，推动基层医疗卫生机构普遍开展残疾人医疗康复。建设康复大学，加快康复高等教育发展和专业人才培养。

2016 年 8 月 25 日国务院办公厅印发《国家残疾预防行动计划（2016—2020 年）》中指出，应充分发挥专业服务机构的重要作用，指导社区、家庭做好残疾预防，形成综合性、社会化的残疾预防服务网络。加强医务人员残疾预防知识技能教育培训，加大残疾预防相关人才培养力度，做好相关专业人员的学历教育和继续教育。加快残疾预防领域学科带头人、创新型人才及技术技能人才培养，支持高等学校和职业学校开设康复相关专业。加强专业社会工作者、助残志愿者培训，打造适应残疾预防工作需要的人才队伍。

2016 年 12 月 27 日国务院办公厅印发《"十三五"卫生与健康规划》中提出，提高基层医疗卫生机构康复、护理床位占比，鼓励其根据服务需求增设老年养护、安宁疗护病床。完善治疗—康复—长期护理服务链，发展和加强康复、老年病、长期护理、慢性病管理、安宁疗护等接续性医疗机构。统筹医疗卫生与养老服务资源，创新健康养老服务模式，建立健全医疗机构与养老机构之间的业务协作机制。鼓励二级以上综合性医院与养老机构开展对口支援、合作共建。推动二级以上综合性医院与老年护理院、康复疗养机构、养老机构内设医疗机构等之间的转诊与合作。支持养老机构按规定开办医疗机构，开展老年病、康复、护理、中医和安宁疗护等服务。推动中医药与养老结合，充分发挥中医药在养生保健和疾病康复领域的优势。城乡残疾人普遍享有基本医疗保障，加大符合条件的低收入残疾人医疗救助力度，逐步将符合条件的残疾人医疗康复项目按规定纳入基本医疗保险支付范围。完善医疗卫生机构无障碍设施。实施精准康复服务行动，以残疾儿童和持证残疾人为重点，有康复需求的残疾人接受基本康复服务的比例达到80%。加强残疾人健康管理和社区康复。

2017 年 1 月 23 日国务院办公厅印发《"十三五"推进基本公共服务均等化规划》中指出，继续实施残疾儿童抢救性康复、贫困残疾人辅助器具适配、防盲治盲、防聋治聋等重点康复项目，加强残疾人健康管理和社区康复。

我国政府重视残疾人事业，将残疾人事业纳入经济社会发展的总体规划中，1988 年至今已制定并实施了发展残疾人事业的五个国家规划，各领域工作全面推进。《残疾预防和残疾人康复条例》已经 2017 年 1 月 11 日国务院第 161 次常务会议通过，自 2017 年 7 月 1 日起施行。第十七条中指出，县级以上人民政府应当组织卫生和计划生育、教育、民政等部门和残疾人联合会整合从事残疾人康复服务的机构（以下称康复机构）、设施和人员等资源，合理布局，建立和完善以社区康复为基础、康复机构为骨干、残疾人家庭为依托的残疾人康复服务体系，以实用、易行、受益广的康复内容为重点，为残疾人提供综合性的康复服务。第二十条指出，各级人民政府应当将残疾人社区康复纳入社区公共服务体系。县级以上人民政府有关部门、残疾人联合会应当利用社区资源，根据社区残疾人数量、类型和康复需求等设立康复场所，或者通过政府购买服务方式委托社会组织，组织开展康复指导、日常生活能力训练、康复护理、辅助器具配置、信息咨询、知识普及和转介等社区康复工作。城乡基层群众性自治组织应当鼓励和支持残疾人及其家庭成员参加社区康复活动，融入社区生活。

中国社区康复工作历经二十多年的探索与实践，在各级政府和有关部门的大力支持、社会力量和残疾人的参与下，积极探索、大胆实践，社区康复实施面不断扩大，社区康复服务能力得到提高，人群康复意识不断增强，社区康复服务质量逐步提高。

复习思考

一、选择题

1. 社区康复组织人员结构不包括（　　　）

    A. 管理人员 　　　　　　　B. 社会工作者

    C. 康复指导员 　　　　　　D. 基层康复员

    E. 医疗急救人员

2. 关于社区康复工作流程，顺序正确的是（　　　）

    A. 先进行康复调查再建立工作体系

    B. 先进行资源配置再培训康复服务人员

    C. 先培训康复服务人员再进行康复调查

    D. 先组织实施再制定工作计划

    E. 先监测评估再组织实施

3. 关于社区康复工作人员初次培训时间描述不正确的是（　　　）

    A. 康复管理人员初次培训 7~10 天

    B. 康复协调员初次培训 3~5 周

    C. 康复指导员初次培训 1~3 个月

    D. 康复指导员初次培训 1~3 周

    E. 基层康复员初次培训 4~6 周

4. 下列哪项不属于社区康复评估内容（　　　）

   A. 康复医院的评估　　　　　　　B. 组织管理的评估

   C. 实施情况的评估　　　　　　　D. 康复效果的评估

   E. 社会效果的评估

5. 关于社区康复工作评估的时间下列哪项不正确（　　　）

   A. 月评估　　　　　　　　　　　B. 半月评估

   C. 阶段评估　　　　　　　　　　D. 中期评估

   E. 终期评估

二、问答题

1. 社区康复管理有何意义？管理周期有哪几个阶段？

2. 社区康复管理的工作内容和工作程序有哪些？

3. 社区康复调查的内容和方法有哪些？

4. 社区康复工作评估的目的、原则和内容有哪些？

5. 社区康复工作评估时间阶段如何划分？评估方法有哪些？

扫一扫，知答案

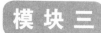

扫一扫，看课件

模块三

社区康复评定与常用社区康复技术

【学习目标】

1. 掌握机体功能社区康复常用技术与方法，如常用的运动康复疗法、物理康复疗法、作业康复疗法、中医康复疗法（针灸、推拿、中药）等。

2. 熟悉机体康复功能评定技术，如运动功能评定、生活活动能力评定；熟悉心理评估、职业能力测量的方法，心理康复、职业康复、教育康复、社会康复与娱乐康复的基本理论；熟悉言语康复训练方法、心理康复技术、职业康复技术、教育康复的途径与方法、社会康复的步骤等。

3. 了解心肺功能评定、认知功能评定、言语与吞咽功能评定、感觉功能评定；了解直流电治疗、磁疗、水疗、生物反馈等康复方法。了解康复患者常见的心理问题、职业咨询步骤、教育康复的原则。

项目一　机体功能康复评定

机体功能康复评定包括运动功能评定、心肺功能评定、认知功能评定、言语及吞咽功能评定、感觉功能评定、日常生活活动能力评定等。

一、运动功能评定

运动功能评定包括关节活动度评定、肌力检查、肌张力评定、平衡与协调功能评定、步态分析等。

（一）关节活动度评定

1. 概念　关节活动度又称"关节活动范围"，是指关节活动时可达到的最大弧度。

2. 关节活动的类型　关节活动包括屈、伸、内收、外展、旋内、旋外等类型。

3. 影响关节活动度的因素　关节的解剖结构、产生关节运动的原动肌的肌力及与原动肌相对的拮抗肌伸展性都会影响关节活动度。

4.关节活动度异常的常见因素　①关节、软组织、骨骼疾病所导致的疼痛与肌肉挛缩；②制动、长期保护性挛缩、肌力不平衡及慢性不良姿势等所致的软组织缩短与挛缩；③关节周围软组织疤痕与粘连、关节内损伤与积液、关节周围水肿、关节内游离体、关节结构异常；④各种病损所致的肌肉瘫痪或无力、运动控制障碍等。

5.关节活动度评定的目的　①发现关节活动范围障碍的程度；②根据整体的临床表现，大致分析可能的原因；③为选择治疗方案提供参考；④作为治疗效果的评定方法。

6.测量工具与测量方法

①测量工具：通用量角器为临床应用最普遍的一种工具，其结构由一个圆形或半圆形角度计及一条可以旋转的直尺构成。量角器的两个臂分别称为固定臂和移动臂，两臂在圆形或半圆形量角器圆心位置固定在一起，圆心位置称为轴心。

②测量的基本方法：在测量时采用标准体位，量角器的轴心与关节的运动轴一致，固定臂与构成关节的近端骨长轴平行，移动臂与构成关节的远端骨长轴平行。

③记录方法：关节活动度是关节运动的范围，即一种运动开始时的角度和结束时的角度，结束时的角度即是运动受限的位置。

7.关节活动度测定时的注意事项　①充分暴露受检关节。②为提高测定的可信度，应严格按照规定体位进行测量。③测量时检查者要帮助被检者维持体位的相对固定，防止其他关节参与运动。④测量时先测关节主动活动度，再测被动活动度。⑤注意健、患侧关节活动度的对比。⑥避免在运动疗法或其他康复治疗后立即进行测量。⑦在关节脱位、关节损伤早期或关节邻近骨折不稳定的情况下，应禁止或慎用关节活动度测量。

（二）肌力检查

1.概念　肌力是指肌肉或肌群运动时的最大收缩力量。肌力检查是康复评定的重要内容之一。临床常用徒手肌力检查（MMT），这是用来评定由于疾病、外伤、废用所导致的肌力低下的范围与程度的主要方法。本法操作简便、实用，在临床工作中应用最广泛，详见表3-1。

表3-1　徒手肌力检查的分级标准（Lovett 分级标准）

级别	名称	标准
0	零	无可见或可感觉到的肌肉收缩
1	微缩	可扪及肌肉轻微收缩，但无关节活动
2	差	在消除重力姿势下能做全关节活动范围的运动
3	尚可	能抗重力做全关节活动范围的运动，但不能抗阻力
4	良好	能做抗重力和一定阻力的运动
5	正常	能做抗重力和充分阻力的运动

2. 徒手肌力检查的特点　①不需特殊检查器械，不受检查场所限制，简便易行。②以自身各肢体的重量作为评价基准，更具有实用价值。③此检查方法世界通用，便于学术交流。

3. 徒手肌力检查的局限性　①为半定量评定，分级标准较粗略。②难以排除测试者主观误差。③不适用于上运动神经元损伤引起痉挛的患者

4. 徒手肌力评定的注意事项　①告知患者检查的目的和方法，取得患者配合。②采取正确的体位及姿势，防止其他肌肉及肌群的代偿。③注意进行左右两侧对比。④中枢神经系统病损所致痉挛性瘫痪者不宜应用。

（三）肌张力评定

1. 概念　肌张力是指在肌肉放松状态下被动活动肢体或按压肌肉时所感到的阻力。肌张力是维持身体各种姿势和正常活动的基础（坐、站）。

2. 肌张力异常　肌张力异常是中枢神经系统或外周神经系统损伤的重要特征。包括肌张力低下，主要表现为降低或缺乏，分为轻度、中到重度两级。肌张力增高，主要表现为痉挛或僵硬。

3. 肌张力评定　肌张力的评定可从肌肉外观形态、弹性、完成和维持关节运动等方面评价。

（1）肌张力低下的评定　较为简单，分为轻度、中到重度两级，评分方法可参照表3-2：

表3-2　肌张力低下（弛缓性肌张力）的分级标准

级别	评分标准
轻度	肌张力降低，肌力下降，将肢体悬置并突然放开时，肢体表现为只能保持短暂的抗重力，随即落下，仍存在一些功能活动
中到重度	肌张力显著降低甚至消失，肌力0级或1级；当把肢体放置在抗重力肢位时，肢体迅速落下，不能维持规定体位，不能完成功能性动作

（2）肌张力增高的评价　通过对关节被动运动时所感受到的阻力来进行评定，常用的为改良的Ashworth评定标准，见表3-3：

表3-3　肌张力增高评定方法及分级标准（改良的Ashworth痉挛评定标准）

级别	评分标准
0级	没有肌张力的增高
Ⅰ级	肌张力轻度增高，受累部分被动屈伸时，在活动范围之末出现最小阻力或出现突然的卡住和放松
Ⅰ+级	肌张力轻度增高，在关节活动的范围50%之内出现突然的卡住，然后在关节活动的范围50%后均呈现最小阻力
Ⅱ级	肌张力增高较明显，关节活动范围的大部分肌力均明显地增加，受累及部分仍能较容易地被动移动
Ⅲ级	肌张力严重增高，被动运动困难
Ⅳ级	僵直，受累及部分被动屈伸时呈僵直状态而不能动

（3）评定注意事项　①告知患者检查的目的和方法，取得患者配合。②评定时应先检查健侧，再检查患侧，以便两侧对比。③避免在康复治疗后、疲劳时和情绪激动时进行检查。

（四）平衡与协调功能评定

1. 平衡功能

（1）定义　平衡是指人体所处的一种稳定状态，以及不论处在何种位置、做何种运动，或受到外力作用时，能自动地调整并维持姿势的能力，即当人体重心垂线偏离稳定的支持面时，能立即通过主动的或反射性的活动使重心垂线返回到稳定的支持面内，这种能力就称为"平衡能力"。

（2）分类　平衡可分为静态平衡和动态平衡两种。

1）静态平衡：也称一级平衡，是人体或人体某一部位处于某种特定的姿势，例如坐或站等姿势时保持稳定的状态。

2）动态平衡：包括两个方面。①自动态平衡：也称二级平衡，是人体在进行各种自主运动，例如由坐到站或由站到坐等各种姿势间的转换运动时，重新获得稳定状态的能力。②他动态平衡：也称三级平衡，是人体对外界干扰，例如推、拉等产生反应、恢复稳定状态的能力。

日常生活动作的完成，很大部分都要依赖于静态平衡和动态平衡的维持能力。静态平衡是动态平衡的基础，没有静态平衡的稳定，就没有动态平衡的发展。

（3）平衡功能常用的评定方法　平衡功能评定方法有 Berg 平衡量表评分以及平衡功能测定仪等方法，临床最常用的是 Berg 平衡量表评分。

1）Berg 平衡量表的意义：评分结果 0~20 分，提示平衡能力差，患者需要乘坐轮椅；21~40 分，提示有一定维持平衡的能力，患者可以在辅助下步行；41~56 分，提示平衡功能良好，患者能够独立步行。

2）平衡功能评定的适用范围：任何引起平衡功能障碍的疾病都要进行平衡功能评定。引起平衡功能障碍的常见疾病有中枢神经系统损害、耳鼻喉科疾病、骨关节疾病等。

3）平衡功能评定的禁忌证：①下肢骨折未愈不能负重者。②严重的心血管疾病。③不能主动合作者。

2. 协调功能

（1）概念　协调是指产生平滑、准确、有控制的运动的能力，它要求有适当的速度、距离、方向、节奏和肌力。

（2）协调障碍的表现　小脑功能不全造成的协调缺陷，基底神经节功能不全造成的协调缺陷，脊髓后索功能不全造成的协调障碍。

（3）协调功能的评定方法　指鼻试验、指指试验、手拍腿、画圆等。

（4）协调功能评定分级标准 ①正常完成。②轻度残损：能完成活动，但较正常速度及技巧稍有差异。③中度残损：能完成活动，但动作慢，笨拙，不稳非常明显。④重度残损：仅能启动活动，不能完成。⑤不能活动。

（5）协调功能评定的适用范围 脑与脊髓疾患；小脑或前庭疾患、帕金森氏病等；其他引起协调障碍的疾患：酒精中毒、低钙血症等。

（6）协调功能评定的禁忌证 意识障碍、认知障碍或不能主动合作者。

3. 平衡协调性检查

在站立状态下，对被检查者静态、动态的姿势及平衡情况做出评定。根据其完成情况判断协调运动障碍的原因。

（五）步态分析

1. 概念

（1）步行 是指通过双脚的交互动作移行机体的人类特征性活动。步行周期：是指从一侧足跟接地起到同侧足跟再次接地所用的时间，称为"一个步行周期"。由支撑相（60%）和摆动相（40%）构成。

（2）步态 是指人体在行走时的姿态，通过髋、膝、踝、足趾的一系列连续活动，身体沿着一定方向移动的过程。

2. 步态的分类

（1）正常步态 是指当一个健康成人用自我感觉最自然、最舒坦的姿态行进时的步态，具有身体平稳、步长适当、耗能最少3个特点。正常步态有赖于中枢神经系统、周围神经系统以及骨骼肌肉系统的协调工作。

（2）异常步态 ①臀大肌步态；②臀中肌步态；③腰大肌步态；④偏瘫步态；⑤帕金森步态；⑥抬髋步态；⑦跨越和垂足步态；⑧短肢步态；⑨剪刀步态；⑩小脑共济失调步态；⑪股四头肌步态；⑫减痛步态。

3. 步态分析的分类及方法 步态分析可分为定性分析（目测法）和定量分析（仪器法）两种。

（1）定性分析（目测法） 临床比较常用，是由医务人员通过目测的方法观察病人的行走过程，然后根据所得印象或按照一定观察项目逐项评价的结果，得出初步分析结论。目测法只能定性，不能定量。临床医生通常进行的是目测步态分析。

（2）定量分析（仪器法） 对步态的基础参数（步长、步幅、步速、步频等）、时相与周期、站立相力矩及下肢关节角度等多种步态指标进行定量分析，指导步态训练。步态的定量分析在国内已逐步应用于临床及科研，为客观评定提供了一种精确有效的手段。

①步长：行走时一侧足跟着地到紧接着的对侧足跟着地所行进的距离称为"步长"，又称"单步长"，通常用 cm 表示。健康人平地行走时，一般步长约为 50~80cm。个体步长

的差异主要与腿长有关，腿长，步长也大。

②步幅：行走时，由一侧足跟着地到该侧足跟再次着地所进行的距离称为"步幅"，又称"复步长"或"跨步长"，用 cm 表示，通常是步长的两倍。

③步速：行走时单位时间内在行进的方向上整体移动的直线距离称为"步速"，即行走速度，通常用 m/min 表示。一般健全人通常行走的速度约为 65~95m/min。也可以用步行 10m 所需的时间来计算。

④步频：行走中每分钟迈出的步数称为"步频"，又称"步调"，通常用 steps/min 表示。健全人通常步频大约是 95~125 steps/min，双人并肩行走时，一般是短腿者步频大于长腿者。

⑤步宽：在行走中左、右两足间的距离称为"步宽"，通常以足跟中点为测量参考点，通常用 cm 表示，健康人约为 8 ± 3.5cm。

⑥足角：在行走中前进的方向与足的长轴所形成的夹角称为"足角"，通常用"°"表示，健全人约为 6.75°。

二、心肺功能评定

（一）心功能评定

1. 心功能分级　美国纽约心脏病协会（NYHA）将心功能分为四级。

Ⅰ级：患有心脏病，其体力活动不受限制，一般体力活动不引起疲劳、心悸、呼吸困难或心绞痛。

Ⅱ级：患有心脏病，其体力活动稍受限制，休息时感到舒适，一般体力活动时，引起疲劳、心悸、呼吸困难或心绞痛。

Ⅲ级：患有心脏病，其体力活动大受限制，休息时感到舒适，一般轻度体力活动时，即可引起疲劳、心悸、呼吸困难或心绞痛。

Ⅳ级：患有心脏病，不能从事任何体力活动，休息状态下也出现心衰或心绞痛症状，任何体力活动均可使症状加重。

2. 客观检查　通过心电图、负荷试验、X 线、超声心动图等来评估心脏病变的严重程度。分为 A、B、C、D 四级。

A 级：无心血管疾病的客观依据。

B 级：客观检查示有轻度心血管疾病。

C 级：有中度心血管疾病的客观依据。

D 级：有严重心血管疾病的表现。

3. 6 分钟步行试验　用以评定充血性心力衰竭患者的运动耐力的方法。试验要求患者在平直的走廊里以尽可能快的速度行走，测定 6 分钟的步行距离，若 6 分钟的步行距离为少于 150 米为重度心功能不全，150~425 米为中度心功能不全，426~550 米为轻度心功能不全。本试验常用于评价心衰治疗的疗效。

4. 运动负荷试验评定　用以评定患者活动受限的程度、循环功能失常的水平，还可用于评价心力衰竭康复治疗的效果，一般采用低水平运动试验或改良的 Bruce 方案。

5. 超声心动图运动试验　一般采用卧位踏车的方式检查。

（二）肺功能评定

肺功能的评定包括通气功能和换气功能的评定。

1. 肺通气功能测定　包括静态肺容量测定、动态肺容量测定。

（1）静态肺容量测定　包括肺活量（VC）、残气量（RV）、功能残气量（FRC）和肺总量（TLC）。

①肺活量：最大吸气后，再做一次最大呼气的气量。正常值：男性 3470mL 左右，女性 2440mL 左右。肺活量降低 20% 以上为异常。

②残气量：最大呼气后仍残留在肺内不能再呼出的气量。残气量随年龄而增加。正常值：男性 1530mL 左右，女性 1020mL 左右。

③功能残气量：平静呼气末遗留在肺内的气量。相当于残气量 + 补呼气量，正常值：男性 2600mL 左右，女性 1580mL 左右。

④肺总量：深吸气后，肺内所含气体总量。相当于肺活量 + 残气量，正常值：男性 5020mL 左右，女性 3460mL 左右。

（2）动态肺容量测定　是以用力呼出肺活量为基础，来测定单位时间内的呼气流速，能较好地反映气道阻力。

1）最大中期呼气量（MEF）与最大中期呼出流速（MMEF）：① MEF 是把用力呼出肺活量的呼出曲线分成四段，舍去第一和第四段，取中间两段的量，即为最大中期呼气量。② MMEF 是以 MEF 与相应时间的关系来计算：MMEF = MEF/METs。用力呼出中期 50% 肺活量所需的时间称为 METs。MMEF 正常值：男性 4.48L/s ± 0.183L/s，女性 3.24L/s ± 0.1L/s。

2）最大通气量（MVV 或 MVC）：在单位时间内（每分钟）用最大速度和幅度进行呼吸，吸入或呼出的气量。正常值：男性 104L，女性 82L。降低 20% 以上为异常。

3）最大呼气流速 - 容量曲线：①慢性阻塞性肺疾患，各阶段流速与最大流速都降低；曲线的降支突向容量轴，病情愈重，弯曲愈明显；肺活量减少。②早期小气道病：与慢阻肺图形基本相似，但改变程度较轻。肺活量无明显改变。③限制性通气障碍：表现为流速 - 容量曲线高耸，各阶段流速增高，肺活量减少，曲线倾斜度增大。

2. 肺换气功能测定　肺泡通气量（有效通气量）：肺泡通气量 =（潮气量 - 无效腔气量）× 呼吸频率。正常值：4200mL/min 左右。> 5000mL/min 表示通气过度，< 2000mL/min 表

示通气不足。

三、认知功能评定

认知功能是人脑认识和反映客观事物的心理机能，包括感知觉、注意、学习记忆、思维、语言等各种能力。认知功能对于日常生活、学习和工作极为重要。各种认知能力都要经历发生、发展和衰退的过程。认知功能老化是老年心理学研究的主要领域之一。随着世界人口老龄化进程的发展和加速，认知功能老化的研究得到更多的关注和重视。常见认知功能评价方法如下：

1. 简易智力状态检查（MMSE）　是最具影响的认知功能筛查工具，具有敏感性强、操作容易的优点，在国内外被广泛使用。其检测痴呆的敏感性多在 80%~90%，特异性为 70%~80%。

我国迄今尚无统一的正常与认知障碍的分界标准（低于分界值考虑认知障碍）。有以下几种参考范围：

北京医科大学精神卫生研究所（1989）将正常范围定为：文盲组 ≤ 14 分，非文盲组 ≤ 19 分。

上海精神卫生中心（1990）定为：文盲组 ≤ 17 分，小学组 ≤ 20 分，初中及以上组 ≤ 24 分。

北京协和医院（1999）定为：文盲 ≤ 19 分，小学组 ≤ 22 分，初中组 ≤ 26 分。

北京市协作研究组（2005）定为：文盲组 ≤ 24 分，文化组（初小及以上）≤ 26 分。

2. 常识 – 记忆 – 注意测验（IMC）　又名"Blessed 痴呆量表"，是一种常用的筛查认知功能缺损的短小工具。主要检查近记忆、远记忆和注意力，这些能力常在痴呆早期即受累，测验敏感度较好。经改良的中文版共 25 项，涉及常识、定向、记忆、注意。其中 10 项与 MMSE 完全一样。

3. 长谷川痴呆量表（HDS）　20 世纪 80 年代初引入我国，曾在 WHO 讲习班中介绍，因其操作方便，中日两国文化背景相仿，我国使用较普遍。此表评分简单，不受文化程度影响，敏感性和特异性较高，是筛选老年痴呆（AD）的较理想工具。HDS 共 11 题，内容有定向 2 题，记忆 4 题，常识 2 题，计算 1 题，数字铭记 1 题，物体命名回忆 1 题。

4. 痴呆简易筛查量表（BSSD）　该量表吸取了 MMSE、Blessed 痴呆量表和长谷川痴呆量表的优点，操作简便，易于掌握，可接受性高，并适合我国国情。BSSD 有 30 个项目，包括常识、图片理解 4 项，短时记忆 3 项，语言、命令理解 3 项，计算、注意 3 项，地点定向 5 项，时间定向 6 项，即刻记忆 3 项，物体命名 3 项。每题答对得 1 分，答错 0 分，总分为 30 分，检查只需 5~10 分钟。

5. 画钟测验（CDT）　为检测结构性失用的单项检查，对顶叶和额叶损害敏感，常用于视觉空间和视觉构造的功能障碍评定，还可反映语言理解、短时记忆、数字理解、执行能力。CDT受文化背景、教育程度影响小，在门诊非常实用，但效度偏低。对评分降低、评定者怀疑有痴呆时，须做进一步检查（如：MMSE）。

四、言语与吞咽功能评定

（一）言语功能障碍评定

1.定义　言语是语言的主要内容，是人类运用语言的过程，是用声音来进行的口语交流及人类说话能力。言语功能障碍是听、说、读、写四个方面的各个功能环节单独受损或两个以上环节共同受损。言语功能评定是对语言障碍的性质、类型、原因和严重程度做出判断，以确定言语训练的方法和康复治疗程序，使患者的交流能力最大限度得到恢复。

2.分类　言语功能障碍四分类：声音异常、构音异常、语言异常、流畅度异常。言语功能障碍的原因有中枢神经系统损伤、心理和精神异常造成的言语障碍及言语功能单元损伤引起的言语障碍。失语症的类型有运动性失语、感觉性失语、传导性失语、命名性失语、经皮质运动性失语、经感觉性失语、完全性失语7个类型。

3.言语－语言障碍的评定　通过对患者听、说、看、写等方面的测试，判定其言语－语言障碍的类型、性质、程度，为制定最佳的康复治疗方案提供有利的证据。在进行评定时，康复医生应详细询问患者的发病过程，如果患者不能很好地表达，应由家人或他人代述，包括现病史、既往史、个人生活史和家族史，从而为言语功能障碍的评定提供基础的资料。让患者用"是"或"否"来回答一些简单的问题，并结合读、写等内容，对患者的语言行为进行初步的评定。利用病史所收集的资料，结合临床观察辨别和言语行为的评定，对病人的病情、目前状况以及与病情有关的内容进行详细的分析，判定是否有言语－语言障碍。

4.言语功能障碍的具体观测

（1）活动观察　呼吸是否规则而不费力、能否主动发声、音量是否够大、有无鼻音过重现象、进食固体食物时有无食物外漏及流口水现象，说话时舌头、双唇、下颌动作是否灵活、协调，能复读pa-ta-ka三次等。

（2）语言理解观察　能正确反映声源，能正确指认常见物品及身体部位，能正确做物品分类，了解空间概念（上、下、前后、里外），能跟随两个指令等。

（3）口语表达观察　能模仿声音或语音，能说出物品名称，能复读短句；能用短句回答问题或表达需求，能看图片说故事（内容是否适当、句型是否完整）等。

（4）阅读观察　能辨认自己的姓名，能认识拼音符号，能读出短句，能读出短文及阅读测验等。

（5）书写观察　能写自己的名字，能正确听写数字，能抄写短句，能正确听写及叙述性书写等。

5. 失语症的评定

（1）Halstead-Wepman 失语症筛选测验　其筛选测验是判断有无语言障碍的快速筛选测验方法。项目的设计除包括对言语理解接收表述过程中各功能环节的评价（如呼名、听指、拼读、书写）外，还包括对失认症、口吃和言语错乱的检查，可用于各种智力、多种不同文化程度和经济状况的受试者。

（2）标记测验　用于检查言语理解能力。主要对失语障碍表现轻微或完全失语的患者，能敏感地反映出语言功能的损害。该测验设计了言语次序的短时记忆广度和语法能力的评定条目，还能鉴别由于其他能力低下而掩盖了伴随着的语言功能障碍的脑损伤患者及在符号处理过程中仅存在轻微的不易被察觉出问题的脑损伤患者。

（二）吞咽功能障碍评定

吞咽功能障碍是由于吞咽功能受损导致食物不能经口运送到胃而出现进食障碍。

1. 评定内容　吞咽功能障碍评定包括患者主观上对吞咽异常的详细描述，如吞咽困难持续时间、频度、加重和缓解的因素、症状、继发症状，相关的既往史和以前的吞咽检查，观察胃管、气管切开的情况、目前的进食方式及食物类型。还包括口腔功能、吞咽功能的评定，下面对此二者简要介绍一下。

2. 口腔功能评定　常采用 Frenchay 构音障碍评定表进行评定：①唇的运动；②颌的位置；③软腭的运动；④喉的运动；⑤舌的运动。

3. 吞咽功能评定

①反复吞咽唾液测试：患者坐位，检查者将手指放在患者喉结及舌骨处，观察在 30 秒内患者的吞咽次数和活动。

②饮水试验：患者坐位，像平常一样喝下 30mL 的温水，观察和记录饮水时间、有无呛咳等。

③摄食－吞咽过程评定：按照摄食－吞咽阶段，通过意识程度，进食情况，唇、舌、咀嚼运动，食团运送情况，吞咽后有无食物吸入、残留等相关内容来观察和评定（表3-4）。

还可进行食管吞钡造影检查、气钡双重食管造影检查、电视荧光进食造影检查、超声检查、电视内镜吞咽检查、测压检查、咽部荧光核素扫描检查、表面肌电图检查等。

表3-4　摄食－吞咽障碍的等级评定

Ⅰ重度	1. 吞咽困难或无法进行，不适合吞咽训练
无法经口腔进食	2. 误咽严重，吞咽困难或无法进行，只适应基础性吞咽训练
	3. 条件具备时误咽减少，可进行摄食训练

续表

Ⅱ 中度 经口腔和辅助混合进食	4.可以少量乐趣性地进食 5.一部分（1~2餐）营养摄取可经口腔进行 6.三餐均可经口腔摄取营养
Ⅲ 轻度 完全口腔进食，需辅以代偿和适应等方法	7.三餐均可经口腔摄取吞咽食品 8.除特别难吞咽的食物外，三餐均可经口腔摄取 9.可以吞咽普通食物，但需要临床观察和指导
Ⅳ 正常 完全口腔进食，无须代偿和适应等方法	10.摄食 - 吞咽能力正常

五、感觉功能评定

感觉分为躯体感觉、特殊感觉和内脏感觉。躯体感觉包括浅感觉和深感觉。浅感觉包括皮肤及黏膜的触觉、痛觉、温度觉和压觉。深感觉是测试深部组织的感觉，包括运动觉、位置觉、震动觉，又名"本体感觉"。

（一）感觉评定的适应证和禁忌证

1.适应证

①中枢神经系统病变：如脑血管病变、脊髓损伤或病变等。

②周围神经病变：如臂丛神经麻痹、坐骨神经损害等。

③外伤：如切割伤、撕裂伤、烧伤等。

④缺血或营养代谢障碍：糖尿病、雷诺病、多发性神经炎等。

2.禁忌证　意识丧失者。

（二）评定方法

对感觉的评定方法包括浅感觉检查、深感觉检查和复合感觉检查。

1.浅感觉检查

（1）触觉　嘱患者闭目，评定者用棉签或软毛笔轻触患者的皮肤或黏膜，让病人回答有无轻痒的感觉或次数。需注意，给予的刺激强度应一致，但不能有规律，避免患者未受刺激顺口回答。

（2）痛觉　嘱患者闭目，评定者用大头针的针尖以均匀的力量轻刺病人皮肤，让病人立即陈述具体的感受。先在正常皮肤区域给予刺激，让患者感受正常刺激的感觉，再进行正式检测。感觉麻木的患者从感觉障碍部位向正常部位逐渐移行，感觉过敏的患者从正常部位向障碍部位移行。痛觉的障碍有痛觉缺失、痛觉减退和痛觉敏感。

（3）温度觉　温度觉的评定包含温觉和冷觉。嘱患者闭目，用分别盛有冷水或热水的试管，交替、随意接触皮肤，时间为 2~3 秒。嘱患者说出"冷"或"热"。需注意"冷"试管温度为 4~10℃。"热"试管温度应为 40~45℃，低于 5℃ 或高于 50℃ 可能会引起痛觉反应。

（4）压觉　嘱患者闭目，评定者用大拇指用力挤压肌肉或肌腱，请患者指出感觉。对偏瘫患者的压觉检查常从患侧开始。

2. 深感觉检查

（1）运动觉　嘱患者闭目，评定者轻捏患者的手指或足趾两侧，上下移动 5° 左右，让病人说出肢体被动运动的方向（向上或向下）。幅度由小到大，感觉不明确的可测试较大关节，以了解其减退的程度。

（2）位置觉　嘱患者闭目，评定者将其肢体摆放成某种位置，让病人说出所放的位置或用对侧相应肢体模仿。

（3）震动觉　嘱患者闭目，将震动着的音叉（128Hz）置放在病人肢体的骨隆起处如内外踝、腕关节、髋骨、锁骨、桡骨等处的皮肤上，请患者回答有无震动的感觉，检查时要上、下对比，左、右对比。正常人有共鸣性震动感。震动觉障碍见于脊髓后索损害。需注意，正常老年人震动觉减退或消失也是常见的生理现象。

3. 复合感觉（皮质感觉）检查

（1）皮肤定位觉　嘱患者闭目，评定者用手指轻触皮肤某处，请患者用手指出被触位置。正常误差手部 < 3.5cm，躯干部 < 1cm。皮肤定位觉障碍见于皮质病变。

（2）两点辨别觉　嘱患者闭目，用分开的双脚规或叩诊锤的两个尖端刺激皮肤，如病人有两点感觉，再将两脚规距离缩短，直到病人感觉为一点为止。测定能区别两点的最小距离，身体各部对两点辨别感觉灵敏度不同，以舌尖、手指最明显，舌尖距离最小，约为 1mm，指尖为 3~5mm，四肢近端和躯干最差，上臂及大腿部的距离最大，为 75mm。如触觉正常而两点辨别觉障碍，见于额叶病变

（3）实体觉　是测试手对实体物的大小、形状、性质的识别能力。检查时嘱患者闭目，将物体如铅笔、橡皮、钥匙等置于患者手中，让其触摸后说出物体的名称。检查时应先测患侧。实体觉缺失时，病人不能辨别出是何物体，可见于皮质病变。

（4）图形觉　嘱病人闭目，检查者用竹签或笔杆在病人皮肤上画一几何图形（圆形、方形、三角形等）或数字，观察患者能否辨别。如有障碍，提示为丘脑水平以上的病变。

（5）其他大脑皮质感觉　通常大脑皮质感觉检查还包括重量识别觉，对其他质地（如软或硬，光滑或粗糙）的感觉。

（三）感觉检查和评定的注意事项

1. 检查感觉功能时，患者必须意识清醒。

2. 检查前要向患者说明目的和检查方法以充分取得患者合作。

3. 检查时注意两侧对称部位进行比较。

4. 先检查浅感觉，后检查深感觉和皮质感觉，一旦浅感觉受到影响，那么深感觉和皮质感觉也会受到影响。

5. 根据感觉神经和它们所支配和分布的皮区去检查。

6. 先检查整个部位，如果一旦找到感觉障碍的部位，就要仔细找出那个部位的范围。

7. 如有感觉障碍，应注意感觉障碍的类型。

六、日常生活活动能力（ADL）评定

（一）概念

日常生活活动是指人们每天在家居环境中和户外环境里自我照料的活动。日常生活活动能力是指人们为了维持生存以及适应生存环境而每天必须反复进行的、最基本的活动能力。包括个体在家庭、工作机构、社区里自己管理自己的能力，还包括与他人交往的能力，以及在经济上、社会上和职业上合理安排自己生活方式的能力。

（二）分类

ADL 通常分为躯体的或基本的 ADL（PADL or BADL）和复杂性或工具性 ADL（IADL）。基本的 ADL 是指患者在家中或医院里每日所需的基本运动和自理能力。工具性 ADL 通常是指人们在社区中独立生活所需的高级技能，如交流和家务劳动等，常常需要使用各种工具。

（三）日常生活活动能力评定内容

日常生活活动能力评定的内容大致包括运动、自理、交流、家务活动和娱乐活动五个方面。

1. 评定目的　ADL 评定对于判定患者能否独立生活及独立的程度、判定预后、判定和修订治疗计划、判定治疗效果、安排返家或就业都十分重要。

2. 评定方法　分为直接观察法与间接观察法。直接观察法观察的对象是患者，比较客观直接，但耗时费力。间接观察法观察的对象是患者或其家人、照料者，简单快捷，但可信度差。

3. 常用的评定量表

（1）常用的 PADL 标准化量表

1）改良 PULSES 评定量表（表 3-5）：包括躯体状况、上肢功能及日常生活自理情况、下肢功能及行动、感觉与语言交流功能、排泄功能、精神和情感状况等方面的内容，可信度较高。

表 3-5 改良 PULSES 评定量表

评定内容	具体内涵	评定标准	总分的评定标准
躯体状况（P）	内脏器官如心血管、呼吸、胃肠道、泌尿、内分泌、神经系统疾患	每方面分为4个功能等级，分别评为1~4分，各项评分相加后得到总分。	6分为功能最佳，各项功能均基本正常。＞12分提示独立自理能力严重受限。＞16分提示有严重残疾。
上肢功能及日常生活自理情况（U）	进食、穿衣、穿戴假肢或矫形器、梳洗等		
下肢功能及行动（L）	步行、上楼梯、使用轮椅、身体从床移动至椅或从椅移动到床、用厕的情况		
感觉与语言交流功能（S）	与语言交流（听、说）和视力有关的功能		
排泄功能（E）	大小便自理和控制程度		
精神和情感状况（S）	智力和情绪对家庭和社会环境的适应能力		

2）Barthei 指数量表（表 3-6）：简单、信度高、灵敏度好，应用广泛，而且可以用于预测治疗效果、住院时间和预后。

表 3-6 Barthei 指数量表

ADL 项目	自理	稍依赖	较大依赖	完全依赖
进食	10	5	0	0
洗澡	5	0	0	0
修饰	5	0	0	0
穿衣	10	5	0	0
控制大便	10	5	0	0
控制小便	10	5	0	0
如厕	10	0	0	0
床椅转移	15	10	5	0
行走（平地 45m）	15	10	5	0
上下楼梯	10	5	0	0

评定标准：总分为 100 分。结果分析如下：

100 分表示日常生活活动能力良好，不需要依赖他人。

＞60 分评定为良，表示有轻度功能障碍，但日常生活基本自理。

60~41 分表示有中度功能障碍，日常生活需要一定的帮助。

40~21 分表示有重度功能障碍，日常生活明显需要依赖他人。

＜20 分为完全残疾，日常生活完全依赖他人。

备注：＞40 分的患者治疗效益最大。

3）功能独立评定（FIM）量表（表 3-7）：共 18 个条目，其中 13 个身体方面的条目，5 个认知方面的条目。每个条目计分是 1~7 分，总分在 18~126 分，分数越高独立性越强，评估一位患者需要 30 分钟。

表 3-7　功能独立评定（FIM）量表

项目				评估日期	
运动能力	自理能力	1	进食		
		2	梳洗修饰		
		3	洗澡		
		4	穿裤子		
		5	穿上衣		
		6	上厕所		
	括约肌控制	7	膀胱管理		
		8	直肠管理		
	转移	9	床、椅、轮椅间		
		10	如厕		
		11	盆浴或淋浴		
	行走	12	步行 / 轮椅		
		13	上下楼梯		
运动功能评分					
认知能力	交流	14	理解		
		15	表达		
	社会认知	16	社会交往		
		17	解决问题		
		18	记忆		
	认知功能评分				
FIM 总分					
评估人					

评分标准：

7 分：完全独立。该活动能在合理的时间内，规范地、完全地完成，无须修改活动，无须辅助设备或用具。

6 分：有条件的独立。在完成该活动中，需要辅助设备或用具，或需要较长的时间，或存在安全方面的顾虑。

7~6 分为无须他人帮助，自己独立完成。

5 分：监护或准备。需要有人在旁边监护、提示或规劝，或帮助准备必需的用品，或帮忙佩戴矫形器具，但两人间没有身体的接触。

4 分：少量帮助。需要在他人接触身体的帮助下活动，但在完成活动中，自己能起 75% 的作用。

3 分：中等量帮助。需要更多借助他人接触身体的帮助下活动。在完成活动中，自己仅能起 50%~75% 的作用。

5~3 分属于有条件的依赖。

2 分：大量帮助。需要他人接触身体提供大量帮助才能完成活动。在完成活动中，自己仅能起 25%~50% 的作用。

1 分：完全依赖。几乎需在他人接触身体提供完全帮助下，才能完成活动。自己能起的作用，仅在 25% 以下。

2~1 分属于完全依赖。

结果判断：

FIM 的最高分为 126 分（运动功能评分 91 分，认知功能评分 35 分），最低分 18 分。根据评定结果，可分为以下 7 级：

126 分 = 完全独立

108~125 分 = 基本独立

90~107 分 = 有条件的独立或轻度依赖

72~89 分 = 轻度依赖

54~71 分 = 中度依赖

36~53 分 = 重度依赖

19~35 分 = 极重度依赖

18 分 = 完全依赖

（2）常用的 IADL 标准化量表

1）快速残疾评定量表：可用于住院或社区中生活的患者，较适于老年患者人群。表中有 18 个条目，每个条目最高得 4 分，最低 1 分，总分最高 72 分，分数越高残疾越重。完全正常 18 分。

2）Frenchay 活动指数：共 15 个条目，每个 0~3 分，0 分最差，3 分最好，主要用于社区脑卒中患者的 IADL 评定。

3）工具性日常生活活动能力（IADL）量表：见表 3-8。

表 3-8　工具性日常生活活动能力（IADL）量表

工具性日常生活活动能力（以最近一个月的表现为准）	
1. 上街购物【√不适用（勾选"不适用"者，此项分数视为满分）】 　3. 独立完成所有购物需求 　2. 独立购买日常生活用品 　1. 每一次上街购物都需要有人陪 　0. 完全不会上街购物	勾选 1. 或 0. 者，列为失能项目
2. 外出活动【√不适用（勾选"不适用"者，此项分数视为满分）】 　4. 能够自己开车，骑车 　3. 能够自己搭乘大众运输工具 　2. 能够自己搭乘出租车但不会搭乘大众运输工具 　1. 当有人陪同可搭出租车或大众运输工具 　0. 完全不能出门	勾选 1. 或 0. 者，列为失能项目
3. 食物烹调【√不适用（勾选"不适用"者，此项分数视为满分）】 　3. 能独立计划、烹煮和摆设一顿适当的饭菜 　2. 如果准备好一切佐料，会做一顿适当的饭菜 　1. 会将已做好的饭菜加热 　0. 需要别人把饭菜煮好，摆好	勾选 0. 者，列为失能项目
4. 家务维持【√不适用（勾选"不适用"者，此项分数视为满分）】 　4. 能做较繁重的家事或需偶尔家事协助（如搬动沙发、擦地板、洗窗户） 　3. 能做较简单的家事，如洗碗、铺床、叠被 　2. 能做家事，但不能达到可被接受的整洁程度 　1. 所有的家事都需要别人协助 　0. 完全不会做家事	勾选 1. 或 0. 者，列为失能项目
5. 洗衣服【√不适用（勾选"不适用"者，此项分数视为满分）】 　2. 自己清洗所有衣物 　1. 只清洗小件衣物 　0. 完全依赖他人	勾选 0. 者，列为失能项目
6. 使用电话的能力【√不适用（勾选"不适用"者，此项分数视为满分）】 　3. 独立使用电话，含查电话簿、拨号等 　2. 仅可拨熟悉的电话号码 　1. 仅会接电话，不会拨电话 　0. 完全不会使用电话	勾选 1. 或 0. 者，列为失能项目

续表

工具性日常生活活动能力（以最近一个月的表现为准）	
7.服用药物【√不适用（勾选"不适用"者，此项分数视为满分）】 3.能自己负责在正确的时间用正确的药物 2.需要提醒或少许协助 1.如果事先准备好服用的药物分量，可自行服用 0.不能自己服用药物	勾选1.或0.者，列为失能项目
8.处理财务能力【√不适用（勾选"不适用"者，此项分数视为满分）】 2.可以独立处理财务 1.可以处理日常的购买，但需要别人协助与银行往来或大宗买卖 0.不能处理钱财	勾选0.者，列为失能项目

（注：上街购物、外出活动、食物烹调、家务维持、洗衣服等五项中有三项以上需要协助者即为轻度失能）

评定的注意事项：

评定应记录患者确实能做什么，而不是可能或应达到什么程度。

评定时，通常由评定者给患者一个总的动作指令，让患者完成某个具体动作，而不要患者坐起来或穿衣的具体步骤。

评定中，只有当患者需要辅助器或者支具时，才可以提供，不能依赖和滥用。

除非评定表中有说明，否则使用辅助器、支具或采取替代的方法，均认为是独立完成活动。但应说明。

任何需要体力帮助的活动都被认为是没有能力独立完成。

项目二　机体功能社区康复常用技术与方法

机体功能社区康复治疗是以康复技术为手段，并与临床、康复工程、心理、职业、社会等其他因素相结合的一项综合康复治疗措施。具体常用方法包括运动康复疗法、物理康复疗法、作业康复疗法、言语康复疗法、中医康复疗法等。

一、运动康复疗法

运动康复疗法包括关节活动训练术、关节松动术、肌肉牵伸术、增强肌力和肌肉耐力训练、平衡功能训练、协调功能训练、水中运动康复疗法、医疗体操等。

（一）关节活动训练术

关节活动训练术是指利用各种方法以维持和恢复因组织粘连或肌痉挛等多种因素引起的各种关节功能障碍的运动训练技术。

1.主动关节活动训练　患者主动用力收缩肌肉完成的关节运动或动作，以维持关节活动范围的训练。主动关节活动训练与实际生活息息相关，因此有更大的功能意义。

2.被动关节活动训练　是根据关节活动学原理利用机械、治疗师或患者的另一肢体作用产生的外力，完成关节各方向的活动，维持关节活动范围，预防关节挛缩的方法。

3.持续被动关节活动练习（CPM）　是应用持续被动关节活动的训练器，被动活动四肢关节的一种运行方法。可根据具体情况设定关节活动范围、活动速度、持续时间等指标，使关节活动在无痛范围内进行。

4. 上肢关节活动技术

（1）肩关节活动技术

①主动运动：肩关节的前屈 – 后伸、内收 – 外展、水平内收 – 外展、旋内 – 旋外。

②被动运动：肩前屈、肩后伸、肩外展、肩水平外展和内收、肩内旋和外旋、肩胛骨活动。

③器械运动：肩轮、肋木、吊环、肩墙梯、肩关节旋转器、体操棒等。

（2）肘关节活动技术

①主动运动：其基本运动为屈、伸，还可以有 5°~10° 的过伸，桡尺近端关节与远端关节协同可以做前臂旋前和旋后运动。

②被动活动：肘屈伸、前臂旋转、肘及前臂的联合运动。

③器械运动：肘屈伸牵引椅，前臂旋转牵引器等训练。

（3）腕关节活动技术

①主动运动：掌屈、背伸、桡偏（外展）、尺偏（内收）。

②被动活动：掌屈、背伸、桡偏、尺偏。

③器械运动：双手托住一体操球，进行腕的屈、伸、桡偏、尺偏全方位活动。

（4）手指关节活动技术

①主动运动：拇指、腕掌关节可进行屈、伸、内收、外展及旋转。

②被动活动：腕掌及腕骨间关节、指间关节活动。

③器械运动：运用拇圆锥，分指板，屈伸牵引架，外展牵引架，屈指、伸指牵引架等器械训练。

5. 下肢关节活动技术

（1）髋关节活动技术

①主动运动：额状轴屈伸运动，矢状轴内收、外展运动，垂直轴内旋、外旋运动。

②被动运动：屈髋屈膝、后伸髋、外展髋、旋转髋。

③主动助力活动：髋关节屈曲训练，髋关节内收、外展训练。

（2）膝关节活动技术

①主动运动：屈、伸、轻度磨动与旋转。

②被动运动：膝关节常和髋关节的被动运动一同完成，参见髋关节被动运动。

③器械练习：屈膝牵引架训练等。

（3）踝及足关节活动技术

①主动运动：跖屈 – 背伸、内翻 – 外翻。

②被动运动：踝背伸、内翻 – 外翻、跗跖关节旋转、跖趾关节屈伸。

③器械练习：踝背伸垫块，踝屈伸练习器，踝内翻、踝外翻练习器训练。

（二）关节松动术

关节松动术是治疗师在关节生理活动和附属运动范围内完成的一种被动关节运动，是用于治疗关节功能障碍如僵硬、可逆的关节活动范围受限、关节疼痛的一种康复治疗技术。关节松动术可以起到促进关节液流动，增加关节软骨和软骨盘无血管的营养，缓解疼痛，防止关节退变；抑制脊髓和脑干致痛物质相应的释放，提高痛阈；保持组织的伸展性；增加本体反馈等作用。手法如下：

1. 摆动　包括屈曲、伸展、内收、外展，旋转即通常所说的胜利运动。摆动时要固定关节近端，关节远程做往返运动。摆动必须在关节活动度（ROM）60%（正常时）才可应用。

2. 摵动　当一块骨在另一块骨表面发生摵动时，两块骨的表面形状必然不一致，接触点同时变化，所发生的成角运动即为摵动，其摵动的方向总是朝向成角骨运动的方向，常伴随着关节的滑动和旋转。

3. 滑动　当一块骨在另一块骨上滑动，两骨表面形状一致，或是两骨面的凹凸程度相等，即可形成滑动。滑动时，一侧骨表面的同一个点接触对侧骨表面的不同点。滑动方向取决于运动骨关节面的凹凸形状。由于滑动可以缓解疼痛，合并牵拉可以松解关节囊，使关节放松，改善关节活动范围，因此临床应用较多。

4. 旋转　旋转是指在静止骨表面绕旋转轴转动，旋转时，移动表面的同一点作圆周运动。旋转常与滑动、摵动同时发生，很少单独作用。

5. 牵引　当外力作用使构成关节两骨表面呈直角相互分开时称分离牵引，当外力作用于骨长轴使关节远程移位时，称为长轴牵引。

（三）肌肉牵伸术

肌肉牵伸术是运用外力（人工或机械／电动设备）牵伸短缩或挛缩组织并使其延长，或作轻微超过组织阻力和关节活动范围内的运动，重新获得关节周围软组织的伸展性，降低肌张力，改善或恢复关节活动范围的一种康复技术。基本方法有：

1. 被动牵伸技术　是指利用外界力量如治疗师、器械或者患者自身健侧肢体力量来牵伸的一种方法。根据是否使用器械又分为手法被动牵伸和机械被动牵伸两种。

（1）手法被动牵伸　治疗师对发生紧张或挛缩的组织或活动受限的关节，通过手力牵伸，并通过控制牵引方向、速度和持续时间，来增加挛缩组织的长度和关节活动范围。手法被动牵伸是最常用的牵伸技术。一般每次牵伸持续 15~30 秒，重复 4~6 次。在具体应用时，常用维持性牵伸和弹性牵伸两种。缓慢、轻手法牵伸，持续 15~30 秒或更长时间，称为维持性牵伸。这种牵伸不容易引起肌肉的牵伸反射和增加已被拉长了的肌肉张力，有时也称静态牵伸。弹性牵伸是指大强度、短暂的"跳跃性"牵伸，这种牵伸极少用于康复治疗中，因为弹性牵伸可以迅速拉长肌梭，刺激牵伸反射，引起被牵伸的肌肉张力增加，因此很容易引起肌肉损伤。

（2）机械被动牵伸　是指借助机械装置，增加小强度的外部力量，较长时间作用于短缩组织的一种牵伸方法。其牵伸力量通过重量牵引、滑轮系统或系列夹板而发生作用。牵伸时间至少要 20~30 分钟，甚至数小时，才能产生治疗效果。例如可以利用将沙袋、哑铃直接或间接地放在患者的肢体上的方法进行伸张，治疗师可以根据患者治疗的状况，逐渐加大或减少重物的重量或延长牵伸的时间来伸张关节，降低肌张力。

2. 主动抑制技术　是指在牵伸肌肉之前，患者有意识地放松该肌肉，使肌肉收缩机制受到人为的抑制，此时进行牵伸的阻力最小。主动抑制技术只能放松肌肉组织中具有收缩性的结构，而对结缔组织则无影响。这种牵伸主要用于肌肉神经支配完整、患者能自主控制的情况下，而对那些由于神经–肌肉障碍引起的肌无力、痉挛或瘫痪，则无太大作用。临床上常用的主动抑制方法有三种：①收缩–放松；②收缩–放松–收缩；③拮抗肌收缩。

（四）增强肌力和肌肉耐力训练

1. 肌力　肌力是指肌肉收缩的力量，是机体或机体的某一部分肌肉工作（舒张或收缩）时克服内外阻力的能力，包括张力、动力和耐力。肌力的大小受肌肉的收缩方式及收缩的速度、关节角度、年龄和性别等因素影响。

2. 肌肉耐力　肌肉耐力指有关肌肉持续进行某项特定任务的能力。其大小可以用从开始收缩直到出现疲劳时已收缩的总次数或所经历的时间来衡量。耐力的大小受肌纤维的类型、肌红蛋白的储备、酶的作用及肌力的大小等因素的影响。耐力与所进行的运动强度也有一定的关系，即运动强度越大，肌耐力就越小。

3. 肌力训练方法　增强肌力和增强肌耐力的训练有不少共同之处，可统称为"力量练习"。发展肌力需要在短时间内对抗较大的负荷，无须过多重复，发展肌耐力则需要在较小负荷下，在较长时间内重复。肌力和肌肉耐力有以下训练方法：

（1）传递神经冲动训练　引导患者做主观努力，竭力去引发瘫痪肌肉的主动收缩。

（2）助力训练　徒手、滑面上、浮力辅助主动运动，滑车重锤的主动运动。

（3）悬吊训练　将运动的肢体悬吊起来，减轻肢体的自身重量，在水平面上进行训练。

（4）主动训练　取正确的体位和姿势，肢体置于抗重力位，防止代偿运动。

（5）抗阻训练　利用徒手、滑车、重锤、弹簧、重物、摩擦力、流体阻力等进行训练。

（6）等张训练（向心性收缩、离心性收缩）、等长训练（徒手等长运动、肌肉固定训练、利用器具）、等速训练 [运动中，运动速度恒定而阻力（顺应性）可变] 等。

（五）平衡功能训练

1. 仰卧位训练　此种体位下的平衡训练主要适合于偏瘫早期的患者。卧位平衡功能训练的主要目标是躯干的平衡功能提高，所采用的主要训练方法为桥式运动。

（1）预备动作　患者去枕平卧床上，屈膝，两小腿平，双腿平行微微分开与肩等宽，平踏在硬床板上，组织充分伸展，足跟位于膝关节正下方，尽可能接近臀部。

（2）双侧桥式运动　在预备姿势的基础上，伸髋将臀部抬离床面，使膝、股骨、髋及躯干在一条线上，并保持骨盆呈水平位。为防止双下肢稳定性不好使足滑动，宜由治疗师或家属扶助固定，慢慢抬起臀部，维持一段时间后慢慢放下。随着患者的进步，助者可在逐渐减少帮助的同时，要求患者学会自己控制活动，不能让患侧膝关节伸展或侧方倾倒。一组练习10次，每次5~10分钟，可根据情况循序渐进，每天至少重复3组。

（3）单侧桥式运动　在患者完成双侧桥式动作后，可让患者伸展健侧下肢（不抬离床面），患侧下肢支撑将臀部抬离床面。（强化式单桥：患侧腿屈髋屈膝，患足支撑床面，健侧腿伸直抬起与患侧大腿持平，并嘱患者臀部抬起。）

（4）动态桥式运动　为获得对患侧下肢内收、外展的控制能力。常分为：双桥，让患者仰卧屈膝，双足踏住床面，双膝平行并拢，健侧下肢保持不动，患侧下肢进行交替的幅度较小的内收、外展动作，并学会控制动作幅度和速度，然后让患侧下肢保持不动，健侧下肢进行内收、外展练习，同时可与双桥运动结合起来训练。

2. 前臂支撑下俯卧位　此种训练体位主要适合截瘫患者，是上肢和肩部的强化训练及持拐步行前的准备训练。

（1）静态平衡训练　患者取俯卧位，以前臂支撑体重，保持静态平衡。

（2）他动态平衡训练　患者取俯卧位，以前臂支撑体重，治疗师用适当的力量向各个方向推动患者的肩部使患者失去平衡但又不至于无法恢复。然后随着患者肌力和平衡能力的提高逐渐增加推动的力度和范围。

（3）自动态平衡训练　患者取俯卧位，以前臂支撑体重，患者可从各个方向使自己失去平衡，力量要适宜，达到既要使自己失去平衡又不至于无法恢复的程度。

3. 肘膝跪位训练　此种训练体位适合截瘫患者、患有运动失调症和帕金森症等具有运动功能障碍的患者。

（1）静态平衡训练　患者取肘膝跪位，由肘部和膝部作为体重支撑点并保持平衡，经过一段时间的功能锻炼，患者保持肘膝跪位时间如果达到30分钟，再进行动态平衡训练。

（2）他动态平衡训练　患者取肘膝跪位，治疗师向各个方向推动患者，推动的力度和幅度逐渐由小到大，训练开始时推动的力度要适宜，力度要达到使患者失去静态平衡的状态，又能够在干扰后恢复到静态平衡的状态的目的，然后随着患者肌力和平衡能力的提高逐渐增加推动的力度和范围。

（3）自动态平衡训练　患者取肘膝跪位。患者自己向各个方向活动或者躯干侧屈或旋转，然后治疗师可指示患者将一侧上肢或下肢抬起并保持平衡，随着稳定性的增强，再将一侧上肢和另一侧下肢同时抬起并保持平衡。

4. 双膝跪位和半跪位训练

（1）静态平衡训练　患者取双膝跪位或半跪位，然后保持平衡。

（2）他动态平衡训练　患者取双膝跪位或半跪位。患者可先跪于治疗床上，治疗师向各个方向推动患者，平衡功能改善后，再在平衡板上训练。

（3）自动态平衡训练　患者取双膝跪位或半跪位。患者自己向各个方向活动或和治疗师进行抛接球训练。

5. 坐位训练

（1）静态平衡训练　患者坐（椅子、床上），双脚离开地面，治疗师位于患者对面或体侧对患者进行保护，治疗师帮助患者将身体力线调整好，让患者保持坐位，坚持50秒左右，若患者出现偏离治疗师应刺激患者偏向侧对侧的肌肉，提醒患者恢复到原位置。如患者坐位是身体向右侧偏，治疗师应刺激患者左侧腰部肌肉，提醒患者。训练由睁眼到闭眼。

（2）他动态平衡训练　患者与治疗师体位同上，治疗师提前告诉患者要推的方向让患者有心理准备，待患者适应后，治疗师可在患者没有心理防备的情况下对患者施加外力，让患者自主恢复到原来位置，提高患者的平衡及协调能力。治疗师的力量可根据患者身体情况进行调整，动作由睁眼到闭眼。

（3）自动态平衡训练　患者与治疗师体位同上，治疗师通过口令引导患者身体左右前后晃动及身体的旋转动作，患者自行恢复到原来位置。必要时治疗师可少量辅助。动作由睁眼到闭眼。

6. 站立位平衡

（1）静态平衡训练　患者站立位，双脚分开与肩同宽，治疗师站立于患者体侧进行保护，治疗师帮助患者调整好姿势，让患者保持姿势，当患者出现失衡时，治疗师通过刺激患者肌肉提醒患者恢复原位。动作由睁眼到闭眼。双脚分开的距离由大到小。

（2）他动态平衡训练　患者与治疗师体位同上，治疗师在体侧轻推患者，通过外力破坏患者平衡后让患者自行恢复到原位置，提高患者平衡能力。动作由睁眼到闭眼，双脚间距由大到小。由双腿站立到单腿站立逐渐增加难度。

（3）自动态平衡训练　患者与治疗师体位同上，可让患者家属站在患者对面与患者进行抛接球游戏，提高患者平衡能力及身体的协调性。由睁眼到闭眼，双脚间距由大到小。

（六）协调功能训练

协调性是正常运动的最重要组成部分，也是体现运动控制的有力指标。协调功能训练主要协调各组肌群的收缩与放松。动作过程是否准确流畅取决于肌群在速度、幅度和力量等方面的密切协调，同时体现神经系统在不同时间内对各组肌肉运动单位的动员数目和冲动频率的控制作用。协调功能与平衡不同，必须集中注意力，且在多种感受器的共同参与下完成。

1. 上肢协调训练　上肢协调训练包括轮替动作的练习和定位的方向性动作练习。

（1）轮替动作　上肢的轮替动作练习主要根据关节的活动方向进行。

①双上肢交替上举：患者将左、右侧上肢交替举过头顶高度，手臂尽量保持伸直，并逐渐加快练习的速度。

②双上肢交替摸肩上举：左、右侧上肢交替屈肘，摸同侧肩，然后上举，并逐渐加快练习的速度。

③双上肢交替前伸：上肢交替向前伸展，要前伸至水平位，并逐渐加快速度。

④交替屈肘：双上肢起始位为解剖位，然后左、右侧交替屈肘，手拍同侧肩部。逐渐加快动作速度。

⑤前臂旋前、旋后：肩关节前屈90°，肘伸直，左右侧同时进行前臂旋前、旋后的练习。或一侧练习一定时间，再换另一侧练习，逐渐加快练习速度。

⑥腕屈伸：双侧同时进行腕屈伸练习，或一侧练习一定时间，再换另一侧练习，逐渐加快练习速度。

⑦双手交替掌心拍掌背：双手放于胸前，左手掌心拍右手掌背，然后右手掌心拍左手掌背，如此交替进行，逐渐加快练习速度。

（2）方向性动作　上肢的方向性动作训练主要包括：

①指鼻练习：左、右侧交替以示指指鼻，或一侧以示指指鼻，反复练习一定时间，再换另一侧练习，逐渐加快练习速度。

②对指练习：双手相应的手指互相触碰，由拇指到小指交替进行，或左手的拇指分别与其余四个手指进行对指，练习一定时间，再换右手，或双手同时练习。以上练习同样要逐渐加快速度。

③指敲桌面：双手同时以五个手指交替敲击桌面，或一侧练习一定时间，再换另一侧练习，逐渐加快练习速度。

④其他：画画，下跳棋等，或使用套圈板、木插板进行作业治疗。

2. 下肢协调训练　下肢协调训练包括轮替动作的练习和定位的方向性训练。

（1）轮替动作　主要包括：

①交替屈髋：仰卧于床上，膝关节伸直，左右侧交替屈髋至90°，逐渐加快速度。

②交替伸膝：坐于床边，小腿自然下垂，左右侧交替伸膝，逐渐加快练习速度。

③坐位交替踏步：坐位时左右侧交替踏步，逐渐加快练习速度。

④拍地练习：足跟触地，脚尖抬起做拍地动作，可以双脚同时或分别做，逐渐加快练习速度。

（2）整体动作练习 主要包括：

①原地踏步走：踏步的同时双上肢交替摆臂，逐渐加快练习速度。

②原地高抬腿跑：高抬腿跑的同时双上肢交替摆臂，逐渐加快练习速度。

③其他：跳绳、踢毽子等。

（七）水中运动康复疗法

水中运动康复疗法是利用水的特性使患者在水中进行运动训练，以治疗运动功能障碍的一种康复疗法。近年来，水中运动疗法的应用发展较快，常用于治疗关节功能障碍、肢体弛缓性瘫痪、骨折后遗症、软组织损伤以及其他一些运动功能障碍性疾患。水中运动与地面上所采用的那些运动疗法比较，既有相似，又有不同，这是由两种媒质物理性质的差异所决定的。当身体的全部或部分浸入水中时，不论姿势如何，都会有一个向上的推动力即浮力。对身体而言，在水中还有一个向下的力即重力。人体借助于充气物体的浮力辅助支撑，可在水中浮起，进行各种运动训练。这是水中运动经常采用的方法。如肢体沿浮力的方向运动，因受到水中浮力的辅助，则变得容易；反之如逆着浮力的方向运动，则相当于对抗浮力形成的阻力，而变得较难。因此可利用水的浮力进行辅助或抗阻训练。

（八）医疗体操

医疗体操是体育的一个组成部分，也是一种应用运动来健身治病的方法。早在原始社会，人们在同大自然做斗争的过程中，就逐渐积累了用运动手段防治疾病的经验。现代体育手段以数百种计，按其目的和任务来分，可分成健身类、健美类、娱乐类和竞技类。其中的健身类目的是健身、康复和治疗疾病，常称为医疗体育，属于运动疗法。医疗体操历来是体操中的一部分，也是医疗体育的重要内容。

二、物理康复疗法

（一）电疗法

应用电流治疗疾病的方法称为电疗法。根据所采用电流频率的不同分为低频、中频、高频三大类，还有直流电疗法。

1. 低频电疗法 频率在 0~1000Hz 之间，应用较多的有神经肌肉电刺激，包括经皮电神经刺激和功能性电刺激。用于治疗肌肉萎缩、失神经支配、急慢性疼痛等疾病。应根据不同的治疗需求选择不同频率的低频电治疗。

低频电疗法的操作：①治疗前向患者解释治疗中出现的应有的感觉。②将电极用生理盐水浸湿的纱布包好，在损害部位的上下两端或两侧固定。③打开电源，缓慢调节电流输出强度，同时观察患者反应，直至到患者能耐受舒适为宜。④治疗持续 20~30 分钟，每日

1~2次，10次为1疗程。治疗结束，将电流调至"0"，关闭开关，取下电极。

2. 中频电疗法　频率在1~100kHz之间，主要有等幅中频电疗法、干扰电疗法、调制中频电疗法等，具有促进局部血液循环、镇痛、消炎、软化瘢痕、松解粘连等作用。

中频电疗法的操作：①治疗前向患者解释治疗中出现的应有的感觉。②将电极用生理盐水浸湿的纱布包好，在损害部位的上下两端或两侧固定。③打开电源，缓慢调节电流输出强度，同时观察患者反应，直到患者能耐受舒适为宜。④治疗持续20~30分钟，每日1~2次，10次为1疗程。治疗结束，将电流调至"0"，关闭开关，取下电极。

3. 高频电疗法　频率在100kHz~300GHz之间，主要有短波疗法、超短波疗法、微波疗法等。

高频电疗法的操作：①治疗前向患者解释治疗中出现的应有的感觉。②将电极用生理盐水浸湿的纱布包好，在损害部位的上下两端或两侧固定。③打开电源，缓慢调节电流输出强度，同时观察患者反应，直到患者能耐受舒适为宜。④治疗持续20~30分钟，每日1~2次，10次为1疗程。治疗结束，将电流调至"0"，关闭开关，取下电极。

4. 直流电疗法　直流电是一种方向固定、强度不随时间变化的电流。这种电流作用于人体引起一系列的物理化学反应，使机体产生相应的生理作用与治疗作用。不同部位的治疗方法也不同，在社区康复中常用的方法有：①额–枕法：两个6cm×10cm的电极分别置于额部和枕部，电流为3~6mA，15~20分钟/次。②肩关节治疗法：取两个6cm×8cm的电极对置于肩关节前面和后面，电流量为5~8mA，15~30分钟/次。

（二）光疗法

应用人工光源或日光辐射治疗疾病的方法称为光疗法。临床上常用的光疗法有红外线疗法、可见光疗法、紫外线疗法和激光疗法。

（三）超声波疗法

超声波是指频率在20kHz以上的声波，应用超声波作用于人体以达到治疗疾病目的的物理治疗方法称作超声波疗法，一般常用频率为800~1000kHz。

治疗步骤：涂耦合剂，声头轻压治疗部位。常用剂量：$0.1~0.5W/cm^2$，其最大量约为移动法的1/3；每次治疗时间3~5分钟；治疗时注意观察，避免过热灼伤皮肤。

（四）磁疗法

磁疗法是一种将磁场作用于人体以治疗疾病的方法，包括静磁场法和动磁场法。临床上多用脉冲磁场，即用脉冲电流通入电磁铁线圈所产生各种形状的脉冲磁场，如各种磁场机所产生的磁场，其频率、波形和峰值可根据需要进行调节。

（五）水疗法

水疗法是应用水治疗疾病的一种方法，一般有水中运动疗法、水浴疗法、擦浴、湿布包裹。本法适用于骨折后遗症、骨关节炎、强直性脊柱炎、类风湿性关节炎、不完全性脊髓损伤、肌营养不良、脑卒中偏瘫、颅脑外伤偏瘫、肩手综合征、小儿脑瘫、共济失调、帕金森病等。

（六）生物反馈疗法

反馈技术是指将控制系统的输出信号以某种方式返输回控制系统，以调节控制系统的方法。反馈控制技术常用于工程和电子技术方面，将反馈技术用于生物和医学的疗法称为"生物反馈疗法"。

（七）牵引疗法

通过机械或手法的方式，利用力学原理牵拉关节，改善或增加关节活动范围，缓解疼痛或痉挛的治疗方法称为牵引疗法。一般运用的是颈椎牵引、腰椎牵引、四肢关节牵引。比如颈椎牵引可以使用坐位颌枕带牵引，也可徒手牵引，适用于各型颈椎病。腰椎牵引可用骨盆重锤牵引、斜位自重牵引、电动骨盆牵引、三维多功能牵引、徒手牵引等。

（八）其他物理因子疗法

1. 石蜡疗法　用加热后的石蜡治疗疾病的方法称为石蜡疗法，常用的有蜡饼法、浸蜡法等。

2. 低温疗法　利用低温治疗疾病的方法称为低温疗法，一般利用低于体温与周围空气温度，但在0℃以上的低温治疗疾病。

3. 压力疗法　在身体病患部位的外部施加压力以治疗疾病的方法称为压力疗法，治疗时采用压力绷带、压力衣等。

三、作业康复疗法

作业康复疗法是让人们通过具有某种目的性的作业和活动，来促进其健康生活的一种康复保健方法。其目的是恢复、提高、维持日常生活能力，防治障碍，调动被治疗者积极地参与。

（一）作业康复疗法的基本内容、分类

1. 基本内容　①个人日常生活活动；②家务活动训练；③工艺制作训练；④辅助具配制和使用训练；⑤假肢使用训练；⑥园艺文娱训练；⑦就业前职业技能训练。

2. 按实际要求分类　①维持日常生活所必需的基本作业；②能创造价值的作业活动；③消遣性作业活动或文娱活动；④教育性作业活动；⑤矫形器和假肢训练。

（二）作业康复疗法的作用

作业康复疗法的作用主要有改善躯体功能、改善认知功能、提高生活自理能力、改善心理状态、提高职业技能、改造生活和工作环境，恢复正常生活和工作。

（三）常用的改善躯体功能的作业方法

1. 肩外展内收　粉刷、拉琴、书法。

2. 前臂旋前旋后　拧螺帽、拧龙头。

3. 手指关节活动　捡豆子、插钉、编织。

4. 髋膝伸屈　上下楼、踏自行车。

5. 肩肘伸屈　擀筒、刨木、锯木。

6. 踝伸屈　脚踏板、踏自行车。

（四）常用作业治疗术

1. 运动技能训练　改善肌力（推磨砂板、扔沙包、悬挂重物挂件）、调整肌张力（神经肌肉促进技术、模拟性 ADL、有韵律或节奏的活动）、改善关节活动度（自助性活动、推磨砂板、悬挂重物挂件、擦洗玻璃或墙壁）、协调与平衡（跳高够物、跳舞、打节拍、抛接物、转球、老鹰捉小鸡）。

2. 日常生活活动（ADL）能力训练

（1）基本　穿衣、进食、洗漱、转移、如厕、沐浴、步行、上下楼梯等。

（2）家务　备餐、清洗衣物、家居清洁、购物、使用家用电器。

（3）社区　交通用具（巴士、的士、地铁、飞机、轮船）及公共设施（邮局、超市、银行）的使用。

（五）生产性活动

1. 模拟工厂　金工、木工、纺织、缝纫、制陶、印刷等。

2. 就业前训练　文书、计算机操作、电器装配与维修等。此项目需考虑患者性别、年龄、兴趣、技能、特长、目前的功能状况、就业的可能性，以及回归原工作的可能性或可能从事的职业等因素。

（六）娱乐活动

娱乐活动包括所有能产生新奇、愉快、高兴等情绪，并对日常生活与工作不产生不良影响的活动。娱乐活动具有强壮身体、愉悦心情、改善社交能力与人际关系（参与、合作）的康复作用。常见娱乐方式有：球类活动、聊天、书法、绘画、园艺、手工艺、治疗性游戏（下棋、打牌、电脑游戏）等。

四、言语康复疗法

1. 言语康复的治疗和训练　是言语治疗的核心，包括言语理解的训练、口语的表达训练、阅读训练、书写的训练、构音运动训练、语言清晰度的训练、言语交流替代系统的应用训练、与语言相关的基础概念和认知训练等言语训练。

2. 言语康复的健康指导　主要包括对患者的家属进行指导。面对重度言语障碍的成人患者时，首先要对患者的家属在训练方法以及如何与患者沟通方面进行指导。对中度和轻度的成人患者，可以直接对本人进行指导，使他们能充分配合治疗师的训练。对重度言语障碍的患儿的父母进行指导和必要的培训。对口吃的儿童就读的学校老师进行指导。

3.言语康复的手法介入　对一些言语障碍的患者可以利用传统医学的手法帮助改善与言语产生有关的运动功能受限，此方法适用于运动性构音障碍，特别是重症患者。

4.言语康复的辅助具　为了补偿功能受限，有时需要装配辅助具，如重度运动性构音障碍腭咽肌闭合不全时，可以给患者带上腭托，以改善鼻音化构音。

5.言语康复的替代方式　当重度言语障碍很难达到正常的交流水平时，就要考虑使用替代交流方式，如手势、交流板和言语交流器等。

6.言语康复的训练方法

（1）松弛训练　通过缓解肢体的肌紧张可以使咽喉部肌群也相应地放松。也包括特别挑选出来的用于肩部、颈部、声部带和构音器官的一系列放松运动。

（2）呼吸训练　建立规则的可控制的呼吸，能为发声、发声动作和节奏练习打下坚实的基础。呼吸训练课采取的体位有：①仰卧位平静呼吸；②过渡状态平静呼吸；③坐位平静呼吸；④站立位平静呼吸等。

（3）下颌、舌、唇的训练　当出现下颌下垂或者偏移而使口不能闭合时，可以用手拍打下颌中央部位和颞颌关节附近的皮肤，促进口的闭合，防止下颌前伸。也可以利用下颌反射的方法帮助下颌上抬。多数患者都有不同程度的口唇运动障碍，导致发音歪曲或置换成其他音，应训练唇的张开、闭合、前突、后缩运动。另外也要训练舌的前伸、后缩、上举和侧方运动及舌肌力量等。

（4）语音训练　①由构音器官的自发运动引发自主运动，言语治疗师画出口形图，告诉患者舌、唇、齿的位置以及气流的方向和大小，以纠正口颜面失用。②嘱患者模仿治疗师发音，包括汉语拼音的声母、韵母和四声。原则为先发元音，如"a""u"，然后发辅音，先由双唇音开始如"b""p""m"，能发这些音后，将已学会的辅音与元音结合，如"ba""pa""ma""fa"，熟练掌握以后，采取元音＋辅音＋元音的形式继续训练，最后过渡到训练单词和句子。

（5）减慢言语速度训练　利用节拍器控制言语速度，由慢开始逐渐加快，患者随节拍发音可以明显增加言语清晰度。

（6）克服鼻音化训练　可采用引导气流通过口腔的方法进行训练，如吹蜡烛，吹喇叭，吹哨子等。也可采取"推撑"疗法：让患者两手掌放在桌面上向下推，或两手掌放在桌面下向上推，在用力的同时发"啊"音，可以促进腭肌收缩上抬。另外发舌根音"卡"也可以用来加强软腭肌力，促进腭咽闭合。

（7）韵律训练　可借助电子琴等乐器让患者随音的变化训练音调和音量；借助节拍器

让患者随节奏发音，纠正节律。

（8）音节折指法训练　患者每发一个音，健侧一个手指掌屈，音速与屈指速度一致。使患者通过自身的本体感觉及视觉建立起比较好的反馈通路，改善说话的方式，实现自主控制说话，提高说话的清晰度。

五、中医康复疗法

（一）中医适宜技术康复

在社区康复中，传统疗法是我国几千年来传承下来的治疗方法，传统疗法中的中医适宜技术具有简便廉验的特点，其中常用的有以下几种：

1. 拔罐　是以罐为工具，用燃火、抽气等方法造成罐内负压，使之吸着于施术部位，通过负压、温热等作用治疗疾病的方法。操作上，一般常用玻璃罐，用镊子夹住浸有95%酒精的棉团，点燃后在罐内中部绕1~2圈，迅速退出，并将玻璃罐迅速拔在施术部位。施术者可以选择留罐10~15分钟后将罐子起下；也可以选择走罐，即拔罐时先在所拔部位的皮肤或罐口上涂一层凡士林等润滑剂，再将罐拔住，施术者用右手握住罐子向需要拔的部位往返推动，至所拔部位的皮肤红润、充血，甚至瘀血时，将罐子取下。

禁忌证：①急性严重疾病、慢性全身虚弱性疾病及接触性传染病。②有血小板减少性紫癜、白血病、血友病等出血性疾病者不宜。③急性外伤性骨折、严重水肿。④精神分裂症、抽搐、高度神经质及不合作者。⑤皮肤高度过敏、传染性皮肤病，以及皮肤肿瘤部、皮肤糜烂部。⑥心尖区、体表大动脉搏动部及静脉曲张部。⑦妊娠妇女的腹部、腰骶部、乳房部、前后阴部。⑧眼、耳、口、鼻等五官孔窍部。⑨精神紧张、疲劳、饮酒后，以及过饥、过饱、烦渴时。

2. 推拿　运用手法或借助一定的器具以力的形式作用于患者体表经络、穴位或特定的部位，对患者起到治疗康复作用，具有调整脏腑、疏通经络、行气活血、理筋整复、滑利关节的作用。常用手法可以分为松动类手法（抖、摇、揉、擦、搓、拿、滚、拔伸法）、兴奋类手法（拍、捏、拨、推法）和镇静类手法（抹、理、按、点）。

禁忌证：①未经诊断明确的各种急性脊柱损伤或伴有脊髓症状的患者。②由结核菌、化脓菌所引起的运动器官病症不宜进行推拿治疗，如骨结核、化脓性关节炎。③各种骨折及严重的老年性骨质疏松病患者。④严重的心、肺、脑病患者。⑤体质虚弱，身体承受不起手法的患者。⑥部分肿瘤患者不宜在发病部位进行推拿治疗。⑦各种急性传染病及胃、十二指肠溃疡急性出血期不宜。⑧有出血病倾向或血液病的患者，推拿有可能加剧局部组织内出血。⑨推拿部位有皮肤病损害、烧伤、烫伤处不宜进行推拿治疗。⑩妊娠3个月以上的妇女的腰腹部、髋部不宜进行推拿治疗。

3. 灸法　指用艾绒或其他药物放置在腧穴或病变部位上烧灼、熏熨，借灸火的温和热以及药物的作用，通过体表经络传导，起到温通气血、扶正祛邪等作用，从而改善功能障碍的一种外治法。操作上，常用艾炷放在穴位上施灸；艾条灸即用艾绒制成艾条进行施灸的方法，有温和灸、雀啄灸、回旋灸三种。

（1）温和灸　点燃艾条一端，距穴位皮肤2~3cm熏烤，每穴灸10~15分钟，使局部有温热感而无灼痛为宜。此法应用广泛。

（2）雀啄灸　点燃艾条一端，对准施灸部位的皮肤并不固定在一定的距离，而是如鸟雀啄食一样，一上一下地移动来施灸。

（3）回旋灸　点燃艾条一端，与施灸皮肤虽然保持一定的距离，但位置并不是固定的，而是均匀地向左向右移动或反复地旋转施灸。

禁忌证：①颜面五官、阴部、有大血管分布部位不宜。②妊娠期妇女的腹部、腰骶部，睾丸、阴部、乳头不宜。③关节活动处不能施瘢痕灸。④高热、抽搐或极度衰弱者不宜。

4.药浴技术　在中医中，药浴法是外治法之一，即用药液或含有药液的水洗浴全身或局部的一种方法。其形式多种多样：全身浴分为"泡浴"和"淋洗浴"，俗称"药水澡"；局部洗浴又有"烫洗""熏洗""坐浴""足浴"等，尤其烫洗最为常用。药浴用药与内服药一样，亦需遵循处方原则，辨病辨证，谨慎选药，同时根据各自的体质、时间、地点、病情等因素，选用不同的方药，各司其属。煎药和洗浴的具体方法也有讲究：将药物粉碎后用纱布包好（或直接把药物放在锅内加水煎取亦可）。制作时，加清水适量，浸泡20分钟，然后再煮30分钟，将药液倒进浴盆内，待温度适度时即可洗浴。在洗浴中，有先熏后浴之熏洗法，也有边擦边浴之擦浴法。

禁忌证：严重心衰、严重肺功能不全、心肌梗死、冠心病、主动脉瘤、动脉硬化、高血压患者、有出血倾向者、严重皮肤破溃者禁用。

5.刮痧技术　是用刮痧板蘸刮痧油反复刮动，摩擦患者某处皮肤，以治疗疾病的一种方法。通过刮痧器具刮拭经络穴位，进行良性刺激，可改善局部微循环，祛除邪气，疏通经络，舒筋理气，祛风散寒，清热除湿，活血化瘀，消肿止痛，以增强机体自身潜在的抗病能力和免疫机能，从而达到扶正祛邪、防病治病的作用。

禁忌证：①孕妇的腹部、腰骶部，妇女的乳头禁刮。②白血病、血小板少者慎刮。③心脏病出现心力衰竭者，肾功能衰竭者，肝硬化腹水、全身重度浮肿者禁刮。④下肢静脉曲张，刮拭方向应从下向上刮，用轻手法。⑤凡刮治部位的皮肤有溃烂、损伤、炎症都不宜刮。⑥大病初愈、重病、气虚血亏及饱食、饥饿状态下也不宜刮痧。

（二）中医传统体育康复

中医传统体育康复，是我国古代劳动人民在长期与衰老及疾病做斗争的实践过程中，逐渐认识、创造和总结的自我身心锻炼的健身功法，具有显著疗效，十分适宜在社区康复中推广与使用。

1.太极拳　太极拳含蓄内敛、连绵不断、以柔克刚、急缓相间、行云流水的拳术风格，使习练者的意、气、形、神逐渐趋于圆融一体的至高境界，具有改善神经系统、提高呼吸质量、改善脏腑功能、增强肢体活动、疏通经络隧道的作用。传统太极拳门派较多，动作繁杂，普通练习者可尝试国家体育总局编撰的24式简化太极拳，简见图3-1。

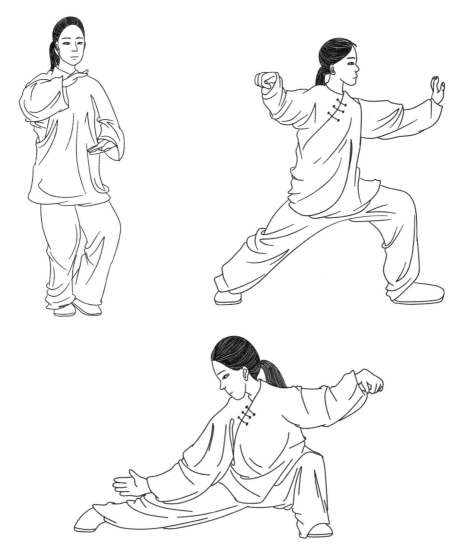

图3-1　太极拳

2.八段锦　八段锦只有8个动作，姿势优美、结构简练、传承悠久，经常练习可柔筋健骨、养气壮力、行气活血、调和脏腑。

动作：两手托天理三焦，左右开弓似射雕，调理脾胃须单举，五劳七伤往后瞧，摇头摆尾去心火，两手攀足固肾腰，攒拳怒目增气力，背后七颠百病消。简见图3-2。

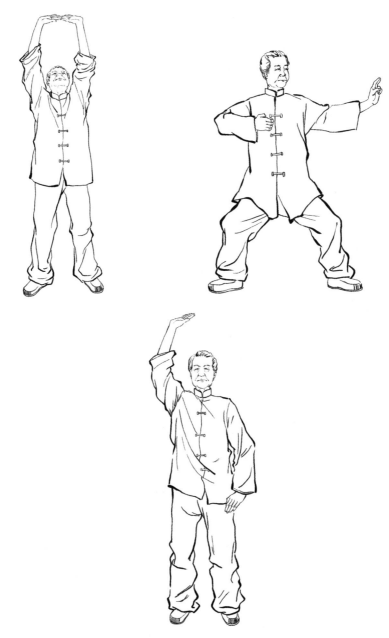

图 3-2 八段锦

3.五禽戏 是以肢体运动为主，辅以呼吸吐纳与意念配合的导引类功法，它是模仿虎、鹿、熊、猿、鸟等动作而创编成的气功功法。简见图 3-3。

①虎戏：具有练形练气的双重功效。能外在练筋骨的同时增强人体内气，对人体精、气、神、筋、骨、髓均有一定的锻炼作用，又能扩张肺气，健腰补肾，调节中枢神经，对防治神经衰弱、老慢支等疾病疗效显著。

②鹿戏：具有能充分伸展与锻炼脊柱，起到舒展筋脉、通调督脉的功效，又能通过挤压按摩内腑，对心血管等疾病有较好疗效。

③熊戏：具有舒肝理气，增强脾胃、肝肾及四肢关节活动的功能。对体虚脾弱、慢性胃炎、高血压、胃溃疡、便秘、胃下垂，肾虚腰痛等有一定的治疗作用。

④猿戏：具有固纳肾气、运行气血、滑利关节的效果，又能调节全身的神经系统，增加神经系统的协调性。

⑤鸟戏：具有疏肝养血、升清降浊的作用，又能调节心肺、脾胃的功能，对高血压、糖尿病、忧郁焦虑、胆囊炎等疾病具有一定疗效。

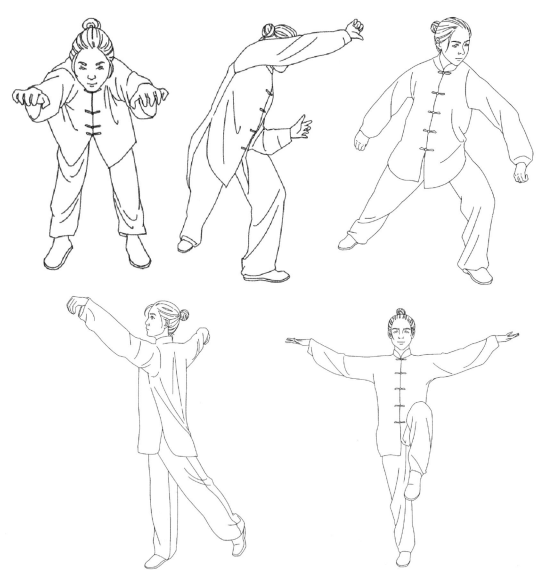

图 3-3 五禽戏

4. **气功疗法**　气功是根据一定的程序经过长期反复的锻炼，达到自我放松、入静，以调理气血阴阳、强身健体的锻炼方法，用于医疗领域即称为气功疗法。

气功可增强人体的生理及心理机能，提高免疫力，防病治病，延年益寿；气功可提升人们的心性，提高人们的道德水平，对稳定社会，促进人类精神文明建设具有积极的意义；气功可开发人类智慧，加快发明创造的步伐。

气功的功法种类很多，按练功时肢体是否运动可分为静功、动功和动静功三种。肢体不运动的功法称静功，静功有松静功、内养功、强壮功等。肢体运动的功法称动功，动功有太极拳、五禽戏、八段锦等。动静功是将静功和动功有机地结合起来，或先静后动，或先动后静。按练功时的身体姿势来分，可分为卧功、坐功、站功和活步功四种。不论何种功法，练功时要进行三调：即调意、调身和调息。

调意即调理自己的意念，也就是训练涌现在头脑中的思想和念头。一般地把它限制在一个简单的词（如"松"）或数字（如"一"）上，并把它固定在想象中的身体某一部位上，如两眉间的"上丹田"，脐下 1.5 寸的"下丹田"，这就称为"意守"，意守的目的是为了入静。要做到真正的入静，即排除各种内外干扰，头脑里什么也不想，没有什么念头，身心处于完全放松的状态，是很不容易的。这是一个主动的抑制过程，需要反复锻炼，付出很大的努力才能达到这种心静如水、物我两忘的境界。

调身即调整自己身体的姿势。由于功法不同，要求身体的姿势也各异。不论何种姿势，都要使自己的头颈、躯干、四肢肌肉和关节处在一个相当松软柔和的状态，从而辅助入静。

调息即调节自己的呼吸，有意识地进行一呼一吸的训练，延长吸气或呼气的时间，尽量使呼吸平静深长，绵绵不断，从而增强内脏功能。

在各种功法中，虽然三调各有侧重，但调身、调息都离不开调意的指导，所以调意是主要的。然而在练功中，为了迅速获得效果，常从较易掌握的调身入手，训练身体的姿势或动作。这一训练虽然需要用意念来指导，但随着身体各部分的放松或动作自如，意念的指导作用也随之减少。在调身的同时也可进行调息，也就是以意领气，将自然呼吸逐步转为均匀的，缓慢的腹式呼吸。练习到一定程度以意领气的作用也逐步减少，此时即可有目的地进行调意，从意守某一部位到万念俱寂，进入深度的入静状态。气功练到意念、姿势（有时是动作）和呼吸三者高度密切协调，自我与外界浑然一体，就能取得较好的治疗效果。

项目三 心理康复

一、概述

心理康复是运用系统的心理学理论与方法，对康复对象出现的一系列心理问题、心理障碍实施心理干预，以提高其心理健康水平。心理康复内涵有两方面：第一，心理康复是指所用的方法和技术，采用的是心理或非躯体的康复手段；第二，心理康复是指康复的目标，主要是心理功能的恢复和改善。

在心理康复治疗中，我们需要区分清楚不同层次的心理社会功能。例如个人心理功能方面，包括言语、记忆、注意、定向、思维、逻辑、推理、执行等；在个人生活功能方面，包括吃饭、穿衣、个人卫生管理、如厕等；在操作性生活功能方面，主要包括备餐、购物、通信工具使用、公共交通工具使用等；社会功能方面，主要包括工作、学习、社会交往、休闲娱乐等。

随着社会的发展和人们对健康观念的转变，心理康复工作已逐步被人们所接受，而且也从医疗卫生机构走向了社区和家庭。心理康复帮助病、伤、残患者恢复其躯体功能，克服身体、心理障碍，以健康的心理状态参与到现实社会生活中。因此，根据开展心理康复工作的环境的不同，将其分为社区心理康复和家庭心理康复。

（一）社区心理康复

社区心理康复指启用和开发社区的各项资源，将患者及其家庭和社区视为一个整体，对患者的心理康复与预防所采取的一系列措施。由于残疾者的康复将伴随其一生，其在社区康复过程及生活中也会随之出现一些心理问题，所以当康复患者回归家庭和社区后，心理的康复就显得非常重要，此时应充分发挥社区中康复相关人员的作用，在患者出现心理问题的时候，及时给予必要的支持和帮助。在进行心理干预的同时再通过药物、辅助器械和功能锻炼促进患者全面恢复，缩短患者康复时间，使其真正意义上地回归家庭，回归社会。

社区心理康复的主要内容如下：

1.对残疾患者进行心理评估　通过系统培训的社区康复工作者，在心理医生的指导下，运用心理学的理论和方法，对残疾患者的心理品质和水平做出初步评定，通过观察、面谈、评估及心理测试等对残疾患者心理现象做全面、系统、深入的客观评估。

2.为残疾患者开展认知和心理辅导　在社区中常用的有认知辅导和心理辅导。认知辅导是指社区康复工作者能够给予残疾患者同情，准确把握其内心感受和需求，并让家人、亲友与残疾患者共同分担其情绪、情感问题；对生活不能自理、情绪低落、悲观厌世的残疾患者给予宣泄情绪的机会，并用患相同疾病恢复的成功例子鼓励患者对康复训练充满信心，积极主动地参与训练，提高治疗效果；心理辅导的重点是社区康复工作者通过表现自己的真诚、关切、尊重、善解人意等，与患者建立良好的治疗关系，让残疾患者畅所欲言，康复相关人员适当予以疏导，以达患者心理康复的目标。

3.改善患者的生活环境　改善环境主要是指改善与患者有关的社会环境，也就是患者的人际关系环境。由于疾病导致认知和情感方面出现障碍，许多患者则对周围的人际关系更加敏感，特别在乎他人的态度。而家人由于长期照顾患者等因素，心情也会受到影响。因此，家庭成员之间容易出现一些矛盾，若这些矛盾不解决，则会影响心理治疗的效果。所以，治疗师开展工作之前，应寻求家属和周围其他人对患者心理上的支持，帮助患者与家属进行有效的沟通，教给患者一些社会交往的技巧。但是需要注意的是，不能过分牺牲家属的利益而迁就患者，否则适得其反。

4.营造和谐的社区心理环境　当患者回归家庭与社会后，将长期生活在社区大家庭中，因此社区心理环境对残疾者的支持非常重要。社区康复工作者要做好康复知识的普及工作，在社区中开展各项有针对性的治疗和预防工作，防止患者病情恶化或残疾增加，帮助患者走出家门，积极参与社会交往，提高生活质量。

（二）家庭心理康复

家庭心理康复是将家庭作为一个整体进行心理治疗，治疗者通过与家庭中全体成员有目的地接触与交谈，促使家庭关系及观念发生变化，并通过家庭成员影响患者，使之症状减轻或消除，促进其康复。

家庭心理康复属于广义的集体心理治疗范畴，现在家庭心理康复对心理障碍的预防、治疗与康复都有很好的疗效，已成为非常普遍的治疗手段。由于传统文化因素的影响及客观条件的限制，家庭成为患者治疗和康复的主要环境，与其他康复方式相比，由于家庭成员在治疗中担负了更大的责任，发挥了更大的作用，所以家庭治疗效果更明显。

常用的家庭心理康复治疗方法包括：

1.一般性家庭治疗　此为应用最普遍的一种方法，理论依据为普通常识性家庭心理学，治疗过程是治疗师与患者和家属一起讨论目前存在的主要问题，并观察家庭成员间的互动关系，然后给予适当的解释和指导，帮助患者适应性调整家庭人际关系和交流方式。

2.动力性家庭治疗　基于心理分析理论，认为家庭当前的问题起源于各成员早年的体验，社区康复工作者的任务是发掘治疗对象的无意识的观念和情感，与当前家庭中行为问题联系，分析深层心理及动机，促使相互了解，以改善情感表达，达到心理成长。

3.交流性和系统性家庭治疗　治疗者认为家庭问题的发生与家庭中的规矩、对谁来制订规矩的意见及家庭中的不良人际关系有关，治疗的任务是揭示这些家庭规矩，并帮助家庭共同改变这些规矩，以改善和促进家庭成员间的交流。

4.行为性家庭治疗　此治疗认为，家庭问题的发生是由于家庭成员持续地、不合适地、不明智地强化使问题行为形成、巩固和加重，或者是良好的适应性行为因为没有得到家庭的鼓励而不能建立或逐渐消退。社区康复工作者的任务是帮助家庭成员共同确定哪些是他们欢迎的适应性行为，然后帮助他们形成合适的家庭强化系统。

（三）社区康复患者常见的心理问题

1.认知障碍　认知障碍指与学习记忆及思维判断有关的大脑高级智能加工过程出现异常从而引起严重的学习、记忆障碍，同时伴有失语、失行、失认等改变的病理过程。康复患者常出现的认知障碍问题包括以下六个方面。

（1）否认　指在潜意识中拒绝接受现实。它是指个体对已经发生的但又不愿意接受的不愉快事件加以否定，以逃避心理上的痛苦。否认可使其暂时避免心理上的痛苦。但过度否认使其不能准确地了解和接受现实。患者对疾病的反应表现为轻度抑郁或心境平和，甚至具有让人难以理解的欣快。此时，可进行康复训练，但效果并不理想。

（2）退行　是指个体在遇到挫折和应激时，心理活动退回到较早年龄阶段的水平，以原始、幼稚的方式应付当前情景。主要表现为过分强调自己的患者身份，变得被动、顺从、依赖，情感变得脆弱甚至幼稚。此时患者归属和爱的需要增加，希望得到更多的关注，否则就会感到孤独。在康复过程中，此类患者不重视自我调节和自我训练，阻碍其发挥主观能动性，不利于早日康复。

（3）偏见　多见于文化水平较低、缺乏医疗卫生知识的人群。受传统观念或错误传媒的影响，患者容易做出许多愚昧的、不利于康复的行为。

（4）偏信　是指由于偏见等原因，患者或家属不相信治疗师的科学指导，反而对江湖医生或骗子深信不疑，结果上当受骗，耽误了康复治疗。

（5）固执　患者受人格特点或偏见的影响，坚持己见，自以为是，对医护人员及家属百般挑剔，干扰康复治疗过程，甚至打乱康复计划。治疗师一旦违背其意志，患者就大发脾气，不配合治疗。

（6）宿命观　患者患病后，往往有自怜、自责或罪孽感，认为生病是命中注定的，自己应当承受，失去康复的信心与愿望。

2.情感障碍　情感障碍亦称情绪障碍、心境障碍。康复患者的情感障碍主要包括以下五个方面。

（1）焦虑　是康复患者中普遍存在的情绪反应。当焦虑不能忍受时，患者会采用心理防御机制以减轻痛苦。因此消耗患者大量的注意力和能量，导致康复计划不能顺利进行，从而影响康复治疗效果。

（2）自卑　患者病残后虽然大多没有生命危险，但由于必须面对生理、心理和社会功能的缺损，尤其是外在形体的改变，加之社会支持的缺乏和经济、生活方面的压力，可能导致患者的自信心下降，产生自卑感，多数患者觉得前途渺茫。

（3）抑郁　是一种普遍的、衰弱的、长期的情绪反应，对康复效果有较大影响。患者表现为悲观、失望，对前途失去信心，对生活失去兴趣。在医院以及家庭中，对伴有抑郁的患者往往需要更多的看护照顾，而这样的患者对康复训练常表现出较弱的动机。在康复过程中他们很少坚持康复训练，治疗效果较差，因而其生活质量难以达到预期效果。

（4）愤怒　患者得知自己伤残后，表现为怨天尤人、烦躁不安，甚至易怒。有时还伴有攻击行为，攻击他人时表现为破坏性行为，攻击自己时表现为生闷气、压抑。愤怒常伴随认知障碍，如自知力下降、注意狭窄、意识狭隘等。

（5）绝望　指对于所希望的事物或情感不抱任何希望，常伴随自我评价的降低、自卑和抑郁等负性心理体验。部分患者无法接受现实，又没有勇气或能力改变现状，对自己的未来失去信心，因此产生悲哀和沮丧情绪，继而陷入绝望，甚至有轻生的念头和行为。

3.行为障碍　脑损伤或其他脑部疾病后，患者常出现行为问题，主要表现为不适应行为过多和适应的行为过少。

（1）不适应的行为过多　包括冲动性行为、自我中心主义、攻击性言语或行为、乱发脾气等。

（2）适应的行为过少　包括淡漠，缺乏动力，在督促下才能完成活动。

当代的人们由于文化背景不同、心理属性不同、经历的病痛及遭遇不同，人们的心理现象也千变万化，康复工作中我们着重根据不同的心理问题，将选择最新的心理评估与测验进行评定，并采用有效的心理康复技术与方法进行干预。

二、心理评估与测验

（一）心理评估

心理评估是指应用观察法、访谈法和心理测验法等心理学方法所获得的信息，对个体或群体某一心理现象做全面、系统和深入的客观描述。

康复心理评估过程，就是应用心理学的方法与技术来收集康复患者的信息资料，对其心理特征与行为表现进行评定，以确定其性质和水平，并进行分类诊断的过程。康复心理评估的常用方法如下：

1.行为观察法　行为观察法是指在完全自然和接近自然的条件下，对个体可观察的行为进行有目的、有计划的观察记录。其目的是描述患者临床行为表现、评估心理活动、监测行为变化、提供康复依据。观察的要素包括：

（1）内容　主要内容为仪表、身体状况、言谈举止、个性特征、疾病认知、应对方式和应变能力等。

（2）情景　在自然的情况下还是特殊环境下观察。

（3）方式　连续观察、轮换性观察、直接观察、隐蔽性观察。

（4）时间　持续时间和重复次数。

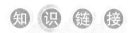 知 识 链 接

行为观察的主要内容

1. 仪表：即穿戴、举止、表情。

2. 身体外观：即胖瘦、高矮、畸形及其他特殊体形。

3. 人际沟通风格：如大方或尴尬、主动或被动、易接触或不易接触。

4. 言语：包括表达能力、流畅性、中肯、简洁、赘述。

5. 动作：如过少、适度、过度、怪异动作、刻板动作。

6. 在交往中表现出的兴趣、爱好、对人对己的态度。

7. 感知、理解和判断能力。

8. 在困难情境中的应付方式。

2. 访谈法　访谈是心理评估收集资料的重要方法，通过访谈既可以了解患者的一般情况和可能存在的问题，建立良好的信任关系，也可以获得其他途径无法得到的信息。

（1）内容　有关障碍的情况（存在的问题、诱因及结果、之前的治疗等）、家庭背景（社会经济水平、家人健康状况、婚姻状况、家庭成员等）、个人史（既往史、现病史、职业）、其他（自我喜好、幸福或悲伤的记忆、记忆深刻的梦等）。

（2）方式　结构式访谈、半结构式访谈、非结构式访谈。

（3）技巧　耐心倾听、简明扼要的提问、紧扣主题。

3. 调查法　调查法主要包括两个方面：①调查档案、文献资料和被评估者过去经历等。②主要围绕与残疾者当前问题有关的内容进行调查。调查的对象包括被评估者本人及与其有联系的人群，如同学、同事、父母、亲友、老师、领导、朋友、子女、邻居、兄弟姐妹等。调查选用一般访问和问卷调查的形式进行。调查法得到的结果广泛而全面，可为开展康复工作提供有力依据。

除上述方法外，还可对被评估者生活中所做的事及所做的日记、书信、图画、工艺品等文化性的创作进行分析，通过分析这些作品有效地评估其心理水平和心理状态。

（二）心理测验

心理测验是依据心理学原理和技术，以客观的、标准化的程序对人的心理现象或行为进行数量化的测量和确定的一种技术。心理测验主要分为以下几类：

1. 智力测验　常用的工具有韦克斯勒成人、儿童和学龄前及学龄初期智力量表、比奈－西蒙量表、斯坦福－比奈智力量表、瑞文智力测验、简明精神状态检查及丹佛发育筛选测验等。智力测验分类详细，能够较好地反映个人的智力状况和各个侧面，如治疗对象的常识、计算、抽象概括、注意、记忆、理解、表达、推理、判断和执行等能力。

2. 人格测验　常用的量表有明尼苏达多项人格调查表、洛夏墨迹测验、主题统觉测验、画人测验、视觉运动完形测验、卡特尔16项人格问卷以及文森克人格问卷等。

3. 神经心理学测验　主要包括一些个别能力测验，如感知运动测验、记忆测验、联想思维测验等，还有一些成套测验，主要以H-R神经心理学测验为代表。如Bender格式塔测验、威斯康星卡片分类测验、本顿视觉保持测验、快速神经学甄别测验等。

4. 评定量表　目前在临床和心理卫生工作中，还应用一些评价精神症状及其他方面的评定量表，如90项症状自评量表、抑郁自评量表、焦虑自评量表、综合性医院焦虑抑郁量表、生活事件量表、认知功能量表、生活质量综合评定量表、心身健康调查表、Vineland社会适应量表等。

三、心理康复技术与方法

1. 支持疗法　支持疗法是通过治疗者的疏导、劝解、鼓励、安慰、环境改造和培养兴趣等方法给患者以精神上的支持，帮助其承认残障，渡过心理危机。

2. 行为疗法　行为疗法是以行为学习理论为指导，按照一定的治疗程序消除或纠正人的不良行为的一种心理治疗方法。在康复治疗中，应教给患者新的技能，减少不正常的行为，克服慢性病痛，提高记忆功能。常用的治疗方法有系统脱敏法、厌恶疗法、行为塑造法、代币制疗法、暴露疗法、松弛反应训练、生物反馈治疗、自控法等。

3. 认知疗法　认知疗法是根据认知过程影响情感和行为的理论假设，通过认知和行为技术改变患者不良认知的心理疗法。此疗法的目的就是通过挖掘患者的错误认知，对其加以分析矫正，代之以合理的、现实的认知，从而解除患者的痛苦。

4. 认知行为疗法　又称"理性情绪疗法"，既采用认知心理疗法，又采用了行为治疗的一些方法。认知行为疗法就是在建立良好的医患关系基础上，向患者指出存在的非理性信念，并解释其对情绪困扰的影响，通过辩论的方式，帮助患者以合理的思维方式和信念替代非理性信念，从而解除心理行为障碍。

5. 个人中心疗法　个人中心疗法的基本假设是：只要给患者提供适当的心理环境和气氛，他们就能产生自我理解，改变对自己和他人的看法，产生自我导向行为，并最终达到心理健康的水平。主要技术有：情感回应、情感阐明、治疗者情感表达。这些技术可以减轻患者在治疗情境中的恐惧，帮助他们正视自我，让以前的否定情感显露出来，并开始接纳，同时将这些情感与自我建立联系，及时对自我做出总结。治疗后患者学会信任自己的情感和行为倾向，逐步接受真实自我。

6. 生物反馈治疗　是利用现代电子仪器，将反映患者生理状态的生理信息，如皮肤电阻、肌电、皮肤温度、血压、脉搏等，转化为声、光等反馈信号呈现给患者，让患者根据这些反馈信号来学习调节自己体内自主神经支配的内脏及其他躯体功能，达到防治疾病的目的。这种方法常用于治疗焦虑症、恐惧症及精神紧张有关的心身疾病，如高血压、心律不齐、偏头痛、消化性溃疡、哮喘病、糖尿病等。

7. 家庭疗法　家庭疗法是指将家庭作为一个整体进行心理治疗的方法，治疗师通过与患者家庭中全体成员有规律的接触与交谈，促使家庭发生变化，并通过家庭成员影响患者，使症状减轻或消失。

8. 音乐疗法　音乐治疗是科学系统地运用音乐的特性，通过音乐的特质对人的影响，协助个人在疾病或残障的治疗过程中达到生理、心理、情绪的整合，并通过和谐的节奏，刺激身体神经、肌肉，使人产生愉快的情绪，使患者在疾病治疗过程中身心改变的一种治疗方式。

9. 集体心理治疗　集体心理治疗是在团体中提供心理帮助的一种心理治疗形式。通过团体内人际交互作用，促使患者在互动中通过观察、学习、体验，认识自我，探讨自我，接纳自我，调整和改善与他人的关系，学习新的态度与行为方式，以发展良好的生活适应能力。

项目四　职业能力康复

一、概述

职业能力康复是帮助残疾人重新获得及适应职业的服务过程，包括医学、心理学、社会与职业等内容。职业评定涉及医学、社会、心理学、教育与休闲活动等具有职业意义的项目，通过多种技术的测定可获得专门的职业数据。

职业评定是收集有关职业的、有意义的资料和数据，综合分析和解释这些资料并做出职业取向的决定和康复计划的过程。职业评定的技术有咨询、心理学、职业测验以及工作评估等。职业评定技术和方法的具体应用称为职业测量。

职业测量种类繁多，以问卷测验方式为主要特征，包括倾向、成就、兴趣、人格测验等。典型的职业测量通常采用心理测验，要求被测个体以多项选择方式回答一些问题，有一些是要求写出或口头回应，而另一些则要求进行测试工具的手工操作。

二、职业能力测量与判定的内容

职业能力测量与判定可分为五个方面进行：能力的测验、职业问卷、人格测量、工作模拟评估、就业前评估等。

1.能力测验或才能测验 能力测验或才能测验描述一种综合的能力，可以有助于回答与个体有关的问题，即在某项职业、训练计划或其他情境中所要求具备的能力，也就是在这些情境中掌握技能的潜力。因此，这些测验能够协助预测个人在训练和工作境遇中的满意度和成功机会。能力测验分为一般能力测验、特殊才能测验、社会心理评估和工作行为评估。

（1）一般能力测验 包括体能评估、智能评估等。常用的测验量表有中国版韦氏成人智力量表、修订贝塔测验、瑞文渐进性模型测验等。

体能评估、智能评估是对病残者身体功能的评定，如平衡、协调、感觉、知觉、认知、疼痛、行动能力等的评定，具体内容为肌力、耐力、关节活动度、步态、智力、操作能力、逻辑推理能力、记忆力、综合分析能力、注意力、心肺功能、社会适应能力、组织能力等，看患者能否达到职业要求的基本体力。

（2）特殊才能测验 包含多项才能成套测验、明尼苏达文书测验、综合文书测验、明尼苏达纸板测验、本奈机械理解测验、手工灵巧测验、普杜插板测验等。

（3）社会心理评估 社会心理评估主要是对评估对象的就业意向和处理社会问题的能力进行评估。常采用心理测量的方法，如利用残疾人就业意向调查表、残疾人就业动机调查表等。

（4）工作行为评估 工作行为评估是指利用不同的方法，客观地测试及反映评估对象在工作上的行为表现，也可评估其工作意向及工作上所需的精神状态。加上现场观察，从而评估出评估对象的实际工作行为情况。评估内容包括工作动力、自觉性、守时性、仪表、自信心、服从管理能力、接受批评能力、创造力、承受压力能力等。

2.职业问卷 职业问卷评定患者选择职业的兴趣和价值，此评定获得的资料能解答各种职业的满足感。职业问卷的项目包括：各种工种名称、职业活动、闲暇活动、患者所学的学校专科或擅长的行业、工作中与之交往的人群分类、各种可能源于工作的满足的原始资料。常用的问卷有强烈兴趣问卷、职业评定问卷、库德职业优化记录、明尼苏达重要性问卷和工作价值量表等。

3.人格测量 人格测量范围广泛，包括除能力和技能测验外的几乎所有测量内容。评定的内容包括：态度、价值、气质、需求和更特殊的特质（抑郁、焦虑、动机、克制力）。

人格测量工具的一种类型是自我报告量表，要个体回答有关他们的态度、要求、性格、情感、思维、行为，然后使用等级量化分级。另一种类型是投射技术，使用标准化的、系统的任务。从理论上讲，个体对这些任务做出反应并投射出重要特质。然后观察者在观察个体反应的基础上，推断其人格特质。

还有对患者"需求"的测量工具，如爱德华人格优选表，能验证在不同职业需求满意源方面可能的关系。相似类型的工具可以有助于确定个体在工作和训练境况中对上级管理者和对时间压力可能做出的反应。通过预测在不同境况的这些典型行为，可帮助解答工作调整的满意度。

4. 工作模拟评估　工作模拟评估是指根据工作任务所涉及的身体活动，尽量设计和模仿现实工作中实际的工作任务进行评估，从而判断评估对象能否重返工作岗位及是否存在受伤风险，以指导职业康复服务。工作模拟评估包括三种形式：

（1）器械模拟评估　是应用 BTE 工作模拟器、Lido 工作模拟平台等仪器进行的工作模拟评估。这些模拟训练器利用多种工具配件来模拟大部分工作所需要的动作，并可根据实际工作需要采用不同的阻力进行评估，此类器械需要配备电脑系统，可保存并打印评估报告。

（2）Valpar 工作模拟样本评估　Valpar 工作模拟样本包含 20 多种不同设备，主要用于职业评估和职业训练，可以独立使用或设备间配合使用。该系统可以评估一个人的工作能力是否达到相应工作的要求。

（3）模拟工作场所评估　利用特别设计的不同的工作场所，如搬运工、木工、电工等工作场所，从实际和近似真实的工作环境中评估工人的工作潜能和应付一般工作要求的能力表现。进行该类评估前，应先对患者伤病前工作的环境进行现场探访，向其雇主和同事了解该工作的详细工作任务，并实地了解其工作环境，便于设计更真实的工作场所进行评估。

5. 就业前评估　经过治疗后，服务对象的身体功能和工作能力恢复到了一个稳定的水平，因此职业康复的重点是帮助他们确定重返工作的去向，所以就要进行就业前评估。经过评估，掌握并让服务对象了解自身目前的身体功能和工作能力水平，帮助他们选择与自身能力相适应的工作。

三、职业能力康复技术与方法

（一）职业治疗技术

职业治疗技术包括职业功能训练、工作能力强化训练、现场工作强化训练、职前训练、职业培训。

1. 职业功能训练　职业功能训练是指专门针对工作对身体功能的要求而重建服务对象的神经、肌肉、骨骼功能（肌力、耐力、活动性、柔韧性、运动控制）和心血管耐力等功能的训练。

2. 工作能力强化训练　工作能力强化训练是指通过循序渐进的具有模拟性或真实性的工作活动来逐渐加强患者在心理、生理及情感上的耐受程度，继而提升他们的工作耐力、生产力及就业能力。工作能力强化训练侧重于与实际工作密切相关的劳动和生产能力、安全性、身体耐力、组织和决策能力。工作能力强化训练包括：工作重整与强化、工作模拟训练、工具模拟使用训练、工作行为训练。

3. 现场工作强化训练　通过真实的工作环境及工作任务训练，重新建立受伤工人的工作习惯，提高工人受伤后重新参与工作的能力。现场工作强化训练内容及流程包括：现场工作评估、选择训练设备和空间、实施现场工作强化训练、受伤的管理及预防、工作安置。

4. 职前训练　是在职业康复中后期，治疗师为准备返回工作岗位的受伤患者所提供的生产性职业治疗项目。这是针对某项指定工作而设置的模拟性训练，以协助受伤患者从病休状态顺利过渡至生产角色。该训练的目的是使工伤患者重新获得或巩固某项工作技能。

5. 职业培训　职业培训是指围绕病伤残者所希望的职业目标，在技能、工作速度和效率、职业适应性等方面所进行的培训。职业培训可促进残疾人掌握必要的职业技能、建立自信、提高就业意愿、尽快融入社会，是开发残疾人潜能和促进残疾人就业的有效措施和方法。培训的内容包括：基础文化培训、专业技能培训、职业道德培训。

（二）实际操作技术

1. 风险管理技术　由于现实工作中存在较多不确定因素，这些因素可能会导致工人再次受伤。为使工人再次受伤概率降到最低，我们在设计强化训练方案时非常有必要考虑特殊情况的处理。如发生肢体骨折，致使发生再次骨折或内固定松动、断裂；训练中出现非正常的疼痛、持续不断的剧烈疼痛、出现疼痛加重且休息后疼痛不缓解；有心脏病及高血压的病人在抗阻训练中出现意外；提举、运送或攀爬训练时出现腰背损伤或跌倒摔伤等。风险管理技术的合理应用，可有效减少职业病及意外的发生。

2. 人体工效学运用　不符合人体工效学的姿势和动作，容易造成人体的伤害，如经常不恰当的弯腰及搬运动作容易引起腰部扭伤及腰椎间盘突出；长期不恰当的使用电脑容易引起颈部、肩部劳损出现颈椎病。

（三）职业技能培训技术

职业技能培训技术包括电脑技能培训、手工技能培训、专业技能培训等。

（四）就业安置技术

就业安置技术是指根据病伤残者个人和家庭状况，结合社区条件，选择适当的职业。病伤残者劳动就业实行集中与分散相结合的方式，通过多种渠道，使病伤残者劳动就业逐步普及、稳定、合理。此外，患者还可以选择自谋职业。自谋职业是政府部门鼓励和帮助病伤残者自愿组织起来从业或者个体开业。具体步骤包括：工作能力评估、重返工作建议、工作安置协调、工伤预防宣教、就业跟进服务。

四、职业咨询

职业咨询的目的是针对职业评定得到的资料、病伤残者的特殊情况和就业相关的问题，进行综合考察，帮助病伤残者解决职业中出现的问题。主要包括以下几个步骤：①查阅职业康复档案。②填写咨询表格。③了解就业要求。④写出咨询报告。咨询过程中，治疗师注意要与患者认真会谈，倾听申述，尊重患者意愿。只有对患者进行全面而深入的调查，才能真正为其解决问题。

项目五 教育康复

教育康复是全面康复的一个组成部分，是指通过教育与训练的手段，提高患者的素质和能力，包括智力、日常生活活动能力、必要的职业技能和适应社会生活的心理能力等，最终使其能够独立生活、参与社会。

一、教育康复的原则

1. 矫治缺陷，为教育与训练奠定基础　应在实施教育康复训练之前，进行医疗矫治和康复治疗与训练，以便他们的躯体在较为健康的状况下进行学习。

2. 早发现、早干预　早发现、早治疗能取得理想的治疗效果。

3. 提供非隔离的学习环境　教育康复的目的是使残疾儿童或特殊需求儿童能够学习知识，健全人格，提高能力，回归社会。所以学习的环境和条件应该与正常人群和社会接触、融合，而不是隔离开来。

4. 从实际出发，因人施教　无论何种残疾都有不同的特点，要因人而异，根据不同情况制定不同的学习训练计划，选择不同的教材，采取不同的教学方法，进行有针对性的教育，使每一个接受教育训练的儿童潜能得到充分发挥。

5. 教育内容循序渐进　教学计划、教学内容应紧密相扣，由易到难，由浅入深，循序渐进，便于理解、记忆和应用。尽量避免教学内容过多或过少而导致的学习失败和单调乏味，缺乏学习的积极性、趣味性。

6. 激发学习积极性　残疾儿童经受各种挫折，使其失去信心，形成心理上的压抑。加之病残所致的能力缺陷，对学习缺乏积极主动性。因此，教育要目的明确，教材选择适合，教学方法得当，稳定情绪，培养兴趣，使其体验到成功的喜悦，激励学习积极性。

7. 教学方法多样化　根据治疗对象的不同情况，选择最适合的教学方法，加强直观性、系统性、趣味性。丰富多彩的教学活动，有助于患者形成概念，获得知识，提高教学效果。例如：利用活动或游戏进行教学；利用形式多样化的教学资源和教具进行教学；利用实际事例及日常生活进行教学；利用肢体语言进行教学等。

二、教育康复的途径

1. 系统化教育　残疾儿童与正常儿童并肩在一起学习和活动，有利于残疾儿童与正常儿童从儿童时代就建立起彼此相互了解、相互关心、相互尊重、相互帮助的新型人际关系。我国采取的方式主要是随班就读。对于特殊儿童的特殊需求，首先可抽取部分时间使其到具有相关资源的教室得到充分教育；其次是配备咨询教师或辅导者，保护和帮助这些儿童受到良好的教育；还有就是教育与其他服务相结合，促进儿童综合能力的发展。如脑瘫儿童在接受教育的同时还得到康复治疗训练与服务。

2. 特殊教育　由于特殊需求儿童自身条件以及客观条件所限制，在不可能实现系统化教育的情况下，在患儿及家属的意愿下，可采取特殊教育的途径对残疾儿童进行教育。特殊教育实质是用一般的或经过特别设计的课程、教材、教法、教学设备和教学组成，对特殊需求的儿童进行达到一般和特殊培养目的的教育。特殊教育可以采用特殊班级教育、特殊学校教育的方式来实现。

3. 康复机构的教育　在我国儿童康复仍以在康复机构进行康复为主，包括住院康复、日间康复和门诊康复等不同形式。儿童时期正是身心发育和学习知识的关键时期，将医疗康复与教育康复紧密结合对于儿童的发育至关重要。在康复机构中针对不同需求，配备教师，开展不同层次和不同形式的特殊教育和普通教育，是康复机构所面对的重要课题。

4. 社区教育　充分利用社区的资源和力量，建立社区康复与教育场所，有规划地开展社区康复的同时开展社区教育。社区教育康复的内容是预防性康复和安全教育。预防性康复包含预防疾病或意外再次发生、预防和治疗并发症、改善患者的健康状态等。安全教育包括饮食的安全、使用物品的安全、用药的安全等方面的教育。

社区教育的方式是：第一，社区康复站的日间教育，即在社区康复站配备教学设施和教师，开展特殊教育或普通教育；第二，上门服务或家庭式组织，即在社区设立家庭顾问，定期到特殊需求儿童家庭，帮助父母制定有效的教育与训练方案和计划，指导家长通过不同的方法和活动，对患儿进行教育。

其他形式的教育：除了以上这些教育康复途径之外，还有其他的一些途径，例如：短期家长培训班，巡回的特教老师、辅导员，玩具图书馆等。

三、教育康复的方法

1. 诊疗教学法　根据教学诊断资料，为个别患儿设计适合其独特需要的教学方案。最常见的有：个别指导、小组教学、独立学习。

2. 任务分析法　运用行为分析技巧，将教学任务做详细分析，分解为一连串的步骤进行教学，最终完成终结目标行为的学习。主要包括：连锁法、塑型法、辨别学习法、渐消法、行为矫正法。

3. 主题单元教学法　将课程系列划分为小型的、具有逻辑顺序的学习单元，循序渐进地进行教学。

4. 感觉统合训练　感觉统合训练是对精神发育迟滞以及其他问题儿童的一种训练方法，指受训者将感觉器官的感觉信息组合起来，经过脑的统合作用，对身体内部和外部知觉做出反应。

5. 引导式教育　引导式教育是现在较为倡导的应用教育学习的主动形式，对患儿日常生活给予各种课题刺激，用教育的概念体系进行康复治疗，使功能障碍者的功能得以改善或恢复正常。适用于运动功能障碍，以及并发智力低下、语言障碍、行为异常等。

6. 行为矫正　残疾儿童在智力、情绪、性格、行为等方面可能存在心理障碍，因此需要行为矫治，以矫正和消除不合适的行为情绪问题及功能障碍，建立和发展正常的行为。

7. 教育与音乐治疗结合　大部分儿童对音乐都表现出浓厚的兴趣，音乐的节奏与乐调对儿童有特殊的感染力。将教育与音乐相结合，可在音乐的引导下让儿童学习发音、唱歌以及文化知识。儿童也可随着节奏学会动手动脚，增强四肢的协调、运动能力，同时提高其发音、语言表达及运动的兴趣与积极性。

项目六　社会康复与娱乐康复

一、社会康复概述

社会康复是患者全面康复的一个重要组成部分，是指从社会的角度进一步推进医疗康复、教育康复、职业康复等工作向社区方面发展，采取各种有效措施为康复者创造一种适合其生存、创造、发展、实现自身价值的环境，使他们能够享受与健康人同等的权利，平等地参与各项社会生活并充分发挥自己的潜能，以达到全面参与社会活动为目的的一种康复策略。社会康复工作的内容主要通过各种康复机构和社区康复、家庭康复工作来体现。和医疗康复一样，社会康复也包括医疗、教育、职业、社会四大方面，是与医疗康复相并行的一种康复途径，是在现代康复医学伦理和实践指导下进行的，其措施有些是针对患者个人的，有些是社会整体性的，如法律、政策保护、无障碍环境、良好的人际关系建立等。

二、社会康复的作用

社会康复能调动社会各个方面，包括患者及家属的积极参与，适合中国的国情，在家庭伦理、社会意识和经济生活等方面都有益处。社会康复从致残原因的角度考虑社会因素，从解决社会问题入手，为患者的社会生活服务。医疗康复是患者恢复的基础，而社会康复是为患者实现全面康复，使其回归家庭、回归社会的有效途径。

社会康复对于患者而言十分重要，因为社会康复可以为患者解决许多医护人员不能解决的问题，并对其产生广泛的影响。例如：社会康复工作者可以与患者的单位与邻里联系，全面了解患者的生活方式、家庭与社会情况，协助患者解决在回归社会中可能存在的家庭和社会问题；社会康复工作者可以组织患者与健康人群一起参加社会文化、体育和娱乐活动，通过与人交往，形成全社会理解、尊重、关心和帮助患者的良好风尚。同时，社会康复人员可以协助政府机构制定和运用法律手段保护患者的合法权益，消除社会上对患者的歧视和偏见，激励患者自强自立，并鼓励和促进患者参与社会的政治生活，保障其政治权利，建立一个和谐的社会生活环境。

三、社会康复的内容

1.协助政府机构制定相关法律、法规。

2.保障患者生存的权利，使其在住房、食物、婚姻、家庭方面得到公平待遇，有适合生存的必要条件。

3.为患者自身的发展提供帮助，使其有接受教育和培训的机会，提高其生活自理能力、职业能力与社会参与能力。

4.根据患者状况创造与其相适应的生活和工作条件。在公共建筑和公共设施中，应考虑患者的特殊需要，如设立轮椅出入的专用通道、醒目标志、公共交通工具等。

四、社会康复的步骤

1.早期介入 患者入院后，治疗师就应该与社会康复工作者联系，通过会谈，社会康复工作者可以了解患者的病史情况、家庭情况和所在单位、社会环境的情况，初步掌握患者存在的家庭问题及社会问题。

2.调查落实 初步了解患者存在的问题后，社会康复工作者采取会谈、访视或其他方式获得与患者疾病、家庭、社会情况相关的各项资料，客观评价，综合分析，对患者的问题进行详细调查评估，明确工作方向。

3.社会服务与康复 经过康复调查分析，社会康复工作者配合康复医师、治疗师、心理治疗师及职业咨询师等进行各项康复治疗和社会康复，为患者提供最有效的帮助。

4. 结案评定　当患者问题基本解决时，社会康复工作者可以考虑结案。患者出院前评估后，社会康复工作者应向患者及家属、照顾者、单位领导等介绍和总结之前的医疗、功能训练、心理治疗、社会服务和康复等各项治疗取得的效果、存在的不足，也应该为患者回归家庭和社会做出相应的安排，包括家庭康复、社区康复、求学或就业、家居环境的改造等。结案评定后，妥善安排并完成工作。

5. 信息反馈　患者出院后，社会康复工作者做好随诊和复查工作，及时了解患者回归家庭和社会后的情况，及时通过各种手段、途径解决患者出现的各种家庭及社会问题。

五、娱乐康复

娱乐康复是根据患者个体情况，将治疗融入各种娱乐活动中的一种治疗方式，其治疗的目的是促进患者躯体、心理、社会和认知行为功能等方面的改善，提高患者的生活质量，也是社会康复的重要方法之一。

任何因生理、心理、社会和情境限制了其娱乐活动的人均是娱乐康复的对象。在我国，娱乐康复被推广，社区老年人、残疾人成为主要康复对象。在国外，严重残疾、心理和情感疾病、生理疾病和感觉障碍、急性和慢性疾病、药物成瘾患者也被认为是康复对象，能在社区和卫生护理系统中得到休闲娱乐康复服务；犯罪分子在拘留所、少年教养所内也有娱乐康复服务提供。

娱乐康复主要包括需要的评估、康复治疗、娱乐教育、娱乐参与。

1. 需要的评估　评估患者在娱乐活动中的生理、精神、情感、社会功能方面的缺陷，同时也评估患者对娱乐活动的习惯和爱好。

2. 康复治疗　治疗师通过治疗技术，设计和实施干预措施，开展提高娱乐功能的训练节目，排除存在的缺陷和障碍，提高生活质量。

3. 娱乐教育　治疗师帮助患者树立正确的娱乐活动的态度和学习参与娱乐活动的技巧。成功的娱乐参与需要多种技巧和能力，许多患者不会运用这些技能，或者是因为其功能障碍阻碍了他们对娱乐技能的再学习能力，娱乐教育就能帮助患者进行多种娱乐活动。娱乐教育包括：娱乐意识、社会交往技巧、娱乐活动技巧及娱乐资源四部分内容。

①娱乐意识：包括娱乐知识、娱乐的自我意识、娱乐态度、参与技巧。

②社会交往技巧：包括交流技巧、关系建立技巧、自我表达技巧等。

③娱乐活动技巧：包括传统休闲活动和非传统休闲活动。传统的休闲活动有运动、艺术工艺、脑力游戏和活动、舞蹈、音乐等。非传统的休闲活动有社会交往、旁观和欣赏、社会服务、健身运动、宠物和园艺、教育、计算机和网上活动、旅游、家务等。

④娱乐资源：娱乐资源包括活动机会、个人资源、家庭资源、公用设施及国家和民族资源等。

4.娱乐参与 娱乐参与使患者实践学习获得的新技巧和活动，享受活动过程和自我表达。

在现代社会中，没有一个人能完全独立生活和活动，我们终将是某一个社会集团或群体的成员。从某种意义上说，残疾人的社会交往和人际关系直接影响着其他人群的社会活动和生活质量。只有每一个残疾人和健全人都重视建立美好和谐的人际关系，我们的文明与进步事业才会健康、迅速地发展。

复习思考

一、选择题

1.下列哪项不属于感觉功能评定的适应证（ ）

　A.脑血管病变　　　　　　　　B.脊髓损伤

　C.坐骨神经损害　　　　　　　D.多发性神经炎

　E.意识丧失者

2.下列哪项不属于改善躯体功能的作业方法（ ）

　A.书法　　　　　　　　　　　B.腰椎牵引

　C.编织　　　　　　　　　　　D.踏自行车

　E.锯木头，拧螺帽

3.下列哪项不属于社区康复患者情感心理障碍（ ）

　A.焦虑　　　　　　　　　　　B.抑郁

　C.否认　　　　　　　　　　　D.愤怒

　E.绝望

4.下列哪项不属于社区心理康复行为疗法（ ）

　A.厌恶疗法　　　　　　　　　B.行为塑造法

　C.松弛反应训练　　　　　　　D.疏导、安慰

　E.系统脱敏法

5.下列哪项不适用于职业能力测量与判定（ ）

　A.能力与才能测验　　　　　　B.人格测量

　C.职业问卷　　　　　　　　　D.工作模拟评估

　E.画钟测验

二、问答题

1. 运动功能评定包含哪些内容？

2. 常用认知功能评定方法有哪些？

3. 感觉功能评定的适应证和禁忌证有哪些？

4. 简述关节松动技术手法。

5. 简述肌肉牵伸技术的基本方法。

6. 简述平衡功能训练顺序。

7. 常用改善躯体功能作业方法有哪些？

8. 如何进行心理康复评估与测试？

9. 心理康复技术与方法有哪些？

10. 简述职业能力测量和职业能力康复技术的具体内容。

11. 简述教育康复的途径及方法。

12. 简述社会康复的内容及步骤。

扫一扫，知答案

扫一扫，看课件

模 块 四

常见残障病的社区康复

【学习目标】

1. 掌握脑卒中、脊髓损伤、小儿脑性瘫痪、颈椎病、腰椎间盘突出症、骨性关节炎的社区康复评定和社区康复治疗。掌握小儿脑性瘫痪、颈椎病的临床分型。

2. 熟悉颅脑损伤、周围神经损伤、骨折的康复评定和康复治疗。熟悉常见残障病的社区康复的主要问题。

3. 了解视听障碍、智力障碍的康复评定和康复治疗。了解常见残障病的定义及发病因素。

项目一　脑　卒　中

【概述】

脑卒中（stroke）又称"中风""脑血管意外"。是指突然发生的，由脑血管病变引起的局限性或全脑功能障碍，并持续时间超过 24 小时或引起死亡的临床综合征。主要功能障碍为偏瘫和失语。其常见的病因为高血压、动脉硬化、心脏病、血液成分及血液流变学改变、先天性血管畸形等。

临床根据其发病的病理性质分为缺血性脑卒中和出血性脑卒中两大类。缺血性脑卒中包括脑血栓形成、脑栓塞和腔隙性脑梗死；出血性脑卒中包括脑出血和蛛网膜下腔出血。缺血性卒中的发病率高于出血性卒中，占脑卒中总数的 60%~70%，脑出血约占 20%。脑卒中引发的偏瘫患者在整个社区康复中占有较大比重，约占社区残疾人口的 6%~8%。多数患者在急性期住院治疗后回到家中，没有得到系统的康复治疗。因此，迫切需要通过社区康复改善患者的功能，提高其生活自理能力，使其最大限度地回归社会。

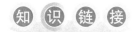

知 识 链 接

脑卒中的流行病学

脑卒中是神经系统常见病、多发病。被世界卫生组织（WHO）列为全球十大致死病症之一。具有高发病率、高死亡率、高致残率、高复发率的特征。我国脑卒中新发病例 150 万以上，其中死亡约 100 万，存活者中约 75% 致残，5 年内复发率高达 41%。脑卒中发病率、死亡率随年龄增长而增加，45 岁后明显增加，75 岁以上发病率是 45~54 岁组的 5~8 倍。

脑卒中时由于脑损伤的部位、性质、病变严重程度不同，可出现机体多种功能障碍，常见的社区康复问题有：

1. 运动功能障碍　是脑卒中最常见的功能障碍，主要表现为患侧肢体瘫痪，初期多为弛缓性瘫痪，逐渐过渡成痉挛性瘫痪。90% 的病人脑卒中 3 周后将会发生痉挛。患者肢体受到痉挛和原始反射的影响，出现异常运动模式。肩关节半脱位和肩 – 手综合征也是常见的运动功能障碍，需要进行社区康复。

2. 感觉功能障碍　主要有痛觉、温度觉、触觉、压觉、本体觉和视觉障碍。严重、持久的感觉障碍将会影响运动功能的恢复。其中肩痛多在脑卒中后 1~2 个月时出现。

3. 言语与吞咽功能障碍　言语障碍有失语症和构音障碍。失语症的表现多样，主要为听、说、读、写的能力障碍。构音障碍是一种语音形成障碍，主要表现为发音不准、吐字不清、语调及速率异常、鼻音过重等。吞咽功能障碍主要见于延髓性麻痹（球麻痹）和假性延髓麻痹（假性球麻痹），是脑卒中常见的并发症之一，可造成水、电解质和其他营养成分摄入不足，出现吸入性肺炎甚至窒息。

4. 认知功能障碍　定向力、注意力、记忆力、思维等出现障碍以及失用、失认等。

5. 日常生活活动能力障碍　由于患者存在运动、感觉、认知和言语等多种功能障碍，使患者日常生活活动难以独立完成，需要他人照料，给家庭造成沉重的负担。

6. 心理和行为障碍　表现为情绪抑郁、焦虑、悲观失望、动作迟缓和失眠等。

【社区康复评定】

对脑卒中患者进行社区康复训练的初期、中期和后期均应进行评估，以此了解各期训练计划实施情况及达标状况。社区康复评定方法有以下几个方面：

1. **认知功能评定**　常用简易精神状态检查量表（MMSE）、蒙特利尔认知评估量表（MoCA）、洛文斯顿作业认知评定成套测验（LOTCA）、韦氏智力量表（WIS）等较全面地了解患者的认知障碍，评定认知障碍的类型。

2. **运动功能评定**　包括运动、感觉、平衡和协调障碍以及痉挛、关节活动度评定等。常见评定方法有 MMT 徒手肌力检查法、Ashworth 肌张力分级量表、关节活动度测量、Berg 平衡量表法、Brunnstrom 法、步态分析等。

3. **感觉功能评定**　以健侧为参照，对深、浅感觉进行评级评定。

4. **言语与吞咽功能评定**　失语症评定常用西方失语症成套测验（WAB）、汉语失语症成套测验（ABC 法）、汉语标准失语症测评表（中康 CRRCAE）等。通过构音器官检查、构音检查评定构音障碍。通过临床综合评估、饮水试验、电视 X 线透视吞咽功能研究等确定吞咽功能是否存在及相关风险因素，为康复治疗提供依据。

5. **心理精神功能评定及生活质量评定**　通过观察法、心理测量法、ZUNG 自评量表、汉密尔顿焦虑和抑郁量表了解患者心理精神状况。用改良 Barthel 指数、功能独立性评定量表（FIM）评判生活质量。

【社区康复】

脑卒中的功能康复，应根据每个患者所处的阶段、障碍的性质和程度，在社区康复评定的基础上，采用相应的康复治疗方法。在脑卒中社区康复中，则侧重于运动疗法、作业疗法、日常生活活动能力训练等。具体操作如下：

（一）功能康复

1. **运动康复疗法**　运动康复疗法是指利用器械、徒手或患者自身力量，通过某些运动方式（主动或被动运动等），使患者获得全身或局部运动功能、感觉功能恢复的训练方法。

（1）**良肢位的摆放**　是脑卒中早期主要训练项目，其目的是预防或减轻以后易出现的痉挛模式，以及相关的并发症，如肩关节半脱位、膝过伸等。良肢位包括卧位、坐位、站位。卧位又包括患侧卧位（图 4-1A）、健侧卧位（图 4-1B）、仰卧位（图 4-1C）三种。

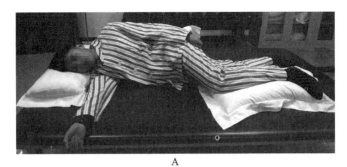

A

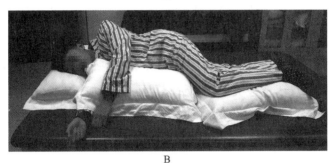

B

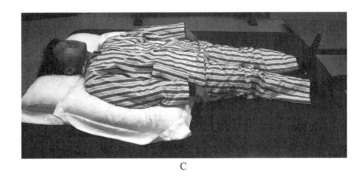

C

图 4-1　良肢位的摆放
A.患侧卧位（右侧偏瘫）；B.健侧卧位（左侧偏瘫）；C.仰卧位

（2）翻身训练　定时翻身是预防压疮的重要措施。一种体位持续时间过长，还可引起肺部感染、便秘等并发症，或出现痉挛模式。另外，由于仰卧位强化伸肌优势，健侧卧位强化患侧屈肌优势，患侧卧位强化患侧伸肌优势，不断变换体位可使肢体的伸屈肌张力达到平衡，预防痉挛模式出现。包括向患侧翻身（图 4-2A）和向健侧翻身（图 4-2B）训练，每日 1~2 小时一次。

早期、体弱患者需要协助者，训练者可站于床边，一只手在肩胛骨下方，另一只手放在患者骨盆下方，与患者配合，同时用力翻向患侧。

（3）坐起训练　是指由卧位到坐位的转换训练。训练前需了解患者的坐位平衡、协调能力、上肢肌力与肌张力、关节活动度等情况，确定坐起的方法和步骤。包括患侧坐起（图 4-3A）和健侧坐起（图 4-3B）训练。当患者不能独立坐起时，给予适当辅助。

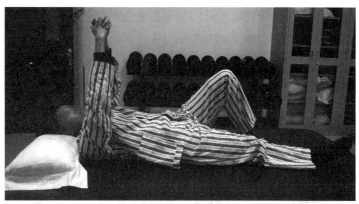

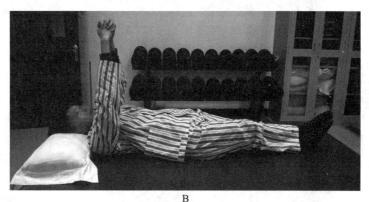

图 4-2 翻身训练
A.向患侧翻身；B.向健侧翻身

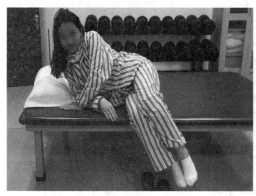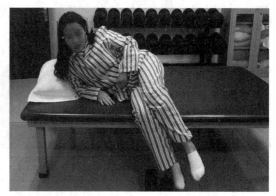

图 4-3 床上坐起
A.从患侧坐起（右侧偏瘫）；B.从健侧坐起（左侧偏瘫）

（4）被动关节活动 为了预防关节僵硬和挛缩，改善肢体血液循环，增加感觉输入，应尽早进行肢体各关节被动活动，多按肢体近端到肢体远端的顺序进行，动作要轻柔缓慢。每个关节作各个方向最大范围的活动。每日 2 次，每次每个关节 5~6 遍。

（5）坐位活动训练 正确坐位为头、肩和髋关节保持平衡垂直，髋关节屈曲 90°，躯干保持对称和挺直，腰椎前凸而盆骨前倾。尽量避免床上半坐位，以免强化下肢伸肌优势。坐位包括长坐位和端坐位。要独立完成坐位活动，患者必须具备良好的平衡能力。

（6）转移训练　适用于独立转移有困难的患者。通过训练，患者能扩大活动范围，提高生活自理能力。训练时，患者必须有足够的体力和支撑力，对不能独立完成者，也可给予一定的辅助。转移分为独立转移、辅助转移和搬运。常见的转移活动有床与轮椅间转移、马桶与轮椅间转移、浴缸与轮椅间转移，以及座椅与轮椅间的转移等（图4-4）。

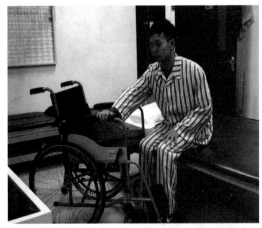
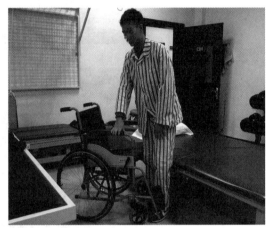
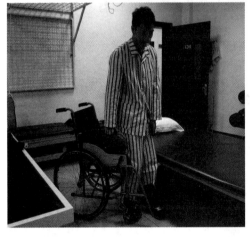
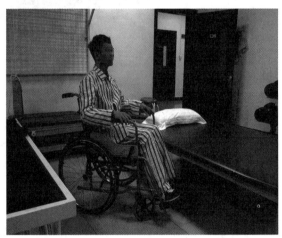

图4-4　床椅转移

（7）站立位训练　常与自动坐位平衡训练同时开始，主要是为步行做准备。正确的站姿为眼向前平视，躯干挺直，臀部前挺，保持伸髋，微屈膝，足平放地面，双下肢同等负重。同时进行患肢负重训练。如患者站立有一定困难，康复治疗师应给予一定辅助，或使用站立架帮助患者站立。

（8）行走训练　正常独立步行需要具备单腿独立负重和主动屈髋，屈膝，屈踝。通过训练，患者能提高步行能力，纠正异常步态。行走训练包括患侧负重训练、重心转移训练、迈步训练、杠内行走训练、辅助行走训练等（图 4-5）。

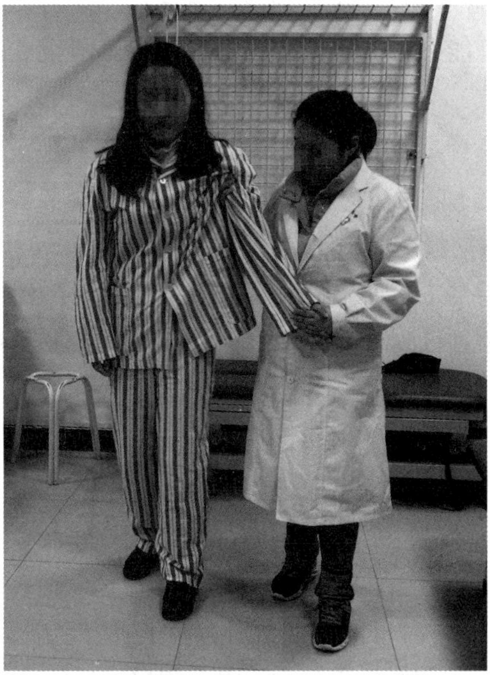

图 4-5　辅助行走训练

（9）上下楼梯训练　练习上下阶梯的患者，应有扶栏或使用拐杖走平路的基础。先练习两足一阶法，上阶梯时，应先将重心移向患侧，健手扶栏杆，健肢向上踏一级台阶，重心移到健侧后，患肢迈上，并尽量以内收、内旋的状态上抬。下台阶时，将重心移向健侧，先下患肢，转移重心到患侧，再下健侧。当患者熟练掌握后，可训练一足一阶法。

2. 物理康复疗法

（1）生物反馈治疗　患者可以通过肌电反馈和训练，达到有意识地控制肌肉收缩。在偏瘫早期松弛性瘫痪时，主要用于提高肌力。在痉挛性瘫痪时，可用于放松痉挛肌群或使其拮抗肌收缩。还可进行重量反馈，帮助患者训练平衡功能，提高患侧负重的能力。

（2）功能性电刺激　可选择性电刺激引起肌肉收缩，有预防肌萎缩的作用。例如，刺激胫骨前肌以矫正行走中的足下垂。也可在电脑程序控制下刺激使瘫痪下肢行走。

（3）其他理疗方法　包括离子导入、血管内氦－氖激光照射、超声治疗等。

3. 作业治疗　在评定的基础上，根据患者的具体情况，选择能改善患者身体、精神上的功能障碍或残疾的作业活动，进行治疗和训练，使其恢复、改善和增强生活、学习和劳动能力，作为家庭和社会的一员过上有意义的生活。

（1）功能性作业治疗　主要治疗躯体功能障碍，改善肢体（尤其是上肢）的活动能力。根据障碍的性质、范围、程度，有针对性地采用适当的作业活动。常用的器材有插板、擦筒、砂磨板等。

（2）日常生活活动能力训练 独立完成自己进食、穿戴衣物、洗漱、如厕、日常家务等，这种部分生活自理能力的获得可使患者进一步认识疾病状态，积极、主动地接受治疗，提高功能水平。

①进食训练：应在患者具备了平稳坐姿、良好的口腔功能、上肢分离运动的基础上进行训练使用各种餐具的能力。进食时，患者应采用正确的姿势。如手功能较差的患者，可使用万能袖带、防滑垫、防撒碗等。

②穿脱衣服训练：穿脱衣裤时，一般是先穿患侧，再穿健侧。先脱健侧，再脱患侧。为了穿脱方便，可将衣服进行改制，如用拉链代替纽扣，用松紧带代替腰带等。也可使用辅具，如穿衣钩、穿袜器。

③个人卫生训练：包括洗脸、洗手、刷牙、梳头、化妆、剪指甲等。根据患者功能障碍情况设计作业活动的方式，常需单手完成。如洗脸时，在水盆内清洗毛巾，把毛巾绕在水龙头上用单手拧干。刷牙时，先将牙刷固定在梳洗台上挤牙膏，再拿牙刷刷牙。剃须尽量使用电动剃刀等。

④洗澡训练：下肢功能较差的患者可在洗澡椅上进行。患者在下肢功能控制自如时，则可使用浴缸洗澡。转移时尽量靠近浴缸，或利用转移板移动至浴缸边缘，健手扶浴盆边，健侧腿先迈进浴盆，站稳，患腿再迈进浴盆，坐下清洗。

⑤如厕训练：厕所墙面要安装扶手，方便患者固定身体进行转移。在如厕训练中还应包括学会便后自己使用手纸，注意清洁卫生。另外，应准备一些使用方便的器具，如适宜高度的盆、凳或如厕后即可自动清洁的坐便器等。

4.言语治疗 脑卒中伴有言语障碍的患者应进行言语交流训练，主要是听和说的训练。目的是使患者运用口语、文字、手势、图示等任意一种方式来理解和表达思想，提高与人沟通和交流的能力。

5.中医康复疗法

（1）针灸治疗 选取百会、曲池、合谷、足三里、三阴交等穴位进行针刺，针刺得气后接通电针，用疏密波中弱强度刺激，以肌肉微颤为度。留针半个小时。伴有言语功能障碍、吞咽功能障碍者加廉泉、天突；伴有认知功能障碍者加四神聪、神庭；伴有癫痫发作者加水沟、丰隆、阳陵泉；伴有二便障碍者加关元。

（2）推拿治疗 选穴参照针刺穴位，施以滚法、按法、揉法等，痉挛严重患者以放松手法为主，用以缓解痉挛，避免重手法刺激加重痉挛。

（3）中药治疗 对脑卒中患者的用药可分两型：气虚血瘀型患者用补阳还五汤，中成药华佗再造丸、三七总苷片等；肝阳上亢型患者用镇肝息风汤，中成药太极通天口服液等。对言语不利患者用药也可分两型：风痰阻络型用解语丹，成药散风活络丸；肾虚精亏型用地黄饮子。

（4）膳食调护　饮食应营养丰富、易于消化，满足机体对蛋白质、维生素、无机盐和总热能的需要。多饮水、多食半流质食物。忌浓茶、酒类、咖啡和辛辣刺激性食物。控制食盐、动物脂肪及胆固醇的摄入。

（二）心理康复

脑卒中患者存在的心理问题主要包括抑郁、焦虑和悲观情绪。患者患病以后容易情感脆弱，一点小事都能引起强烈的情绪反应，内心的情绪体验常常过分地表现出来，对家人和朋友的言行很敏感，甚至出现强烈的负性情绪反应，同时行为变得依赖、被动，意志力差。由于病后遗留有残疾，常有自傲、寂寞、孤独抑郁、无所作为或被社会遗弃的心理，甚至有轻生念头。康复训练师在进行康复技术指导的同时，要密切注意患者的心理活动，加强交流，针对性地进行康复训练。

（三）职业康复与社会康复

1. 职业康复　职业康复咨询师依患者所接受的治疗状况，尽早开始评估其所接受过的教育程度、过去工作背景、目前体能及智商，尽早拟定计划，为将来的职业重建做准备。社会工作人员在患者偏瘫情况复原大致无碍时，做好安排其复学或就业的各种准备，甚至帮助有些经济状况不佳者，寻求支援与资助。

2. 社会康复　通过康复医生、护士、康复治疗师、心理医师、社会工作者等共同工作，应用主动性地再训练和矫形支具等康复措施，使患者更好地利用个人和环境的资源，最大程度地减轻残疾的影响，并促进患者积极参与社会生活，提高生活质量。

Ⅲ【案例分析】

患者张某，男，55岁，以"左侧肢体活动不便1年余"为主诉入院。1年前患者早晨起床后发现左侧肢体活动不便，但无头疼、头晕症状，当即被送入当地县医院就诊，查头部CT示：脑梗死，经住院治疗10天（具体药物及剂量不详）后，转到康复科进行治疗，症状好转后出院，回到社区。现患者神志清楚，精神尚可，右侧肢体活动不利，浅感觉减退，语声不清晰，大便能控制，小便偶尔失禁，能独立保持坐位，能在一人辅助下行走约10米。纳眠可，舌淡红，苔厚腻，脉滑。

问题：1. 该患者需要做哪些康复评定？

2. 该患者如何进行社区康复训练？

3. 该患者如何预防再次中风？

项目二　颅脑损伤

【概述】

颅脑损伤（TBI）是头颅部位尤其是脑组织创伤后所产生的一系列综合征。临床常分为闭合性和开放性损伤两类。直接或间接的暴力作用于头部而引起头皮、颅骨、硬脑膜破裂、脑组织与外界相通，称为"开放性颅脑损伤"；而外伤未引起脑组织与外界相通的称为"闭合性颅脑损伤"。临床上大多数颅脑损伤为闭合性损伤，一般来说颅脑损伤占全身各部位损伤的10%~20%，仅次于四肢损伤，居第二位，而其死亡率却居首位。

颅脑损伤发生的主要原因是交通事故、高处坠落等。其次为跌倒或被倒塌物体砸中等。根据病情严重程度的不同，其预后亦不同。临床根据患者损伤程度分为轻度、中度、重度和特重度。严重颅脑损伤的患者不仅有不同程度的神经功能障碍，同时伴有各种认知、行为和心理方面的障碍以及大脑综合能力的障碍等。这些功能障碍常给患者、家庭及社会造成较大的经济负担和社会负担。因此，积极开展颅脑损伤后的早期康复，预防颅脑损伤的并发症，减少后遗症是非常必要的。

颅脑损伤后功能障碍是多种多样的。既有运动功能障碍，又有精神、情感异常和认知行为障碍。既有局灶性症状如偏瘫、失语等，又有全面性脑功能障碍如昏迷、认知障碍等。其常见社区康复问题有：

1. 意识障碍　程度较轻者，可在伤后即发生，持续时间多在半小时以内。严重时持续时间可为数小时至数天不等，主要表现为患者不能与人进行交流，不能遵从他人指令等。

2. 运动功能障碍　运动功能障碍是脑外伤的主要功能障碍，亦是影响患者日常生活能力及生活质量的主要障碍，主要包括偏瘫、肌力减弱、肌肉痉挛、平衡障碍、共济失调、不自主运动等。

3. 感觉障碍　包括痛温觉、触觉、位置觉、运动觉、平衡觉等感觉的障碍，其中位置觉、运动觉、平衡觉对患者运动功能恢复影响较大。

4. 吞咽障碍　吞咽障碍可影响患者进食和营养，从而对患者体力和功能恢复造成影响，严重吞咽障碍者须经鼻胃管喂养。

5. 认知功能障碍　患者常伴有不同程度的认知功能障碍，包括定向力、注意力、记忆力、思维等方面障碍以及失用症和失认症等，表现为学习、记忆、计算等能力下降，或表现为注意力不集中、不能认人、识路；行为障碍主要表现为患者精神障碍、表情淡漠、性欲亢进、情绪异常等。

6. 日常生活活动能力障碍　由于运动、感觉、认知和言语等多种功能障碍并存，导致患者日常生活活动能力降低，表现为随意运动困难，不能独立完成日常生活的基本活动，生活质量低下。

7.癫痫 外伤后癫痫的发作有多种类型，可表现为局限性发作，也可表现为全身性强直－痉挛性发作或癫痫持续状态。临床上局限性发作较全身性发作更为多见，且发作类型因病损部位不同而异。

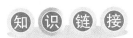

持续性植物状态（PVS）

持续性植物状态是指严重脑损伤经过一段时间后仍缺乏意识活动，丧失语言能力而仅保留无意识的姿态调整和运动功能的状态。在伤后1个月仍无反应即进入植物状态。如昏迷时间再延长，即称为持续性植物状态。临床表现为伤后早期处于闭眼状态，逐渐能睁眼，出现醒样－睡眠周期；能睁眼但不能理解其周围事物，即无认知功能；病人有瞬目反射，两眼可追踪物体，有吞咽动作，刺痛肢体过伸或回缩，或有痛苦表情，但不能说话，不能按吩咐做简单动作等。

【社区康复评定】

对颅脑损伤后出现的各种功能障碍进行科学的评定，不仅能了解患者功能障碍的程度，判断其预后，而且能以此为依据制定出合理的康复方案，并且确定康复治疗的疗效。颅脑损伤的评定主要为意识障碍评定、认知障碍评定、运动功能评定、言语功能评定。

1.意识障碍评定 颅脑损伤的严重程度主要依据昏迷的时间、伤后遗忘持续的时间来确定。常采用格拉斯哥昏迷量表（GCS）（表4-1）判断急性损伤的意识状况。该量表主要包括睁眼反应、言语反应、运动反应三大方面，最高得分共15分。

表4-1 格拉斯哥昏迷量表（GCS）

睁眼反应（E）	评分	言语反应（V）	评分	运动反应（M）	评分
自动睁眼	4	回答正确	5	遵命活动	6
呼唤睁眼	3	回答错误	4	刺痛定位	5
刺痛睁眼	2	语无伦次	3	躲避刺痛	4
不能睁眼	1	只能发声	2	刺痛肢屈	3
		不能发声	1	刺痛肢伸	2
				不能活动	1

轻型：总分13~15分，伤后昏迷20分钟以内。
中型：总分9~12分，伤后昏迷20分钟~6小时。
重型：总分6~8分，伤后昏迷或再次昏迷持续6小时以上。
特重型：总分3~5分，伤后昏迷或再次昏迷1周以上。

2. 认知障碍评定 　常用量表进行标准化评定，如简明精神状态量表（MMSE）、蒙特利尔认知评估量表（MoCA）、洛文斯顿作业疗法认知评定成套测验（LOTCA）、韦氏智力量表等。

3. 运动功能评定 　包括肌力、肌张力、关节活动度、平衡和协调障碍、感觉等评定，有 MMT 徒手肌力检查、Brunnstrom 法、Ashworth 分级量表、Berg 平衡量表法、步态分析等。

4. 言语功能评定 　对有语言交流异常的患者应进行言语功能评定，常见障碍有失语症和构音障碍，失语症常用西方失语症成套测验（WAB）、汉语失语症成套测验（ABC 法）、汉语标准失语症测评表（CRRCAE）。

5. 其他评定 　对颅脑损伤患者，还可根据患者的情况进行吞咽障碍、知觉障碍、行为和精神障碍的评定，以及日常生活活动能力（ADL）评定、功能独立性（FIM）评定等。

【社区康复】

颅脑损伤所引起的功能障碍可涉及多个方面，其康复治疗是综合的、具体的、有针对性的。除肢体运动、言语等方面的治疗外，认知功能的康复治疗尤为重要。通过康复治疗使患者的感觉、运动、生活自理功能、认知功能、言语交流功能和社会生活功能恢复到可能达到的最大限度。

（一）功能康复

1. 药物康复疗法 　常选用中枢神经系统代谢药物如吡拉西坦（脑复康）、谷维素、甲氯芬酯及都可喜等，能改善脑组织代谢，调整脑血流量，促进神经细胞功能恢复。另外，还可以选用苏醒药物，如克脑迷、氯酯醒、回苏灵、胞二磷胆碱等，有促进清醒作用。有癫痫发作患者，用卡马西平、丙戊酸钠等来预防。

2. 运动康复疗法 　早期注意使患者处于感觉舒适、对抗痉挛模式、防止挛缩的体位，通过关节被动活动训练，维持关节的活动范围以及肌肉和其他软组织的弹性。一旦患者生命体征平稳、神志清楚，应尽早活动，进行呼吸训练，肢体的主动活动训练，床上活动和坐位、站位练习，以及行走训练等。

3. 作业治疗 　作业疗法是一种综合性治疗手段，能在提高病人体能的同时，改善病人认知功能及社会心理适应性，为恢复脑功能及重返社会及工作岗位创造条件。作业疗法能帮助认知康复，包括失认症、失用症、空间关系障碍、躯体构图障碍的训练，还包括注意力、记忆力、思维、解决问题的能力及推理能力等方面的训练。

4. 言语治疗 　帮助言语障碍的患者进行言语交流训练，主要是听和说的训练。目的是为了使患者运用口语、文字、手势、图示等任意一种方式来理解和表达思想，提高与人沟通和交流的能力。

5.中医康复疗法

（1）针灸治疗　上肢取合谷、内关、外关、曲池、肩俞等穴位，下肢选用风池、委中、阳陵泉、足三里等，每日 1 次，每次各取 3~4 个穴位，20 次为一疗程。耳针也有一定作用，对脑外伤一般不作头皮针。

（2）推拿治疗　推拿能疏通经脉，调和气血，促进功能恢复。操作时避免对痉挛肌肉群强刺激。在上肢从大椎穴至手指方向，揉、搓、捏、拿主要伸肌和屈肌及重要穴位，重点刺激极泉、曲池、手三里、外关、合谷等；在下肢按、点、揉重要穴位，如冲阳、血海、足三里、三阴交、太冲、解溪等。在项背部沿脊柱两侧，用掌根揉法、搓法由上至下，重点在厥阴俞、膏肓、心俞、肝俞、肾俞等穴位。

（3）中药治疗　根据辨证选择口服中药汤剂或中成药。瘀阻脑络证方用血府逐瘀汤加减，中成药用血府逐瘀口服液、步长脑心通胶囊等；痰浊上蒙证方用温胆汤加减，中成药可选二陈丸、安宫牛黄丸等；肝阳上扰证方用镇肝息风汤加减，中成药可选天麻钩藤丸（颗粒）、脑立清丸等；心脾两虚证方用参苓白术散加减，中成药可选归脾丸、补中益气丸等；肾精不足证方用大补阴丸加减，中成药可选六味地黄丸、左归丸等。

（4）膳食调护　颅脑损伤后遗症患者应注意合理膳食，补充足够营养，注意营养充足，膳食合理、多样化。注意补充维生素 B_6、维生素 K、叶酸、钙、镁等元素。有吞咽困难者，可进半流质或软食，如面条、粥、蛋糕等。

（二）心理康复

颅脑损伤病人的心理改变包括以下四个过程：心理休克期、期望期、悲观期和适应期。常见的心理反应包括焦虑、否认、烦躁、抑郁、依赖等。为了使病人克服不良的心理反应，避免悲观期负效应，须先行心理评估与测量，有计划地进行心理康复。具体参见模块三项目三心理康复技术与方法。

（三）职业康复与社会康复

1.职业康复　颅脑损伤患者中大部分是青壮年，其中不少患者在功能康复后还要重返工作岗位，部分可能要转变工作性质。因此，当患者的运动功能、认知功能等基本恢复后，须进行职业能力评估，为将来的职业重建做准备。通过职业功能训练、职业能力强化训练、职业前培训等，逐渐培养患者一些简单的操作性工作的能力，树立与别人和谐共处合作的精神，观察其完成的情况，并逐步增加工作操作性难度，为重返工作岗位奠定基础。

2.社会康复　从社会角度入手，利用家庭或社区环境尽可能开展力所能及的认知与语言训练，如读报纸、看电视、语言的理解、表达训练等，以维持或促进功能的进步，并帮助他们解决各种困难，改善生活、福利条件，接纳他们参加到全面的社会生活中来。

项目三　脊髓损伤

【概述】

脊髓损伤（SCI）是由各种原因引起的脊髓结构、功能的损害，造成损伤水平以下运动、感觉和自主神经功能障碍。脊髓损伤按损伤程度可分为完全性脊髓损伤、不完全性脊髓损伤和脊髓震荡三种类型。常见的原因为外伤，约占70%，通常和脊柱骨折或错位有关。其次约30%的脊髓损伤为非外伤性，主要因脊柱或脊髓的病变引起。脊髓损伤是一种严重致残性疾病，所致的功能障碍不仅严重影响患者的生活和心理健康，且对家庭乃至整个社会都将造成一定影响。

脊髓损伤由于损伤部位、程度不同，临床表现也不相同。颈髓节段损伤导致四肢躯干部分或全部受累称为"四肢瘫"。四肢瘫引起上肢、躯干、大腿及盆腔脏器的功能障碍，不包括臂丛病变或椎管外周围神经的损伤。胸、腰、骶段脊髓损伤，累及双下肢或全部躯干称为"截瘫"。截瘫不涉及上肢功能，但根据损伤的平面可以累及躯干、腿部和盆腔脏器，包括脊髓圆锥和马尾的损伤，但不包括腰骶丛病变或椎管外周围神经的损伤。

脊髓损伤的主要功能障碍有运动功能丧失、感觉障碍、体温控制障碍、大小便功能障碍、肌痉挛、关节挛缩、疼痛、心理障碍、性功能障碍等。其社区康复的常见问题如下

1. 运动、感觉障碍　完全性脊髓损伤的损伤平面以下感觉、运动功能完全丧失，对患者的运动造成严重影响。不完全性损伤是在损伤平面以下，仍有部分运动、感觉和括约肌功能存在，临床常见类型有中央束综合征、半切综合征、前束综合征、后束综合征、脊髓圆锥综合征和马尾综合征。

2. 肌痉挛　脊髓圆锥以上水平的损伤均可保留部分脊髓反射弧。正常情况下，大脑皮质能抑制脊髓中枢的兴奋性，以保持正常的随意运动。脊髓损伤后，大脑皮质对脊髓中枢的控制作用降低或丧失，而脊髓中枢的兴奋性提高，从而造成肌痉挛。肌痉挛一般在损伤后3~6周开始发生，6~12个月左右达到高峰。

3. 泌尿系统问题　脊髓损伤对泌尿系统的影响主要为排尿障碍，如处理不当则可造成膀胱输尿管反流、肾积水、泌尿系统感染和肾功能减退或衰竭。排尿的脊髓反射中枢位于脊髓圆锥内头 S_2~S_4 节段。脊髓中枢接受大脑皮质高级中枢的控制。脊髓损伤后，造成皮质高级中枢和控制排尿的脊髓反射中枢之间联系的障碍或脊髓反射中枢的损害，发生神经源性膀胱并导致排尿障碍及一系列泌尿系统并发症。

4. 便秘　腰段以上的完全性脊髓损伤患者，多伴有自主神经功能障碍，排便反射受损，肠蠕动减慢，发生便秘。

5.体温调节障碍 体温调节中枢位于下丘脑，通过自主神经介导。脊髓损伤后体温调节中枢对于体温的调节作用失去控制，因而可以出现"变温血症"，即体温受环境温度的影响而变化。此外，损伤后早期的低体温也相当常见，并可以导致人体功能的明显下降。因此，要注意定期测定体温并预防高热。

6.性功能障碍 脊髓损伤后的性功能障碍是康复过程中极为重要的问题，这涉及生理、心理、生育等方面。生理上由于T_{10}~L_2损伤平面以下尚存在着交感和副交感神经反射，所以此平面以上完全性脊髓损伤可使男女生殖器感觉全部丧失，但直接刺激可以使阴茎反射性勃起或阴唇反射性充血，阴道润滑，阴蒂肿胀；L2~S1平面完全性损伤者出现分离反应，即男性可以有生殖器触摸和心理性勃起，但不能协调一致。男女均不能通过生殖器刺激而获得性高潮；S_2~S_4平面完全性损伤者生殖器官感觉完全丧失，男性丧失勃起和射精力，不可能通过生殖器刺激而获得性高潮。

【社区康复评定】

社区康复训练前应对脊髓损伤患者的功能状况进行评估，主要为感觉、运动功能的评定。通过评估发现患者当前损伤水平、功能障碍情况及其潜在能力，为制定明确的康复目标和计划提供依据。通过评估还能对康复训练前后成效进行分析及研究。

1.损伤平面的评定 神经损伤平面是指脊髓损伤后在身体两侧有正常的感觉和运动功能的最低脊髓节段。

①运动神经平面：运动神经平面指的是最低的正常运动神经节段，在身体两侧可以不同。关键肌是确定运动神经平面的标志性肌肉。由于每个节段的神经根支配1块以上肌肉，同样大多数肌肉受1个以上神经节段支配，因此以肌力至少为3级的关键肌确定运动的平面，但该平面以上节段支配的关键肌肌力必须大于或等于4级（表4-2）。确定损伤水平时，该节段关键肌的肌力必须达到3级，此关键肌头端节段的另一肌力必须达到4级以上。如考虑为C_6损伤，桡侧腕长、短伸肌的肌力必须达到3级，其头端的肱二头肌的肌力必须达到4级或5级。对于临床应用徒手肌力检查法无法检查的肌节，如C_1、T_2~L_1、S_2~S_5，运动平面可参考感觉平面来确定。如果这些节段的感觉是正常的，则认为该节段的运动功能正常。如果感觉有损害，则认为运动功能亦有损害。

表4-2 运动神经平面与关键肌

神经平面	关键肌	神经平面	关键肌
C_5	屈肘肌（肱二头肌，旋前圆肌）	L_2	屈髋肌（髂腰肌）
C_6	伸腕肌（桡侧伸腕长肌和短肌）	L_3	伸膝肌（股四头肌）
C_7	伸肘肌（肱三头肌）	L_4	踝背伸肌（胫前肌）
C_8	中指屈指肌（指深屈肌）	L_5	长伸趾肌（趾长伸肌）
T_1	小指外展肌（小指外展肌）	S_1	踝跖屈肌（腓肠肌、比目鱼肌）

也可采用运动平面积分的方式使得完整性和不完全性损伤程度及不同神经平面的评估具有直接可比性。分值按 MMT 的结果来记录：如 1 级肌力评为 1 分，5 级肌力评为 5 分。正常时左右侧各 10×5 分 =50 分，两侧合共为 100 分。NT 表示无法检查，因为许多因素可以抑制患者充分用力，如疼痛、体位、肌张力过高或失用等，如果任何上述或其他因素妨碍了肌力检查，则该肌肉的肌力应被认为是 NT。肌力按常规分为 0~5 级，即 0~5 分，然后将所得的分值相加。正常者两侧运动平面总积分为 100 分。运动检查选择膈肌、三角肌、外侧腘绳肌。肌力分为无、减弱或正常。

②感觉神经平面：感觉平面感觉检查必查部分是检查身体两侧各自的 28 对皮区关键点（表 4-3）。每个关键点，要检查 2 种感觉，即针刺觉和轻触觉，并按 3 个等级分别评定打分。0= 缺失，1= 障碍（部分障碍或感觉改变，包括感觉过敏）;2= 正常,NT= 无法检查。正常者两侧感觉总积分为 224 分（针刺觉 112 分，轻触觉 112 分）。感觉检查选择位置觉和深压痛觉。只查左右侧的示指和足踇指。

表 4-3 感觉神经平面的关键点

神经平面	关键点	神经平面	关键点
C_2	枕骨粗隆	T_8	第 8 肋间（在 T_6~T_{10} 的中点）
C_3	锁骨上窝	T_9	第 9 肋间（在 T_8~T_{10} 的中点）
C_4	肩锁关节的顶部	T_{10}	第 10 肋间（脐）
C_5	肘前窝的桡侧面	T_{11}	第 11 肋间（在 T_{10}~T_{12} 的中点）
C_6	拇指近节背侧皮肤	T_{12}	腹股沟韧带中点
C_7	中指近节背侧皮肤	L_1	T_{12} 与 L_2 之间的上 1/3 处
C_8	小指近节背侧皮肤	L_2	大腿前中部
T_1	肘前窝的尺侧面	L_3	股骨内上髁
T_2	腋窝的顶部	L_4	内踝
T_3	第 3 肋间	L_5	足背第 3 跖趾关节
T_4	第 4 肋间（乳头线）	S_1	足跟外侧
T_5	第 5 肋间（在 T_4~T_6 的中点）	S_2	腘窝中点
T_6	第 6 肋间（剑突水平）	S_3	坐骨结节
T_7	第 7 肋间（在 T_6~T_8 的中点）	S_{4-5}	肛门周围（作为一个平面）

③脊髓损伤平面与功能预后：对完全性脊髓损伤的患者，可根据其不同的损伤平面预测其功能恢复情况（表 4-4）。

表 4-4 脊髓损伤平面与功能预后的关系

神经平面	最低功能肌肉	活动能力	生活能力
C_1~C_4	颈肌	依赖膈肌起搏维持呼吸，可用声控方式操纵某些活动	完全依赖
C_4	膈肌、斜方肌	使用电动高靠背轮椅，有时需要辅助呼吸	高度依赖
C_5	三角肌、肱二头肌	可用手在平坦路面上驱动高靠背轮椅，需要上肢辅助器具及特殊推轮	大部依赖

续表

神经平面	最低功能肌肉	活动能力	生活能力
C_6	胸大肌、桡侧伸腕肌	可用手驱动轮椅，独立穿上衣，可以基本独立完成转移，可驾驶特殊改装汽车	中度依赖
C_7~C_4	肱三头肌、桡侧屈腕肌、指深屈肌、手内部肌	轮椅实用，可独立完成床–轮椅/厕所/浴室转移	大部自理
T_1~T_6	上部肋间肌/背肌	轮椅独立，用长腿矫形器扶拐短距离步行	大部自理
T_6~T_{12}	腹肌、胸肌、背肌	长腿矫形器扶拐步行，长距离行动需要轮椅	基本自理
L_4	股四头肌	短腿矫形器扶手杖步行，不需要轮椅	基本自理

2. 损伤程度评定　采用美国脊髓损伤学会（ASIA）分级法（表4-5）。

表4-5　ASIA协会脊髓功能损害分级

功能损害分级	定义
A	完全性损害。骶段无任何感觉或运动功能保留
B	不完全性损害。神经平面以下包括骶段（S_{4-5}）存在感觉功能，但无运动功能
C	不完全性损害。神经平面以下存在运动功能，大部分关键肌肌力小于3级
D	不完全性损害。神经平面以下存在运动功能，大部分关键肌肌力大于或等于3级
E	正常。感觉和运动功能正常。但可遗留肌肉张力增高

3. 日常生活活动能力评定　主要包括翻身、起坐、轮椅转移及驱动等。

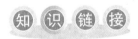

与脊髓功能损害相关的概念

部分保留区：是损伤水平以下仍有感觉或运动功能残留的节段，或感觉和运动均保留而功能弱于正常的区域。在脊髓不完全性损伤时，常有这种区域，其范围超出三个节段；在脊髓完全损伤时，其范围不超出三个节段。

骶残留：是骶部神经传导束幸免于损伤之意，是不完全性损伤的重要特征。骶残留的原因是由于不完全性损伤多属挫裂伤，容易引起出血，而脊髓中央灰质血运丰富，容易发生出血性坏死，但皮质脊髓束下行到骶部的纤维最靠近外侧，因而常能幸免。

脊髓休克：脊髓休克指脊髓受到外力作用后短时间内脊髓功能完全消失。持续时间一般为数小时至数周，偶有数月之久，包括躯体感觉、内脏感觉、运动功能、肌张力和损伤平面以下的神经反射完全消失。球（海绵体）–肛门反射提示脊髓休克已经结束。肛门指检也可以用于判断脊髓休克是否结束以及骶段感觉和运动功能是否存在。

完全性损伤：是指损伤后不存在骶残留。如有部分保留区也不超出三个节段。完全性损伤的确定必须在脊髓休克消失后才可做出。

不完全性损伤：是指有明确的骶残留和部分保留区超过三个节段即可确定。损伤常表现为以下 5 种临床综合征：脊髓中央综合征、前脊髓损伤综合征、半横断综合征、圆锥损伤综合征、马尾综合征。

【社区康复】

脊髓损伤患者在社区康复时，应根据患者的不同损伤平面、损伤程度、康复时期选择适宜的个体化训练项目和训练方法，充分调动患者残存的肢体和器官的功能，代偿丧失的功能，帮助患者最大限度地恢复生活能力和劳动能力，提高生活质量，重返社会，回归家庭。

（一）功能康复

1.药物康复疗法　在脊髓损伤的早期，除手术治疗外，及时使用激素、脱水药，如甲基强的松龙、甘露醇等，有助于脊髓神经功能的恢复，防止脊髓损伤的进一步加重；在损伤 8 小时以内，积极使用神经节苷酯也有一定效果，在中后期主要继续用一些神经营养药物，如维生素 B_{12}（甲钴胺、腺苷钴胺）、神经妥乐平、神经生长因子等。

2.运动康复疗法　脊髓损伤后，一旦病情稳定，即可开始床上康复，防止并发症，鼓励患者尽早主动参与康复治疗。

（1）良肢位的摆放　患者良肢位有助于预防关节的挛缩和压疮，抑制痉挛的发生。患者多采用仰卧位或侧卧位。身体与床接触的部位全部均匀地与床接触，避免局部压力过重，以免发生压疮。在病情许可的前提下，逐步让患者由平卧位向半卧位和坐位过渡，防止体位性低血压。

（2）关节被动活动训练　在生命体征稳定之后就应立即开始全身各关节的被动活动，每日 1~2 次，每一关节在各轴向活动 5~6 次即可，注意动作轻柔，缓慢，有节奏，活动范围应达到最大生理范围。

（3）肌力训练　肌力达到 3 级，可以逐步采用渐进抗阻练习。肌力 2 级时可以采用滑板运动或助力运动。肌力 1 级时采用电子生物反馈或功能性电刺激等方式进行训练。

（4）肌肉牵张训练　包括腘绳肌、内收肌牵张和跟腱牵张。腘绳肌牵张是为了使患者直腿抬高大于 90°，以实现独立坐位。内收肌牵张是为了避免患者内收肌痉挛而造成会阴部清洁困难。跟腱牵张是为了保证跟腱不发生挛缩，以进行步行训练。

（5）翻身训练　脊髓损伤患者约 2 小时应翻身一次，可预防压疮的发生，促进功能的改变。作翻身训练前,先强化上肢和躯干肌力,利用双上肢前屈后左右甩动的惯性带动下肢完成翻身动作。C_7损伤患者可在颈胸段设置一个吊带,训练患者用腕关节残存的肌力进行翻身。

(6)坐位训练 上胸段脊髓损伤时,患者大多只能使髋关节屈曲90°,用双手支撑床面,下肢由于完全瘫痪,膝关节完全伸展,呈"长坐位"。下胸段损伤患者多可完成无须双手的的坐位活。动坐位训练主要包括平衡训练、支撑训练和床上移动训练。

(7)体位转移和轮椅训练 体位转移训练包括床-椅转移、轮椅和马桶、浴缸、地面等的转移。常用的方法有直角转移、侧方转移、利用滑板转移、利用上方吊环转移等。转移时,相互转移的两个平面的高度应尽可能相等,且尽可能靠近并固定,减少意外情况发生。根据患者情况,选择最安全、最容易的方法进行(图4-6)。

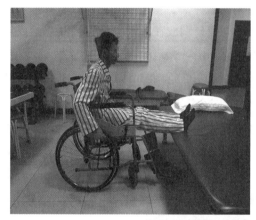
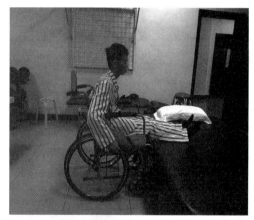
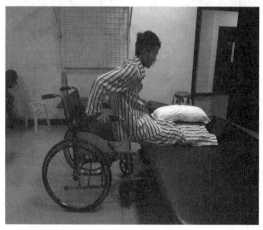

图4-6 床椅转移

(8)轮椅操纵训练 轮椅操纵以上肢的力量及耐力为良好前提。训练包括前后轮操纵、左右转、进退操纵、前轮跷起行走、旋转操纵、上一级楼梯训练以及下楼梯训练。注意每坐30分钟,必须用上肢撑起躯干或侧倾躯干,使臀部离开轮椅面减轻压力1次,以免坐骨结节发生压疮。

（9）站立训练及步行训练　所有脊髓损伤患者都应进行站立及步行训练，防止并发症的发生。脊髓损伤患者因损伤水平不同，站立活动能力也不同。C_2~C_4损伤，起立床站立；C_5~C_7损伤，平行杠内站立；步行训练包括治疗性步行、家庭功能性步行和社区功能性步行三种。C_8~T_2损伤，平行杠内步行；T_3~T_{12}损伤，治疗性步行；L_1~L_2损伤，家庭功能步行；L_3及以下损伤，可进行社区功能步行。

3. 物理因子治疗

（1）低频电刺激疗法　适用于松弛性瘫痪。根据已发生瘫痪的肌肉对直流电及感应电的反应情况，选用合适的电流。如果对先行的感应电流无反应，可用断续直流电或指数曲线电流刺激。用点状电极或擦动电极刺激运动点，每日1次，每次10分钟左右，10~20次为一疗程。

（2）超短波疗法　每次根据瘫痪的肢体部位将电极分别放在脊髓损伤部位及双足或双肩上，无热量或微热量，每日1次，每次10~15分钟，10~15次为一疗程。

4. 作业治疗

主要是日常生活动作（如衣、食、住、行的基本技巧），职业性劳动动作，工艺劳动动作（如编织等），使患者出院后能适应个人生活、家庭生活、社会生活和劳动的需要。另外，作业治疗部门还给患者提供简单的辅助工具，以便家庭生活动作的顺利完成。

5. 中医康复疗法

（1）针灸治疗　取损伤平面上下各1~2个棘突旁的夹脊穴2~4对。上肢选取曲池、外关、合谷，下肢取环跳、委中、承山、绝骨、昆仑、太冲、次髎、三阴交、阳陵泉，常规操作。或头针取顶颞前斜线，顶旁1线，顶旁2线，常规消毒后，按上述穴区向前或后透刺，常规进针法刺至帽状腱膜下。针后捻转，200次/分钟，每根针捻转1分钟，留针3~4小时。可在留针期间进行肢体的功能训练。

（2）推拿治疗　背脊部手法治疗时，从上至下揉按患者背部，采用平补平泻法；其后沿督脉和两条足太阳膀胱经推拿脊背部；然后再点揉督脉和足太阳膀胱经在背部的穴位大椎、命门、肺俞、肾俞等；最后采用擦法，以补法为主，从下至上以掌根按摩背脊部。四肢手法治疗时，硬瘫时采用提捏、点按、摇法等手法按摩手、足三阳经；软瘫时采用指针点按手、足三阳经，配合四肢关节摇法。6次为一疗程，每日一次，每次约30分钟，休息1天，进行下一疗程治疗。

（3）中药治疗　根据中医辨证选择口服中药汤剂或中成药。脊髓损伤早期多为瘀血阻络证，用活血祛瘀汤或补阳还五汤加减，中成药可选血府逐瘀颗粒（口服液）、七厘散（胶囊）等；中期多脾肾阳虚证，用参苓白术散合肾气丸加减，中成药可选济生肾气丸（片）、金匮肾气丸（片）等；后期多肝肾亏虚证，用六味地黄丸加减，中成药可选杞菊地黄丸（胶囊、片）、二至丸等。

（4）膳食调护　日常生活饮食原则为：以高纤维、低脂肪、低油、低胆固醇饮食为主。并可多摄取一些强化身体细胞抵抗自由基，如维生素 A、维生素 C、维生素 E、矿物质硒等，以达到能同时控制体重及维持长期复健治疗所需之能量消耗的目的。

（二）心理康复

脊髓损伤患者一般要经历休克期、否认期、抑郁或焦虑反应期和依赖期几个不同的心理过程。心理康复治疗师要根据患者的心理变化规律，进行有针对性的心理康复治疗，确保患者能顺利度过心理危机期。心理康复技术和方法的运用可参见模块三，例如认知疗法、行为疗法、生物反馈疗法、音乐治疗等。

（三）职业康复与社会康复

1.职业康复　首先通过面谈、就业意愿评估、职业咨询及功能性能力评估确定职业康复目标，并选择进行职业调查、工作需求分析、主动用力一致性评估、工作模拟评估、现场工作评估分析。然后根据不同的损伤水平和个体差异设计不同的康复方案。四肢瘫痪患者可利用上肢残余功能，以个体化的技能培训为主，必要时须借助辅助器具或改良设备。截瘫患者按需要进行工作耐力训练、技能培训、就业选配等职业康复训练。

2.社会康复　脊髓损伤患者康复的最终目标是维持和改善患者精神和肢体的各种功能，最大限度地提高患者生活质量和参与社会的能力。在此过程中需要广泛社会力量的参与，对患者提供由入院开始直至回归工作岗位或社区生活的全程服务。在住院期间对患者进行包括工伤保险政策、合理康复目标的建立、伤残适应等进行咨询和辅导。出院后利用社区资源向工伤职工提供相关的就业政策及就业信息、残疾人优惠政策及有关的服务信息、社区医疗、社区支援网络的使用等服务。同时根据工伤职工的身体功能，对其家居和周围环境进行适当改造，尽量消除工伤职工家居和社区生活的物理障碍。工伤职工及家人合理安排家庭财政，探讨家庭未来生计，使工伤职工及家人有足够的心理和思想准备，对将来的生活做出调整和安排。提高他们应对未来变化的能力。

【案例分析】

患者杨某，男，35 岁，三个月前骑三轮车时不慎翻车，腰部着地，双下肢即不能活动，当地医院摄片示"T12 椎体粉碎性骨折伴完全脱位"，以"双下肢活动不能伴二便困难二月余"收治入院，行"T12 椎体骨折伴脱位复位＋内固定术"。术后卧床一月余后，可佩戴胸腰托支具双手扶持下坐数小时，但不能站立、行走，有漏尿。转康复科进行康复治疗，出院时已能独立平地使用轮椅以及辅助站立 10 分钟。今日回社区继续康复训练。患者精神良好，食欲、

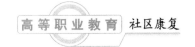

睡眠正常，留置导尿，便秘，开塞露辅助通便。

问题：1. 如何对该患者进行康复评估？

2. 该患者社区康复目标是什么？

3. 如何对该患者进行社区康复训练？

项目四 小儿脑性瘫痪

【概述】

小儿脑性瘫痪（CP）简称"脑瘫"，是小儿从出生前至出生后一个月内，因各种原因所致的非进行性脑损伤综合征。主要表现为中枢性运动障碍及姿势异常，同时经常伴有不同程度的智力障碍、语言障碍、瘫痪及视觉、听觉、行为和感知异常等多种障碍。常见病因为出生前、出生时、出生后一个月内有早产、低体重、窒息、感染、高胆红素血症以及颅内或颅外脑损伤、胎儿发育不良等高危因素。发病率在我国为1.8‰~4‰。小儿脑瘫是使小儿致残的主要疾患之一，它严重地影响小儿的生长发育、生活自理和接受教育的能力。

脑瘫的临床表现按异常运动特征可分为七型。

1. 痉挛型 以锥体系受损为主，主要表现为肌张力增高，肌肉僵硬，并由此所致身体处于异常姿势，活动困难。最为常见，约占脑瘫的70%。

2. 不随意运动型 主要是由于锥体外系受损所致，不随意运动增多，表现为手足徐动、舞蹈样动作、肌张力紊乱、震颤等。约占脑瘫的10%~15%。

3. 共济失调型 以小脑受损为主，主要表现为肌张力偏低，上下肢动作不协调，辨距不良，宽基步态，有意向性震颤和眼球水平震颤，也常伴有构音障碍，智力常受影响。

4. 弛缓型 以肌张力降低为主要表现，常为其他类型的过渡形式。

5. 强直型 少见，以运动时躯干、四肢阻力增高、铅管样强直为主。

6. 震颤型 很少见，表现为四肢静止样震颤。

7. 混合型 表现为两种或两种以上的类型。按瘫痪部位则分为四肢瘫（四肢和躯干受累，程度相似）、双重性偏瘫（四肢受累，双上肢重）、双瘫（四肢受累，双下肢重）、三肢瘫、截瘫、偏瘫、单瘫。其中双侧瘫痪和四肢瘫痪较为常见。按瘫痪的程度又分为轻度，即生活可以自理；中度，即借助辅助器具可生活自理；重度，即不能生活自理，需终生照顾。

由于诱发因素不同、病理表现不同，小儿脑瘫的临床表现较为复杂，不同的脑瘫患者具有不同的临床表现，同一儿童在不同时期也可以有不同表现。脑性瘫痪的定义被界定在脑损伤所致的运动障碍，这种损伤是非进行性的，并且发生在脑的发育时期。

社区康复问题：除运动障碍外还经常伴有合并障碍及继发障碍。合并障碍常见有智力低下，约占 75% 左右；语言障碍，约占 30%~70%；癫痫发作，约占 14%~75%；听力缺陷，约占 5%~8%；视力障碍，约占 50%~60%；其他还有感知觉、行为等障碍。继发障碍主要有关节的挛缩变形，肩、颈、桡骨小头等部位的脱位，骨质疏松，骨折，变形性颈椎病，颈椎不稳定，脊椎侧弯等。

【社区康复评定】

对患者进行系统的康复评估是了解患者目前存在问题的主要手段，为康复目标的确立和康复计划的制定提供依据。在评定中要结合儿童的发育水平来综合进行判断，找出患者的根本问题，为下一步康复奠定基础。

1. 身体状况的评定　包括一般状况、心理、精神状态以及智力评定。智力评定常用的方法有盖塞尔发育量表、韦氏学前儿童智力量表、韦氏儿童智力量表。

2. 肌力测定　常采用徒手肌力检查法（MMT）。

3. 肌张力评定　脑瘫的主要症状是肌张力异常，常通过对患儿的姿势观察、被动活动患儿的肢体、触摸肌肉的肌腹等方法判断肌张力情况。对大于 1 岁的患者，可采用 Ashworth 痉挛量表或改良 Ashworth 痉挛量表。肌张力常分为静止性肌张力、姿势性肌张力和运动性肌张力。

4. 关节活动度评定　由于脑瘫患儿肌肉痉挛，或肌腱挛缩，或被动非正常姿势及异常运动模式的长期存在，会导致四肢关节活动障碍，所以关节活动评估十分重要。主要在被动运动下对关节活动范围进行测定。当关节活动受限时还应同时测定主动运动的关节活动范围，并与前者相比较。

5. 反射发育评定　小儿反射发育能较客观地反映中枢神经系统发育情况，是脑瘫诊断与评定的重要手段之一。包括原始反射、姿势反射、平衡反射、背屈反应、降落伞反射和病理反射等。脑瘫患儿可以有原始反射残存或消失过晚，姿势反射、平衡反射延迟出现，存在病理反射等特征。

6. 姿势与运动发育评定　姿势发育与神经系统的发育是相平行的，它反映着肌张力和神经系统的状态。脑瘫儿童发育的主要特征是，运动发育延迟 3 个月以上，同时有异常姿势和运动模式。姿势和运动的发育情况可以用运动指数（MQ）来表示，或用 Gesell 婴幼儿发育评定方法，测出发育商数（DQ）来表示。

7. 粗大运动功能评定　常用粗大运动功能评定（GMFM）来全面评定脑瘫患儿粗大运动功能状况。

8. **精细运动功能评定** 主要为手功能评定。九孔柱测试能反映手的灵活性，是可靠、有效、简便、省时的适用于临床的评价手功能的一种方法。

9. **其他评定** 包括日常生活活动能力评定、语言障碍评定、听力障碍评定、视觉障碍评定、认知评定和步态分析等。

【社区康复】

小儿脑瘫是由固定的脑部病变引起，通常难以完全治愈。通过康复治疗，能最大限度地抑制异常运动和姿势，促进正常运动发育，改善患者运动功能。尽可能减少继发性残损，提高生活自理能力、交流能力、社会适应力，改善患儿生活质量。

（一）功能康复

1. **药物康复疗法** 常用的药物有促进脑神经代谢的药物，如脑活素、神经再生因子、γ-氨酪酸、B族维生素等；肌松弛剂常用力奥来素（巴氯芬）、妙纳、安定等；抗震颤麻痹药如美多巴、左旋多巴；抗胆碱能药如安坦等；自由基清除剂如维生素 C、维生素 E、维生素 B 等；其他如抗癫痫药，抗感染药，增进呼吸功能、营养及消化系统功能等药物。

2. **运动康复疗法** 脑瘫儿运动康复训练需遵循小儿发育顺序，即抬头、翻身、坐、爬、站、走的顺序循序渐进地进行。常用的训练方法除传统运动疗法，如增强肌力、维持 ROM、按摩、步行训练外，还应结合神经生理疗法技术，又称为"易化技术"，如 Bobath 法、vojta 法、引导式教育、上田法、Brunnstrom 法、Rood 法、PNF 法等方法。脑瘫儿的具体康复训练方法如下：

（1）头部的控制训练 抬头和头部控制是正常儿童运动发育的基础。只有在头部控制良好的基础上，才能发展出其他运动。不能控制头部的脑瘫患儿难以完成其他粗大动作。

1）仰卧位训练方法

①痉挛型：治疗师将两手放在患儿头部两侧，用前臂向下压患儿肩膀的同时，把其头部向上抬，使头部抬起呈前倾位。

②手足徐动型：治疗师将患儿上肢伸直内旋并稍向下压，将患儿慢慢自仰卧位拉至坐位，可促使患儿头部向前保持抬高。

③弛缓型：治疗师将手抓住患儿肩膀，用大拇指顶在胸前，将肩膀向前，肩关节呈内收状，抬起肩膀同时将其头抬起。

2）俯卧位训练方法：可以通过使用色彩鲜艳且能发出声音的玩具吸引患儿主动抬头，或通过刺激脊柱两侧肌肉，或通过楔形垫抬高胸部，或通过球上训练等帮助小儿抬头。

（2）翻身训练 在患儿获得较好的头部控制后应立即开始进行训练。翻身训练能促进躯体回旋运动完成及非对称性姿势消失，促进躯干立直反射出现，为以后坐、站和行走的发育奠定基础。

①主动诱发训练：患儿在俯卧位时，用带声响的玩具在其前面吸引他的注意，通过玩具的移动使其转身至侧卧直至俯卧。

②被动诱发训练：通过刺激诱发带以诱发出翻身反射进行翻身。或通过上、下肢控制性进行翻身。

（3）长坐位保持训练

①痉挛型：通过姿势抑制患儿肌肉痉挛，同时鼓励患儿躯干自前倾位逐渐伸直。以纠正由于骨盆的后倾造成的猿背。

②手足徐动型：治疗时可先将患儿的两脚并拢弯曲，再用手抓住其肩膀向前内方旋转，促使其肩关节内收后，双上肢置于身体两侧支撑自己坐稳，增强其在坐姿时的稳定性和上肢及头部对称性姿势的保持。

③弛缓型：抱住患儿，用双手固定骨盆，并用大拇指放在脊柱两侧予以压力，以促进头和身体伸直。

（4）坐位的平衡能力训练　当患儿学会坐稳后，可以经常向两侧或前后摇晃小儿，使其学会在动态中保持平衡，也可在球上进行坐位平衡训练。

（5）爬行训练　爬行是儿童早期移动的方式，是今后行走的基础动作之一。爬行可锻炼四肢的协调能力和躯干与四肢的控制能力。首先让患儿双手和双膝同时四点着地，垂直于地面，进行手膝位支撑训练，以提高姿势控制和四肢的抗重力、伸展能力。然后进行手膝位重心移动训练，即在四点支撑时，令其抬起一侧上肢变为三肢支撑，或同时抬起一侧上肢和对侧下肢，交替练习。最后，令患儿向前伸出一侧上肢支撑后，辅助患儿将对侧小腿向前送，使患儿较顺利地完成四肢模式爬行的体验。

（6）上肢支撑训练　令患儿爬在楔形垫上，两上肢支撑在垫子上，治疗师在其前方拿玩具吸引患儿抬头，将上肢伸直，抬起上身。或令患儿坐在垫子上，两上肢向后支撑在垫子上，治疗师将其两腿抬高进行后方支撑训练。

（7）上肢保护性伸展反应训练　令患儿坐在垫子，一个康复治疗师将患儿分别向前、侧、后方推，同时另一个康复治疗师辅助患儿向前、侧、后方支撑，诱发患儿出现上肢保护性伸展反应。

（8）降低肌张力训练

①张力影响模式：通过调整姿势来获得。如伸肌张力为主的患儿，仰卧位时，头后仰，躯干过度伸展，姿势严重不对称。这时如果在患儿头下放置一个小枕头，保持头稍前屈，就可抑制全身的伸展模式，保持对称性姿势。

②控制关键点：通过控制关键点，可以调整并改善身体其他部位的姿势、运动模式及张力，关键点有近端关键点和远端关键点。近端关键点有头、脊柱、胸骨、肩胛骨、骨盆、髋骨。远端关键点有下颌、腕关节、膝关节、手指、拇指根部、踝关节、大脚趾。如

重度屈肌痉挛的患儿，可以让其趴在治疗师的膝盖上，治疗师通过活动自己膝盖来降低患儿的痉挛，同时刺激患儿的肩胛带和骨盆，使躯干旋转，进一步缓解痉挛，刺激躯干伸展。

③被动牵拉：可向肩关节处持续挤压，降低上肢的屈肌张力。

（9）手指粗大抓握训练　选取直径2.5cm的圆柱形或圆形物体吸引患儿主动用手抓握。如果其拇指内收，刺激其大鱼际，使拇指外展抓握。如果患儿握住松不开，敲击其指总肌腱，使手指伸展，松开物品。

（10）手指精细动作训练　可采用杯中取物训练，从杯子中捡取小物件，锻炼掌指关节屈曲和对指练习。也可采用穿珠子、折纸、捏橡皮泥等进行训练。

3. 物理因子治疗

（1）功能性电刺激疗法　功能性电刺激疗法（FES）是使用高频、低频、中频等瞬间出现的医用电流来刺激失去神经控制的横纹肌或平滑肌，引起肌肉收缩，以获得有益的功能性运动，使肌肉产生被动的、节律性收缩。有经皮神经电刺激法、神经肌肉电刺激法等。

（2）传导热疗法　将加热后的介质作用于人体表面。使热传导到疾患部位以治疗疾病，促进康复的方法称为传导热疗法。可用作传导热疗法的介质有水、泥、蜡、砂、盐、酒、中药、化学盐袋等。

（3）水疗法　水疗法是利用水的物理特性使其以各种方式作用于患者，促进康复的方法。水疗法既是一种运动疗法，也是一种物理因子疗法。通过水的温度刺激、机械刺激和化学刺激来缓解肌痉挛，改善循环，调节呼吸频率，增加关节活动度，增强肌力，改善协调性，提高平衡能力，纠正步态等。

4. 作业治疗　是为改善患者的功能，以恢复其独立生活的能力，有针对性地从日常生活活动、学习劳动、认知活动中，选择一些作业项目，对患儿进行训练。下面主要介绍日常生活动作的指导和训练。

（1）进食训练　患儿独自进食时应根据患儿手的实际抓握水平，选择不同的勺子，如加粗勺把、改造勺颈的角度等。对于偏瘫型患儿，应选用带吸盘的盘子和碗或使用防滑垫。对于手足徐动型患儿，应选用带挡板及吸盘的盘子和碗。刚开始练习时，治疗师可以辅助患儿的右手，使前臂旋前将食物舀出送入口中。随着进食越来越好，辅助量也越来越少，直到患儿可以独自进食。

（2）更衣动作训练　先让患儿学习认识身体的部位，辨别颜色、大小、衣服的类型及衣服的上下前后等各部位；然后治疗师示范，让患儿模仿或让患儿对着镜子模拟穿衣。最后让患儿进行穿衣练习。穿衣时先穿患侧，再穿健侧。脱衣时先脱健侧，后脱患侧。先给予辅助，后逐渐减少辅助，学会自己独立穿脱。

（3）清洁等其他生活动作训练 清洁、整容、社交、使用器具动作、床上动作、轮椅上动作、站立动作等的训练，都要根据患儿患病程度、性别、年龄等的不同制订出切实可行的计划，耐心地按照脑瘫儿康复训练的原则进行。

（4）大小便训练 一般可从两岁开始训练，先准备前面或两旁带有把手的便盆，给患儿一个稳定的姿势和位置。另外要养成定时大小便的习惯，学会控制大小便，然后一日中每次大小便都给以训练机会。大小便训练亦是综合动作训练，其中包括穿脱裤子、站立、坐位平衡训练，甚至蹲起训练，便后处理训练等。

（5）书写训练 首先应根据患儿手的实际抓握水平，选择相应的笔。还应注意坐姿，即患儿双脚平放在地面上，躯干伸展稍前倾。对于全身屈肌痉挛为主的患儿，可以让其立位进行书写训练。书写时先练习画直线，再逐步练习大字、小字，直至正常书写。

5. 中医康复疗法

（1）针灸治疗 取督脉之大椎、命门、腰阳关、长强及肝经之太冲为主穴，同时配合局部选穴。头部穴位选取四神针（百会穴前后左右各旁开1.5寸）、智三针（神庭和双本神穴）、颞三针（耳尖直上入发际2寸为第1针，第1针前后各旁开1寸为第2针、第3针）、脑三针（脑户和双脑空穴）。上肢精细动作较差，可选上肢曲池、外关、合谷；下肢痿软无力的脑瘫患儿可配足三里、三阴交。头部穴位沿皮平刺，留针1小时。体针多用直刺，留针30分钟，每间隔5分钟运针1次，体针出针后，患儿可在家长或医务人员保护下活动，可主动活动或被动运动。每日1次，4个月为一疗程。

（2）推拿治疗 采用疏通矫正手法进行推拿，包括循经推按、穴位点压、异常部位肌肉推拿、姿势矫正。手法治疗每日1~2次，每次15~45分钟。时间长短根据年龄、体质情况而定。每周治疗6天，每月为1疗程。

①循经推按：在经络循行部位或肌肉走行方向，使用推法和按法的复合手法，以推为主，根据不同部位可选指推法、掌推法。

②穴位点压：对全身各处重要穴位，使用点揉、按压复合手法。

③异常部位肌肉按摩：对患儿异常部位肌肉采用揉、按、搽等手法，对肌张力高的部位，用柔缓手法，可缓解痉挛，降低肌张力；对肌张力低下的部位，用重手法，以提高肌力。

④姿势矫正：采用扳法、摇法、拔伸法等手法，促进脑瘫患儿肢体、关节活动，对异常的姿势进行矫正。

（3）中药治疗 以中医辨证治疗为主。常见证型有：肝肾亏损型，方用六味地黄丸加减；脾肾虚弱型，方用补天大造丸加减；心脾两虚型，方用归脾汤加减；痰瘀阻滞型，方用通窍活血汤加减；脾虚肝亢型，方用钩藤异功散加减。

（4）膳食调护 饮食要高热量、高蛋白、高脂肪、高纤维素，搭配多种维生素、多种微量元素。注意补充钙与维生素 A 和维生素 D，以防止骨质疏松。饮食应具备四大特点，烂、细、鲜、软，由流食→半流食→固体食物逐渐改变质地，指导家长合理喂养，定时定量。

（二）心理康复

由于肢体运动障碍、社会活动受限以及常伴有智力、语言、视觉、听觉等多种障碍，与正常儿童相比脑瘫患儿更易出现心理障碍或不适应，例如行为异常、遗尿、自伤、自闭倾向、情绪障碍、认知损害等。心理问题如得不到及时矫治，则会加重其功能障碍。心理治疗形式包括个别心理治疗、家庭心理治疗及集体心理治疗三种。常用方法有行为矫正治疗、集体治疗、认知治疗、家庭治疗、游戏治疗等。

（三）职业康复与社会康复

小儿脑瘫的社会康复是其全面康复的一部分，是指从社会的角度采取各种措施，为脑瘫患儿创造一种适合其生存、创造、发展、实现自身价值的环境，享受同等权利，达到积极参与社会生活的目的。只有包括医疗康复、教育康复、职业康复和社会康复在内的综合康复，通过医疗、教育、民政、残联等部门的协同努力，才能真正实现脑性瘫痪的全面康复。

【案例分析】

王某，男，3 岁，因不能独立步行到当地医院就诊，诊断为小儿脑性瘫痪，曾以脑活素和高压氧治疗 6 个月无效出院。患儿为第一胎第一产，孕 29 周早产，出生时体重 1.6kg，有产后窒息史。患儿出生后运动、智力发育与同龄儿童相比滞后。到社区时能独坐，不能独站，辅助下可以行走，但呈剪刀步态，双膝屈曲，双足跟不能着地。一般情况良好，双手精细动作稍差，双下肢肌张力高，关节活动度差，外展受限。

问题：1. 该患儿属于脑瘫哪种类型？

2. 该患儿需做哪些康复评定？

3. 该患儿如何进行社区康复训练？

项目五　周围神经损伤

【概述】

周围神经损伤是指周围神经干或其分支受到外界直接或间接力量作用而发生的损伤。损伤原因有压砸伤、挤挫伤、牵拉伤、枪弹伤、切割伤、手术误伤、注射伤等。周围神经多为混合神经，包括运动神经、感觉神经和自主神经。损伤后的典型表现为运动障碍、感觉障碍和自主神经功能障碍。康复医学的干预，无论在周围神经损伤后的早期、恢复期，还是后遗症期都有重要意义。尤其在手术治疗后的早期更加重要。

（一）周围神经损伤的分类

对周围神经损伤的分类沿用 1943 年 Seddon 分类法。

1. 神经失用　又称"神经震荡"，为轻型神经损伤。表现为神经轴索与神经外膜均完整，传导功能暂时丧失。患者有明显运动、感觉功能障碍，但无肌肉萎缩，神经功能于数日至数周内自行恢复，不留后遗症。

2. 轴突断裂　是指神经外膜完整，神经轴索部分或完全断裂，远端神经纤维发生沃勒变性。临床表现为神经完全损伤，受损神经部位以下的运动、感觉和自主神经功能部分或完全丧失。经过一段时间后多可自行部分或完全恢复。

3. 神经断裂　是指神经束或神经干完全断裂，受损神经部位以下的运动、感觉和自主神经功能完全丧失。根据神经的两个断端较近或较远的不同情况，经手术缝合后，患者功能可恢复或恢复不完全。

周围神经损伤后肢体功能障碍主要表现为肌肉瘫痪、萎缩，感觉麻木或丧失，关节挛缩和畸形等，血管损害时可有肢体水肿。部分性神经根损伤及瘢痕卡压时可有顽固性疼痛。

（二）社区康复问题

1. 运动功能障碍　表现为肌张力低下、肌肉迟缓性瘫痪、肌肉萎缩、肢体姿势异常等。

2. 感觉功能障碍

①主观感觉障碍：在没有任何外界刺激的情况下出现感觉异常、自发疼痛、幻痛等。

②客观感觉障碍：感觉丧失、感觉减退、感觉过敏、感觉过度、感觉倒错等。

3. 反射异常　深、浅反射均减弱或消失。

4. 自主神经功能障碍

①刺激性损伤：如皮肤发红、皮温升高、潮湿、角化过度等。

②破坏性损伤：如皮肤发绀、冰凉、干燥、无汗或少汗、指（趾）甲粗糙变脆、毛发脱落等。

【社区康复评定】

1. 形态评定　周围神经损伤损及血管周围的交感神经时，血管张力丧失，可引起肢体水肿；损及神经时，则所支配的肌肉主动功能消失，肌张力消失并呈松弛状态，肌肉逐渐发生萎缩。由于与麻痹肌肉相对的正常肌肉的牵拉作用，使肢体呈现特有畸形。通过观察畸形、肌肉萎缩、测量肢体周径和关节活动范围，可了解神经损伤部位、程度。

2. 运动功能评定　包括关节活动范围测量、肌张力评定、肌力评定、平衡和协调评定等。

3. 感觉评定　感觉检查包括浅感觉（痛、温、触）、深感觉（位置觉、震动觉、运动觉）和复合觉（数字识别、二点辨别、实体觉），还要根据病例特点询问有无主观感觉异常（异常感觉、感觉倒错）。

4. 日常生活活动（ADL）能力评定　常用 Barthel 指数进行评估。

5. 特殊的功能评定

（1）Tinal 征　即神经干叩击试验，是检查神经再生的一种简单方法。当神经轴突再生，尚未形成髓鞘之前，对外界的叩击可出现疼痛、放射痛和过电感等过敏现象。沿修复的神经干叩击，到达神经轴突再生前缘时，患者即有上述感觉。定期重复此项检查，可了解神经再生的进度。

（2）电生理学检测　电生理诊断对判断周围神经损伤的范围、部位、性质与程度均有重要价值，常用直流感应电检查法、强度－时间曲线检查法、肌电图检查法、神经传导速度的测定、体感诱发电位检查等，其中肌电图和神经传导速度检查既对周围神经损伤程度判断有重要参考价值，又可作为监测与评价周围神经损伤后神经再生与功能恢复的重要手段。

【社区康复】

社区康复治疗的目的是消除病因，减轻炎症与水肿对神经的继发性损害，防止肢体挛缩变形，促进神经再生，防止肌肉萎缩，保证肌肉的再支配，使神经传导功能、肌力、耐力及运动协调得到恢复。

（一）功能康复

1. 药物康复疗法　对于周围神经炎早期，可用激素治疗，如泼尼松或地塞米松。有明显疼痛者，可用镇痛药物，如卡马西平。后期主要使用改善循环、营养神经和促进神经再生的药物，如 B 族维生素、ATP、辅酶 A、胞磷胆碱、地巴唑、神经生长因子、神经节苷脂等。

2. 运动康复疗法　主要进行主动和被动运动、牵伸、肌力及耐力训练、平衡训练、步态训练等。

（1）关节活动度训练　周围神经损伤后，应及早进行被动或主动运动，防止关节周围的纤维组织挛缩，必要时配以支具支持。如果已产生关节挛缩或畸形，则应采取主动、被动运动和关节功能牵引。

（2）肌力训练　可防止肌萎缩，增强肌力和耐力，促进运动功能的恢复。一般认为，训练增强最大肌力时用静态肌肉收缩的等长运动法较好，而增强肌肉的耐力用动态肌肉收缩的等张运动为佳。肌力训练应尽早进行，并根据患部的肌力采用不同的训练方法和运动量。同时进行速度、耐力、灵敏度、协调性与平衡性的训练。

3. 物理因子治疗

（1）光疗法　常用激光治疗和红外线疗法。使用氦 – 氖激光小功率照射后有助于神经修复；红外线治疗主要应用红外线的热效应，改善受损局部的血液循环，加快组织代谢，促进炎症水肿吸收，为神经轴突的再生创造条件。

（2）电疗法　分为高频、中频、低频电疗法。高频电疗法常用超短波治疗，可扩张血管，改善神经和周围组织的血液循环和营养，加强局部组织代谢和神经功能，达到消炎消肿的目的；中频治疗多为调制中频，具有消炎止痛，促进局部血液和淋巴回流，提高平滑肌张力，调节植物神经功能的作用；低频电疗法常用低频脉冲电流刺激病肌引起肌肉节律性收缩，促进血液循环、神经再生和神经传导功能的恢复，延缓肌肉萎缩，抑制肌肉纤维化。应用经皮电刺激神经疗法不仅能止痛，还能有效促进周围神经再生，改善受损神经支配肢体的功能。

（3）生物反馈疗法　是训练神经功能十分有效的辅助方法。把引出的微弱肌电信号放大并显示给患者，增强患者对运动的感知力，有利于恢复和改善神经对肌肉的控制，增强肌力，提高运动的灵活性、稳定性和协调性。

（4）其他治疗　选用热敷、蜡疗、电光浴、超短波、电磁波等，也可根据具体情况进行水中运动治疗。

4. 作业治疗　主要进行感觉功能的训练，如对感觉缺失者进行感觉再教育和再训练，对感觉过敏者进行脱敏训练。此外，还应进行手功能和日常生活活动能力的训练。

（1）感觉再教育训练

1）早期训练：当患者能够分辨30Hz的振动及移动性触觉恢复时，可开始进行感觉训练。早期的治疗目标是训练移动性触觉、持续性触压觉、触觉定位、触觉的灵敏。

①移动性触觉：可用铅笔末端橡皮擦或指尖在治疗区域来回移动。嘱患者观察刺激，闭眼，将注意力集中在刺激上，然后睁眼，证实发生的一切，并口述感觉到什么。

②持续触压觉：用铅笔头压在治疗区域的一个地方，产生持续触压觉。训练程序同前。

③触觉定位：使用软胶棒（如铅笔的橡皮头）压于掌上，或来回移动，嘱患者注意压点，以视觉协助判断压点位置，然后闭眼感受压点的触感。如此反复练习。

④触觉的灵敏：感觉减退或消失、实体感缺失者，往往很难完全恢复原来的感觉，需要采用感觉重建训练法进行训练，即训练大脑对新刺激的重新认识。可让肢体触摸或抓捏各种不同大小、形状和质地的物品来进行反复训练。刺激强度逐渐从强到弱来增加分辨能

力。训练可分为三个阶段，在健侧、患侧、睁眼、闭眼不同情况下进行，让患者努力去比较和体会。

2）后期训练：在移动和固定触觉以及指尖定位恢复后，可进入后期训练，此时患者已可分辨 256Hz 的振动。则进行以下训练：①形状辨别：循序渐进地训练患者分辨不同大小和不同形状的物品，达到较细密的感觉恢复。②日常物品辨别。

（2）脱敏训练　对感觉过敏者，可采用脱敏训练。脱敏的第一步是指导患者如何保护过敏的伤处，进而对皮肤或瘢痕处给予适量的刺激，逐渐使患者能够适应和接受该刺激。采用的方法包括震动、按摩、渐进压力、叩击、浸入疗法，或使用冰水，由软而硬，选用不同质地不同材料的物品如棉球、棉布、毛巾、毛刷、豆子、米粒、沙子等刺激敏感区，刺激量逐渐加大，使之产生适应性和耐受力。或使用经皮神经电刺激疗法或超声波疗法等。

（3）手功能训练　上肢功能损伤者需进行上肢功能训练、手功能训练。采用皮球及橡皮筋练习，可对指屈、伸肌进行训练，也可对所有手内部肌进行训练，练习时，尽量用力捏皮球或挑动橡皮筋网，维持 10 秒。也可根据患者的年龄、性别、文化程度、职业、神经损伤和功能障碍的部位、程度，治疗的目标和个人爱好等，选择适宜的作业活动来提高上肢及手的功能，如木工（拉锯、刨削、砂磨、捶打）、编织、刺绣、泥塑、套圈、拧螺丝、插板、夹夹子、打字、书法、绘画、弹琴、珠算、下棋等。

（4）日常生活活动（ADL）训练　周围神经病损，不管是单神经或多神经，均会部分或全部、轻度或严重地影响患者的日常生活活动能力。评定 ADL 能力，有利于及时制定康复计划以提高 ADL 能力和改善生活质量，对存在 ADL 功能障碍者可进行 ADL 功能训练和家务劳动训练。

5. 中医康复疗法

（1）针刺治疗　选取损伤部位周围腧穴或根据经络循经取穴，配合止痛活血、通经活络等作用的穴位。多采用电针以疏通经络，兴奋神经。在损伤中、后期，可用水针治疗，如用维生素 B、加兰他敏、黄瑞香或当归注射液等，做穴位或肌内注射。

（2）推拿治疗　患者伤在上肢取坐位，患者伤在下肢取卧位。用捏法和揉法，由肢体近端到远端，反复数遍，强度以肌肉有酸胀感为宜。如瘫痪较重可用弹筋法，并可根据肢体不同部位取穴推拿。循经取穴或沿神经干取穴，用指尖推或掐，强刺激以得气为度。最后，在患肢来回揉 1~2 遍后结束。

（3）中药治疗　周围神经损伤属于中医学中的痿证、痹证范畴。中医认为由于创伤致筋脉受损，瘀血不散，筋疲力乏致肢体瘫痪，中晚期则由于气滞血瘀得不到改善，致损伤部位以下气血两虚，且瘀阻日久致肾阳受损。可根据中医辨证选用身痛逐瘀汤、补阳还五汤合八珍汤、四君子汤合右归丸等治疗，或选择中成药如复方神肌冲剂、补气通络胶囊、木丹颗粒等。

（4）膳食调护　合理调配饮食结构，给予高蛋白、富含维生素饮食补充，忌食辛辣食物，戒除烟酒。

6.辅助技术

（1）矫形器　根据损伤情况，主要运用功能位矫形器、固定用静态矫形器、功能训练用动态矫形器等。

（2）其他辅助器具　下肢神经损伤者常用腋杖、肘杖、手杖等，部分患者需使用轮椅、坐便器、洗澡椅等。

（二）心理康复

周围神经损伤后出现功能障碍，患者不仅劳动、工作、学习的能力要受到一定影响，而且日常生活自理能力也可能出现困难，加之对康复前景的忧虑，促使患者承受沉重的心理负担。可采用医学宣教、心理咨询、集体治疗、病人示范等方式来消除或减轻病人的心理障碍，发挥其主观能动性，积极进行康复治疗。也可通过作业疗法改善患者心理状态。

（三）职业康复与社会康复

1.职业康复　首先进行职业康复评价，如职业调查、就业意愿评估、工作需求分析、功能性能力评估、工作模拟评估、现场工作分析评估等。然后进行职业康复，包括职业咨询、工作强化训练、就业选配、技能培训、工作适应与调整等。

2.社会康复　包括社会康复评价、社区咨询使用辅导、家庭康复技巧的指导、工作安置协调指导等，使患者在出院后能尽可能达到以前的生活状态，重返社会。

项目六　颈椎病

【概述】

颈椎病是由于颈椎椎间盘、颈椎骨关节及其相关的肌肉、韧带、筋膜等所发生的退行性改变及其继发性改变，刺激或压迫周围的脊髓、神经、血管等组织而产生的一系列临床症状和体征，又称"颈椎综合征"。

颈椎病是一个复杂的过程，其发病主要因素为颈椎退行性变，尤其是椎间盘的退变，是颈椎诸结构退变的首发因素，并由此演变出一系列颈椎病的病理解剖及病理生理改变。最容易发生在 C_4~C_5、C_5~C_6 节段。慢性劳损也是常见诱发因素，如不良的睡眠、枕头的高度不当或垫的部位不妥。工作姿势不当，尤其是长期低头工作者颈椎病发病率会升高。其他引起颈椎病的因素有外伤、发育性椎管狭窄、先天性颈椎畸形、代谢影响、精神因素、咽喉部炎症等。

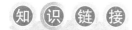

颈椎病的流行病学调查

颈椎病是一种常见病、多发病，一般多见于中老年人，其发病率随着年龄的增加而显著提高，据不完全统计，40~50 岁的发病率为 20%，60 岁以上者达 50%，而 70 岁以上则更高。近年来随着生活节奏的加快、工作学习压力的增加以及电脑、手机的普及，颈椎病的发病明显趋于年轻化，一些长期从事文字工作的年轻人如：打字员、办公室人员、白领职员、记者以及长期使用电脑者甚至中小学生等，由于久坐少动、长期伏案，导致颈肩肌劳损，使年轻的颈椎病患者逐渐增多。

颈椎病可分为：

1. **颈型** 主诉头、颈、肩部不适、疼痛等异常感觉，并伴有颈部僵硬、活动不灵以及相应的压痛点等，是比较常见的一种类型。

2. **神经根型** 主诉颈肩臂疼痛、麻木，向前臂或手指放射，且范围与颈脊神经所支配区域相一致，可伴有手或臂无力，持物不稳或失落，颈部僵直，活动受限。此型发病率最高，约占 50%~60%。

3. **椎动脉型** 转头时突发眩晕，恶心、呕吐；四肢无力，共济失调，甚至倾倒，但意识清醒，且每次眩晕发作都和颈项转动有关。严重或病程长久者可出现脑干供血不足，进食呛咳，咽部异物感，说话吐字不清，以及一过性耳聋、失明等症状。

4. **脊髓型** 手、足或肢体麻木，僵硬不灵活，握物不稳，写字、持筷不方便或行走不稳，足下踩棉花感等。部分患者有尿急、尿频或排尿困难，胸或腹部束带感的症状。

5. **交感神经型** 头晕头痛，眼部干涩、胀痛或流泪、视物不清，耳鸣耳聋，面部麻或半身麻，发凉感，无汗或多汗，心动过速或过缓，心律不齐，心前区疼痛；情绪不稳，睡眠不好，对疾病恐惧多虑。

6. **食管压迫型** 表现为吞咽困难或进食后胸骨后异常感。单纯食管压迫型颈椎病比较少见，往往合并有其他类型。

7. **混合型** 具有上述 2 组以上症状，通常以某型为主，伴有其他型的部分表现。

颈椎病的社区康复问题主要表现为疼痛、颈椎活动受限、感觉异常、ADL 受限以及心理障碍几个方面。

【社区康复评定】

1.运动功能评定

（1）关节活动范围评定　颈椎病可出现颈椎的活动异常。正常颈椎关节活动度为屈曲 0~60°，后伸 0~70°，左右旋转 0~80°，左右侧弯 0~45°。

（2）肌力评定　对易受累的肌肉进行肌力评定，并与健侧对比。一般包括冈上肌、三角肌、肱二头肌、肱三头肌、伸腕肌等。

2.疼痛评定　可采用视觉模拟评分法（VAS）、疼痛问卷（McGill）、口述分级评分法（VRS）等，但治疗前后应采取同一种评分方法。

3.感觉与反射评定　通过评定可鉴定颈椎病的类型，判断颈椎病的严重程度，并大致确定病变椎体节段。如神经根型颈椎病在相应节段上可出现感觉、运动异常（表4-6）；脊髓型颈椎病可出现腱反射活跃或亢进，并可出现病理反射阳性，如 Hoffmann 征（+）、Babinski 征（+）、Openheim 征（+）、踝阵挛等。

表4-6　神经根型颈椎病时各神经根受累的症状

椎间盘水平	受累的神经根	疼痛部位	感觉异常区	无力的肌肉	减弱或消失的反射
C_{4-5}	C_5	上臂外侧	上臂外侧三角肌区	冈上肌、冈下肌、三角肌、肱二头肌	肱二头肌腱反射
C_{5-6}	C_6	上臂外侧，前臂桡侧	拇指、示指	肱二头肌、手腕背伸肌	肱二头肌腱反射、桡骨膜反射
C_{6-7}	C_7	上臂外侧，前臂桡侧	示指、中指、腕桡侧	肱三头肌、腕屈肌	肱三头肌腱反射
C_7-T_1	C_8	上臂及前臂内侧	小指、无名指	除桡侧腕伸肌、桡侧腕屈肌及掌长肌外所有的腕伸屈肌、手部诸肌	肱三头肌腱反射

4.日常生活活动能力评定　对较严重的患者基本生活能力的评定，常用 Barthel 指数进行评估。

5.特殊试验　前屈旋颈试验、压顶试验（椎间孔挤压试验）、臂丛神经牵拉试验、椎动脉扭曲试验等特殊试验可呈阳性。

6.其他评定　颈部外观、压痛点、肌电图评定、心理和社会功能评定等。

【社区康复】

（一）功能康复

1.药物康复疗法　可选择性应用止痛药（如布洛芬）、扩血管药、营养神经类药（如维生素 B_{12}、甲钴胺等）、活血化瘀类药物等，对症状缓解有一定效果。可尝试使用硫酸氨基葡萄糖和硫酸软骨素进行支持治疗。

2. 运动康复疗法 常用的运动治疗方法包括颈椎牵引、颈椎关节松动术、颈部肌群肌力训练。

（1）颈椎牵引 是一种比较常见的颈椎病治疗方法，尤其是神经根型颈椎病。最常采用坐位枕颌带牵引法。牵引时最大的应力处于病变部位。颈椎牵引三要素为牵引角度、牵引时间、牵引重量。

1）牵引角度：根据病变部位确定牵引角度。当病变部位在 $C_1 \sim C_4$，前屈 $0 \sim 5°$；$C_5 \sim C_6$ 病变，前屈 $10 \sim 15°$；$C_6 \sim C_7$ 病变，前屈 $20 \sim 25°$；$C_7 \sim T_1$ 病变，前屈 $25 \sim 30°$。

2）牵引时间

①牵引时间：每次 $10 \sim 30$ 分钟，最佳的牵引时间为每次 $15 \sim 20$ 分钟。如果牵引重量在 $10 \sim 30$ 分钟内保持不变，则为持续牵引；若牵引重量在 $10 \sim 30$ 分钟内有所改变，则为间断牵引。

②牵引频率及疗程：门诊患者一般每日 1 次，10 次为一个疗程，可持续 $1 \sim 2$ 个疗程或更长，两疗程之间休息 $7 \sim 10$ 天。住院患者可根据情况，每日 $1 \sim 2$ 次，甚至可持续牵引 24 小时。

3）牵引重量：牵引重量一般逐渐增加，从体重的 $8\% \sim 10\%$ 开始，根据患者体质及颈部肌肉发达情况逐步增加牵引重量，一般每 $3 \sim 5$ 天增加 1kg，如症状改善，可维持原重量，如症状无缓解，可适当增加牵引重量，最大可达体重的 1/3。对颈部细长、颈椎不稳、年老体弱等特殊人群以及卧位患者，牵引强度应适当减小。

（2）颈椎关节松动术 颈椎关节松动术可改善颈椎活动范围、缓解颈部疼痛、僵硬。具体操作为：

①患者取俯卧位，左右手掌重叠置于治疗床的顶端，额头置于其上。治疗师的 2 个大拇指相对并拢在患者的棘突两侧由上至下轻轻按压并询问患者疼痛部位。

②做松动术时对于最疼痛的部位垂直向下压Ⅰ～Ⅱ级。对于疼痛较轻的部位垂直向下压Ⅲ～Ⅳ级，反复做 $5 \sim 8$ 次。

③患者取仰卧位，双肩与治疗床的顶端并齐，治疗师取半蹲位，患者的头部置于治疗师的右肩上。治疗师的双手托住患者的下颌，手与肩配合向后、稍向上作牵拉，重复 5 次。然后治疗师取坐位，右手托住患者的头部，左手放在患者的左肩上向下推，右手则稍向右侧牵伸，用相同的方法向左侧牵伸，左右各做 $2 \sim 3$ 次。

④患者取坐位，双手十指交叉置于枕后，头向后伸，肩胛骨内收做颈部肌肉的自我牵伸。

（3）颈部肌群肌力训练 通过适当的抗阻训练改善颈部肌群的肌力，提高颈椎稳定性。患者取坐位，治疗师站于后侧，让患者做颈椎各个方向活动，治疗师用双手提供阻力。每个方向做 $5 \sim 6$ 次。

2. 物理因子治疗 临床常用且疗效肯定的物理疗法主要包括石蜡疗法、红外线疗法、高频电疗法、超声波疗法、低频电疗法、直流电药物离子导入疗法等。急性期患者疼痛症状较重时不宜选用温热治疗。

3. 作业治疗

（1）指导患者在日常生活和工作中保持正确的姿势，维持脊柱正常生理曲度。正确选择枕头与睡眠姿势，枕高 12~15cm，枕形以中间低、两端高为佳，避免颈部过屈过伸，减少头颈部在睡眠中的异动，对颈部起到保护作用。

（2）纠正工作、生活中的不良姿势。坐位时保持自然端坐位，长期伏案者调节桌、椅之间的高度，避免头颈部过度后仰或前屈，使头、颈、肩、胸保持正常生理曲线。伏案过久后，抬头眺望远方半分钟左右。连续工作 1~2 小时后，有目的地让头颈部轻柔、缓慢地向前后左右转动数次，以达到各个方向的最大运动范围为准。避免床上看书、看电视、玩手机。椎动脉型颈椎病患者，避免快速转头，以免导致眩晕。

（3）指导矫形支具的应用。围领和颈托可起到制动和保护颈椎，减少对神经根的刺激，减轻椎间关节创伤性反应，并有利于组织水肿的消退和巩固疗效，防止复发。长期应用颈托和围领可以引起颈背部肌肉萎缩，关节僵硬，所以穿戴时间不可过久。

4. 中医康复疗法

（1）针灸治疗 针刺取穴原则以局部取穴与循经取穴相结合为主，并辨证配穴。取风池、大椎、肩井、天宗、列缺、合谷、后溪为主穴。神经根型可配患侧大杼、肩髃、肩贞、臂臑、手三里等穴；椎动脉型可配太阳、头维、百会、四神聪、内关、三阴交、太冲、足三里等穴；交感神经型可配太阳、睛明、球后、内关、足三里、三阴交等穴。常规针刺或配合电针密波刺激，留针 15~20 分钟，每日 1 次，10 天为一疗程。

（2）推拿按摩 治疗手法分为两部分。其一为舒筋解痉类手法，包括拿揉法、擦推法、点按法；其二为整复松解类矫正手法，包括摇法、扳法、拔伸法等。手法可减轻颈肩肌群的紧张及痉挛，缓解疼痛，常与颈椎松动术同时运用，疗效更佳。脊髓型颈椎病切勿重力按摩、复位，否则易加重症状，甚至导致截瘫。

（3）中药治疗 辨证选择口服中药汤剂。风寒痹阻证用羌活胜湿汤加减；血瘀气滞证用桃红四物汤加减；痰湿阻络证用半夏白术天麻汤加减；肝肾亏虚证用肾气丸加减；气血亏虚证用黄芪桂枝五物汤加减。

（4）膳食调护 饮食原则应注意平衡，不偏食。不同体质选择不同的食品。饮食要合理搭配，不可单一偏食。注意食用含钙类丰富的食品及蛋白质、维生素（如 B 族维生素、维生素 C、维生素 E）等含量高的食品，如牛奶、新鲜蔬菜、水果等。

（二）心理康复

颈椎病患者的病情容易反复，这导致许多患者都会对治疗失去信心。尤其是晚期颈椎病患者、手术失败的颈椎病患者，很容易滋生出悲观厌世情绪。所以，对于颈椎病患者而言，在治疗期间接受正确的心理引导非常重要。在颈椎病患者的治疗中，家属必须加强诱导，要使患者多接触社会，培养生活兴趣及多方面情趣，从而在精神上，获得治疗颈椎病的信心，继续进行有效的治疗。

（三）职业康复和社会康复

颈椎病多发生于长时间低头工作而又缺乏运动的人群，并会影响他们的职业保持。通过康复治疗，大部分人都能重新回到工作岗位，少数患者需要重新选择职业。在社区利用各种资源为他们提供就业咨询和指导，进行就业前的评估和训练，可帮助他们找到适宜的工作，最终回归家庭，重返社会。

【案例分析】

李某，男，33岁，患者于2个月前无明显诱因出现颈项部疼痛伴双上肢麻木，未予重视，休息后症状未见缓解，自服活血止痛药后颈项部疼痛缓解，双上肢麻木改善不明显，停药后复发，就诊于当地医院，行颈椎MRI提示：C_6~C_7椎间盘轻度突出，以"颈椎病"门诊治疗10天，无明显好转，回社区继续进行康复治疗。现患者颈项部疼痛，颈椎活动轻度受限，伴双上肢麻木，下垂时麻木症状加重，平放时症状减轻，长时间低头及劳累后症状明显加重，休息后缓解，双上肢肌力无异常，偶见头痛头晕，未见晕厥，无夜间加重，双下肢踩棉花样感不明显，纳可，眠安，二便可，舌质红，苔白，脉细数。

问题：

1. 该患者属于颈椎病哪种类型？

2. 该患者需做哪些康复评定？

3. 该患者如何进行社区康复训练？

项目七 腰椎间盘突出症

【概述】

腰椎间盘突出症（LDH）是由腰椎退行性改变或外力作用引起腰椎间盘内、外压力平衡失调所致腰椎纤维环破裂，髓核突出，从而压迫腰椎内神经根、血管、脊髓或马尾神经所致的一系列临床症状，又称"腰椎纤维环破裂症"，是中老年常见病之一。多发于青壮年体力劳动者，90%以上发生于L_4~L_5、L_5~S_1节段。

腰椎间盘突出症的发病因素较多，发病机制复杂，主要原因为腰椎间盘退行性变。表现为纤维环和髓核含水量降低，髓核张力和弹性下降，椎间盘结构松弛，脊椎失稳导致纤维环变性、增厚，弹性减小，形成裂隙。其他原因有长期反复的急慢性外力损伤。长期从事举重、腰扭转、垂直震动、长期弯腰等工作的人群易患本病，如司机、举重运动员等。遗传、妊娠、肥胖、寒冷、外伤、吸烟、酗酒、腰骶先天异常等因素也与腰椎间盘突出症的发病有一定关系。

腰椎间盘突出症的主要表现为腰及下肢的疼痛、感觉异常以及运动功能障碍。其社区康复主要问题有：

1. 疼痛　腰痛是大多数患者最先出现的症状，也是早期症状，以持续性钝痛多见，有时可伴有臀部疼痛，也有腰痛急性发作，呈痉挛性剧痛。由于腰椎间盘突出多发生于L_4~L_5、L_5~S_1，故坐骨神经痛多见。

2. 感觉障碍　早期多表现为受累神经支配区皮肤感觉过敏，渐而出现麻木、刺痛及感觉减退、肌肉萎缩、肌力下降、腱反射减弱或消失等。

3. 腰部运动障碍　多伴有腰部活动受限，急性期尤为明显，其中以前屈受限最明显。也可见脊柱侧弯畸形，主要发生在下腰部，前屈时明显。侧弯的方向取决于突出髓核与神经根的关系，如突出位于神经根的前方，躯干一般向患侧弯。

4. 步态异常　疼痛较重者步态为减痛步态，可伴有间歇性跛行。

5. 马尾神经症状　主要表现为大、小便障碍，会阴和肛周感觉异常。严重者可出现大小便失控及双下肢不完全性瘫痪等症状。

【社区康复评定】

腰椎间盘突出症的主要问题为腰痛伴下肢放射性疼痛、麻木、腰部活动受限、肌力下降、步态异常、ADL受限以及心理障碍等几个方面，评定时主要进行疼痛程度的评定、腰椎关节活动度的评定、感觉评定、肌力评定、步态分析以及肌电图评定等。主要评定如下：

1. 腰椎活动度测定　正常互动范围为前屈0~90°，后伸0~30°；左右侧屈各0~30°；左右旋转各0~30°。可采用量角器测量，注意与发病前比较。

2. 疼痛评定　可采用视觉模拟评分法（VAS）、疼痛问卷（McGill）、口述分级评分法（VRS）等。

3. 感觉与反射评定　腰椎间盘突出症因受累的椎间盘不同而出现不同部位的感觉异常及反射改变（表4-7）。

表4-7 腰椎间盘突出症感觉与反射改变

受压神经根	感觉麻木区	放射痛区	腱反射减弱或消失
L$_4$	大腿前外侧、小腿前内侧及膝关节前部	大腿外侧、小腿前侧	膝反射
L$_5$	小腿外侧和足背内侧	大腿后侧、小腿外侧	无
S$_1$	小腿后侧、足背外侧三足趾、跟部和足底	大腿后侧、小腿及足跟外侧	跟腱反射

4.步行能力评定 包括步行距离、步行困难程度及步幅、步速、步态改变等。

5.日常生活活动能力评定 常用躯体的日常生活活动能力评定（PADL）和功能独立性评定（FIM）。

6.其他评定 如压痛、叩痛及骶棘肌痉挛，椎间盘突出间隙、棘间韧带、棘上韧带以及棘突旁压痛，可伴有放射痛，80%~90%的病例呈阳性。特殊试验检查，如直腿抬高试验、直腿抬高加强试验、股神经牵拉试验可呈阳性。

【社区康复】

（一）功能康复

1.药物康复疗法 腰痛急性发作早期采取卧硬床休息、适当限制体力活动等措施以减轻疼痛、水肿及炎症反应。一般用于急性期患者，疼痛较重时可适当选用药物。常用药物有非甾体类解热镇痛药、营养神经类药物、活血化瘀类药物以及激素或麻醉性镇痛药等，可以消除炎症，减轻症状，但不能彻底治愈。

2.运动康复疗法 常用的运动治疗方法包括腰椎牵引、腰腹部肌群肌力训练、腰部软组织牵伸、腰椎关节松动术等。

（1）腰椎牵引 以骨盆牵引为主，是腰椎间盘突出症比较常用的治疗方法。牵引重量一般为体重的50%，可逐渐增加至80%，最大不超过体重。一次牵引持续20~30分钟。牵引重量轻可适当延长时间，牵引重量大可酌情缩短时间。牵引时，患者一般采用仰卧、屈髋屈膝位，减少腰椎前突，使腰部肌肉放松，有利于症状的缓解。牵引过程中若患者出现症状、体征加重，应立即减轻牵引重量或停止牵引。

（2）腰背及腹部肌群肌力训练 主要是腰背伸肌与腹肌，制定治疗方案时，应将屈肌、伸肌综合考虑，对维持脊柱稳定性和腰椎生理功能具有重要作用。常用训练方法如下：

1）腹背肌等长训练：仰卧位，腰下放置枕头或毛巾卷，高约6~8cm，吸气，收紧腹背肌，用力下压。

2）直腿后伸训练：俯卧位伸髋伸膝训练，或立位伸髋伸膝训练，可徒手或借助沙袋施加适当阻力。

3）直腿抬高训练：仰卧位，通过徒手或沙袋施加适当阻力，进行多角度屈髋伸膝抗阻训练。

4）髋外展训练：侧卧位，通过徒手或沙袋施加适当阻力，进行髋外展的抗阻训练。

5）屈膝抱团训练：仰卧位，头肩部固定，双手抱紧屈曲的双膝关节，使膝关节尽力向腹部屈曲。

6）背飞训练：俯卧位，上肢放于身后，胸和双下肢同时抬离床面，也可单独使双下肢或胸抬离床面。如"飞燕式"：患者俯卧。依次做以下动作：①两腿交替向后做过伸动作。②两腿同时做过伸动作。③两腿不动，上身躯体向后背伸。④上身与两腿同时背伸。⑤还原，每个动作重复 10~20 次。

7）仰卧架桥：仰卧位，双手叉腰，双膝屈曲至 90°，双足掌平放床上，挺起躯干，以头后枕部及双肘支撑上半身，双足支撑下半身，呈半拱桥形，当挺起躯干架桥时，双膝稍向两侧分开。每日 2 次，每次重复 10~20 次。

8）游泳：可每日游泳 20~30 分钟，注意保暖，一般在夏季执行。

（3）其他　腰椎关节松动技术、腰部软组织牵伸等方法也可改善腰椎活动范围，缓解腰部疼痛、僵硬等症状。

3. 物理因子治疗　急性期可选用短波、超短波、微波、TENS 等，减轻水肿，解除痉挛，促使症状缓解。亚急性期及慢性疼痛期可选用中频电疗法、高频电疗法、红外线疗法、石蜡疗法、超声波等，能够促进局部血液循环，起到镇痛、消炎、缓解症状的作用。

4. 作业治疗

（1）姿势指导　指导患者在日常生活和工作中保持正确的姿势，维持脊柱正常生理曲度，不宜提取过重物体，若双手搬重物时，不能在躯干侧弯或旋转位突然用力，应先移动脚步转换方向，端正姿势。搬重物时，不宜弯腰，应屈膝下蹲，膝部用力，脊柱尽量保持正直，以免起立时腰椎受力过大。搬重物时应尽量贴近躯干，不宜一手持重，两侧应均衡用力。不宜在长期弯腰下工作，以免静力性损伤，长时间弯腰后，不能突然直腰。

（2）生活指导　卧床休息时应选用硬板床，仰卧位休息时应在腰下垫硬枕以利于椎间盘还纳。腰部注意保暖，防止受寒受潮。规律生活，合理饮食，戒烟控酒，防止肥胖，避免过度紧张、恐惧、焦虑、厌倦等负面情绪。

（3）医疗体操　指导患者完成腰椎间盘突出症医疗体操，方案设计应以腰椎后伸为主。医疗体操或体育锻炼可以防止过度休息造成废用性改变，增加肌肉力量，保持脊柱灵活性和稳定性。但应注意不做突然无准备运动，运动前应先做热身运动，使腰部肌肉做好充分准备，避免脊柱肌肉损伤和腰部损伤。体育锻炼负荷要适当，不宜做激烈运动，运动时应在鞋内放置弹性鞋垫，减少轴向震动。

5. 中医康复疗法

（1）针灸治疗　主要采用腰椎夹脊穴、膀胱经穴和下肢坐骨神经沿线穴位，可结合电针治疗。急性期以每日针 1 次，以泻法为主；缓解期及康复期可隔日 1 次，以补法泻法相互结合，每次 30 分钟，10 次为一疗程。

（2）推拿按摩 常用手法主要分两类，一类为松解手法，包括点法、压法、摇法、搓法、推法、掌揉法、拍法、弹拨法等放松肌肉类手法，适用于急性期或者整复手法之前的准备手法。二类为整复手法，包括俯卧拔伸法、斜扳腰椎法、牵引按压法、腰椎旋扳法等，适用于缓解期及康复期。

（3）中药治疗 辨证选择口服中药汤剂或中成药。常见证型有：血瘀气滞证，方用身痛逐瘀汤加减，或中成药七厘胶囊、腰痹通胶囊等；寒湿痹阻证，方用独活寄生汤加减，或中成药小活络丹；湿热痹阻证，方用大秦艽汤加减，或中成药二妙散；肝肾亏虚证，方用右归丸加减或虎潜丸加减，或中成药独活寄生胶囊、健步虎潜丸等。

（二）心理康复

对于某些治疗而失败或疗效甚微的病人，担心疾病导致瘫痪，害怕丧失工作和生活能力，严重者可产生悲观厌世的情绪。尤其是病情严重或已经出现肢体功能障碍的病人，更容易产生不良心理。所以要对患者实施心理评估和测量，进行相关心理和疾病知识的普及和教育，帮助病人分析治疗失败或疗效不佳的原因，消除悲观、恐惧、急躁心理，稳定情绪，耐心配合治疗，树立战胜疾病的信心。

（三）职业康复和社会康复

根据职业能力测评，进行职业规划、职前培训。社区工作者和康复人员应调用社区康复资源，帮助患者克服社会、家庭等环境障碍，采取各种有效的措施创造一种适合康复者生存、创造性发展、实现自身价值的和谐环境，使他们尽早回归家庭，重返岗位，参与社会生活，分享社会发展成果。

【案例分析】

李某，男，40 岁，为汽车修理工，长期弯腰工作，6 年前劳累后出现腰疼，呈持续性，无放射感，能忍受，休息后腰疼好转。活动后仍出现上述症状。到县人民医院检查诊断为腰椎间盘突出，未治疗。近 20 天，腰疼加重，休息后不能缓解，并放射至左下肢，引起左下肢疼痛、麻木。到社区医院求治。患者神志清，精神可，饮食、睡眠正常，大小便正常，体重无明显变化。

　　问题：1. 该患者需做哪些康复评定？

　　　　　2. 对该患者如何进行社区康复训练？

项目八 骨性关节炎

【概述】

骨性关节炎（OA）是一种非对称性、非炎症性、无全身征象的慢性骨关节病，又称"骨性关节病""退行性关节病""增生性关节炎"等。本病以慢性关节疼痛为最常见，分为原发性和继发性两类。原发性（特发性）骨性关节炎无明显致病因素，多见于 50 岁以上中老年人，与年龄、明显的遗传因素、肥胖、生活习惯等相关。关节软骨进行性退变及慢性劳损导致关节边缘骨质增生和关节面硬化的病理改变。继发性骨性关节炎是在局部原有病变基础上随年龄及关节运动变化发生，常由于创伤、畸形、疾病、长期错误使用激素类药物、代谢异常以及特殊职业等导致关节长期慢性磨损、关节软骨变性等。

本病可发生于任何年龄，发病率随着年龄的增长而升高，60 岁以上人群中发病率高达 30% 以上。骨性关节炎起病缓慢，通常为多关节发病，临床表现为进行性、慢性发展的关节肿痛、僵硬、活动受限，伴有继发性滑膜炎。最常累及的关节有膝、髋、手指、腰椎、颈椎等。关节慢性疼痛、活动不灵活是最早出现的主要症状。随着关节软骨的磨损和骨质增生，关节肿胀增大，畸形逐渐严重，关节活动严重受限，出现功能障碍，但很少完全强直。当骨赘刺激肥厚的滑膜皱襞时，疼痛加剧，肌肉痉挛，甚至出现跛行、废用性肌萎缩及关节源性肌萎缩等。最后为持续性疼痛。早期体征不明显，关节活动时可触及轻度摩擦感及关节周围轻微压痛。晚期可触及沙粒样粗糙的摩擦感，关节肿胀、畸形、压痛明显、活动受限，甚至可出现关节积液及"交锁"现象。

骨性关节炎社区康复问题主要有疼痛、关节活动受限，进一步影响到患者的步行能力和日常生活活动。

【社区康复评定】

1. 疼痛评定　可采用 VAS 评分法或简式 McGill 疼痛问卷等。关节压痛常通过 Ritchie 指数评定，主要对指定的 28 个关节进行压诊，以患者反应对每个关节进行评分并累计。

评定标准：无触痛为 0 分，有触痛为 1 分，有触痛且患者有躲避为 2 分，有触痛且患者躲避并回缩为 3 分。

2. 关节活动范围评定　对关节的主动活动与被动活动进行测量并进行对比，了解关节功能状况，确定关节活动异常的原因。

3. 肌力评定　常用 MMT 法。

4. 步行能力评定　主要用于髋、膝关节骨性关节炎，影响下肢步行功能时，多用功能性步行能力分级法（FAC）或 Hoffer 步行能力分级法评定。

5.ADL 评定　BADL 评定常用 Barthel 指数，IADL 评定常用功能活动问卷（FAQ）。

6.疾病严重程度评定　见表 4-8。

表 4-8　骨性关节炎严重程度评定

分级	远端指间关节	近端指间关节	膝关节	髋关节
0 级	正常	正常	正常	正常
1 级	1 个小骨赘	1 个小骨赘，可有囊肿	可疑关节间隙变窄，似有骨赘	内侧关节间隙变窄，股骨头周围有骨赘
2 级	2 个关节确切小骨赘，轻度软骨下硬化，疑似囊肿	2 个关节确切小骨赘，可有 1 个关节间隙变窄	确切骨赘，可有关节间隙变窄	确切骨赘，轻度硬化，关节间隙变窄
3 级	中度骨赘，轻度畸形，关节间隙变窄	多关节中度骨赘，轻度畸形	中度多发骨赘，骨端硬化，畸形，关节间隙变窄	轻度骨赘，骨端硬化，畸形，囊肿，关节间隙变窄
4 级	大骨赘，畸形，关节间隙消失，有囊肿	大骨赘，畸形，关节间隙明显变窄，软骨下硬化	大骨赘，畸形，关节间隙明显变窄，关节面严重硬化	大骨赘，畸形，关节间隙明显变窄，骨端硬化，有囊肿

【社区康复】

骨性关节炎的康复治疗主要为消炎、消肿，缓解疼痛，恢复或保持关节功能，增强肌力及耐力，改善关节的稳定性和灵活性，延缓病情进展，预防残疾的发生。

（一）功能康复

1.药物康复疗法　疼痛较重时可适当选用药物。常用药物包括非甾体类消炎镇痛药、止痛药、局部外用药、骨吸收抑制药、控制病情发展的药物、关节内注射的药物等，如芬必得、对乙酰氨基酚、扶他林软膏、硫酸软骨素、氨基葡萄糖、降钙素、透明质酸钠、糖皮质激素等。

2.运动康复疗法　应控制运动量，保护关节，关节肿痛急性期应卧床休息，必要时对病变关节可用夹板或支具短期固定于功能位，起到消炎止痛、保护关节的作用。一般固定不超过 3 周，且每日定时取下夹板，在关节活动范围内进行活动以及肌肉等长收缩，预防制动引起的并发症。缓解期活动量也应控制在关节耐受范围之内，避免病变关节过度使用，加剧关节疼痛。

（1）准备运动　即热身运动，采用温和的方式、缓慢的动作开始，逐渐增大运动幅度，持续 5~10 分钟。如从慢走开始，逐渐增加肩、肘、髋、膝关节的摆动度，并持续几分钟。

（2）关节活动度训练　在患者可耐受的范围内做最大限度的活动，改善关节的活动性和灵活性，改善关节软骨的营养与代谢。操作方法有：①被动活动。不增加患者疼痛情况下，帮患者被动完成允许范围内的全关节运动，或通过器械完成连续被动运动。②减重状态下主动运动。③牵伸关节周围软组织，缓解痉挛。④关节松动技术，缓解疼痛以Ⅰ、Ⅱ级手法为主，改善关节活动度以Ⅲ、Ⅳ级手法为主。

（3）肌力训练 急性疼痛期以等长收缩为主，缓解期可进行抗阻等张、等长训练，改善关节周围肌群肌力、耐力，增强关节稳定性，保护关节。

（4）有氧训练 在缓解期，根据患者情况选择全身性有氧运动，如快走、慢跑、游泳、登山等以提高患者耐力，改善生活质量。

（5）步行训练 髋膝关节病变严重影响下肢步行时，可借助助行器在减重下完成，也可配合使用矫形器。

3. 物理因子治疗 改善关节血液循环，可起到消炎消肿、解痉止痛、松解粘连、预防肌肉萎缩等作用。每日 1~2 次，每次 20~30 分钟，常用方法有以下几种：

（1）热疗法 如红外线疗法、石蜡疗法、湿热敷等。直接作用于病变关节。

（2）低频电疗法 如 TENS、功能性电刺激等。

（3）中频电疗法 如动态干扰电治疗。

（4）药物离子导入疗法 导入消炎止痛的药物，起到电疗和药物治疗的双重作用。

（5）高频电疗法 如短波、超短波、微波疗法等。

（6）其他 如光疗法、超声波疗法、磁疗等对 OA 的治疗也有一定的治疗效果。

4. 作业治疗 指导患者尽可能独立完成日常生活活动。功能障碍严重者，可进行家居环境的改造，合理使用自助具、矫形器、夹板等，减轻疼痛，减缓畸形的发展，提高患者独立生活能力。

5. 中医康复疗法 推拿按摩、针灸、艾灸、中药熏蒸、传统体育锻炼等对骨关节炎的治疗也有一定的疗效。

（1）针灸治疗 根据部位取穴。腰椎关节病变取肾俞、气海、大肠俞、关元俞、委中、昆仑；腰骶关节病变取关元俞、小肠俞、膀胱俞、腰阳关、委中、昆仑；髋关节病变取环跳、居髎、阳陵泉、绝骨；膝关节病变取膝眼、足三里、阳陵泉、血海。针刺得气后用提插捻转补泻法，留针 15~30 分钟，可配合温针灸或电针。隔日 1 次，10 次为一疗程。

（2）推拿治疗 首先用滚法施于关节周围及经络，来回往返数次。再点按局部穴位，弹拨痛点，做关节被动活动 5~10 次。最后搓或擦局部关节，以透热为度或采用拍法、叩击法操作。亦可对肿胀处、压痛点及相应穴位进行膏摩治疗。涂抹少许介质于关节表面，施以擦法、摩法、平推法和按揉法。以上手法每次 30 分钟，每日 1 次，10 次为一疗程。

（3）中药治疗 根据辨证选择口服中药汤剂。风寒湿痹证，方用防己黄芪汤合防风汤加减；风湿热痹证，方用大秦艽汤加减；瘀血闭阻证，方用身痛逐瘀汤加减；肝肾亏虚证，方用健步虎潜丸加减。

（4）体育运动康复疗法 进行必要的体育锻炼，如太极拳、八段锦、气功、游泳、散步等，以维持肌力和保持关节活动，但应注意避免过度活动引起损伤。

6. 预防指导　骨性关节炎的症状往往随着年龄的增加呈进行性加重，因此，对于骨性关节炎应注意预防和早期治疗，延缓关节退变的进程。骨性关节炎的预防应注意以下几点：

（1）养成良好的运动及生活习惯　注意关节的保暖防潮，保持身体坐、站、行的正确姿势。坚持正确的体育锻炼，避免对关节的突然用力及过度负重。

（2）控制体重　保持健康的饮食习惯，控制体重，预防肥胖及骨质疏松症的出现。

（3）及时纠正各种畸形　关节内骨折应及时准确复位并积极康复，积极治疗骨性关节炎相关疾病等。

（二）心理康复

随着年龄的增长，关节及软骨的退行性改变逐步加剧，骨关节炎患者的病情进行性加重，反复疼痛，致使许多患者失去治疗信心。尤其是晚期患者，普通治疗疗效欠佳，甚至需要进行关节置换等手术治疗，由于身体及经济的双重因素容易使患者滋生出悲观厌世情绪，因此，骨关节炎患者在治疗期间接受正确的心理引导非常重要。在心理康复治疗中，家属须加强心理诱导，鼓励患者多接触社会，培养生活兴趣及多方面情趣，在精神上获得治疗疾病的信心，继续进行有效的治疗。心理康复技术方法的具体运用可参见模块三。

（三）职业康复和社会康复

原发性骨关节炎多发生于中老年人，经过及时有效的治疗以及适当的运动锻炼，大多数患者预后良好，可正常工作、学习、生活，少数患者需要重新选择职业，在社区利用各种资源为他们提供就业咨询和指导，进行就业前的评估和训练，找到适宜的工作，最终回归家庭，重返社会。

【案例分析】

戴某，女性，60岁，右膝关节肿痛4个月，加重1周；左膝关节肿痛3年，加重1月。3年前，无明显诱因出现左膝关节的疼痛症状，以上、下楼梯时症状为重。近1月来，出现左膝关节的肿胀、疼痛症状加剧。查体见左膝关节肿胀，皮温较对侧高，内侧副韧带以及内侧膝眼止点压痛，浮髌试验可疑阳性，被动屈曲90°疼痛受限，内外翻应力试验阴性，前后抽屉试验阴性，研磨试验阴性。左下肢触觉、痛觉正常。行左膝关节穿刺术后抽出淡黄色液体。

问题：1. 对该患者需做哪些康复评定？

2. 该患者如何进行社区康复训练？

项目九　骨　折

【概述】

骨折是指由于外伤或内伤等原因致使骨或骨小梁的完整性和连续性受到破坏所引起的一种疾病，以疼痛、肿胀、青紫、功能障碍、畸形及骨擦音等为主要表现。

骨折发生的原因主要有直接暴力和间接暴力。直接暴力指暴力直接作用于骨骼某一部位使其发生骨折，常伴有不同程度软组织损伤；间接暴力作用时通过纵向传导、杠杆或扭转作用使远处发生骨折。此外，长期、反复、轻微的直接或间接损伤可致使肢体某一特定部位骨折，又称"疲劳骨折"。引起骨折的原因还有骨骼本身疾病如骨肿瘤、骨髓炎等导致骨骼支持力减弱，轻微外力即可出现骨折，即病理性骨折。

大多数骨折只表现为局部症状，例如疼痛、肿胀、功能障碍等。特殊部位严重骨折和多发性骨折可出现全身反应，如休克、发热等。骨折特有体征有畸形、异常活动、骨擦音或骨擦感。X线、CT、MRI等检查对骨折的诊断和治疗具有重要意义。

骨折的社区康复问题主要有：损伤后炎性反应和肢体肿胀、局部肌肉萎缩和肌力下降、关节活动障碍、骨强度降低、ADL能力下降、心理障碍等。此外还有多种继发性损伤。在骨折早期常并发休克、感染、内脏损伤、周围神经损伤、重要血管损伤、脊髓损伤等；晚期常并发关节周围软组织粘连、挛缩、关节僵硬、创伤性关节炎、缺血性肌坏死、骨化性肌炎、下肢深静脉血栓、压疮、坠积性肺炎等。

【社区康复评定】

1.骨折愈合评定

（1）骨折愈合分期

①血肿机化期：伤后1~2周，骨折断端附近骨内、外膜深层的成骨细胞在伤后短期内即活跃增生，约一周后即开始形成与骨干平行的骨样组织，由远离骨折处逐渐向骨折处延伸增厚。骨内膜出现较晚。

②原始骨痂形成期：此阶段需4~8周，骨内、外膜形成内外骨痂，即膜内化骨。断端间的纤维组织逐渐转化为软骨组织，然后钙化、骨化，形成环状骨痂和腔内骨痂，即软骨内化骨，骨痂不断加强，达到临床愈合阶段。

③骨痂改造塑形期：此阶段需8~12周，在应力作用下，骨痂改建塑形，骨髓腔再通，恢复骨的原形。

（2）愈合标准

①临床愈合标准：骨折断端局部无压痛、无轴向叩击痛，无异常活动，X线显示骨折线模糊，有连续性骨痂通过骨折线，上肢可向前平伸持重1kg持续1分钟，下肢不扶拐连续步行3分钟，并且不少于30步，连续观察2周骨折端无畸形。

②骨性愈合标准：具备临床愈合的所有条件，X线显示骨痂通过骨折线，骨折线消失或接近消失，皮质骨界消失。

2.功能障碍评定　骨折后主要功能障碍包括水肿、关节活动障碍、肌肉萎缩、肌力下降、步态异常、ADL受限等，因此骨折后主要评定包括肢体周径测量、关节活动度评定、肌力评定、步态分析、日常生活活动能力评定等。

【社区康复】

（一）功能康复

骨折愈合过程中不可避免地出现局部制动，长时间制动可导致肢体肿胀，肌肉萎缩，肌力和耐力下降，软组织粘连，关节挛缩、僵硬，骨质疏松等局部并发症，甚至出现心血管、消化、泌尿、内分泌等系统的功能下降甚至受损。骨折后早期、及时、科学的功能康复可预防或减少并发症的发生。功能康复训练一般可分三期进行：

1.早期康复　伤后1~2周，此时患肢肿胀、疼痛，康复目的主要是消除肿胀、缓解疼痛，促进骨折愈合，预防并发症的发生。主要康复训练方法如下：

（1）物理因子治疗及患肢良姿位摆放　伤后早期，断端肿胀明显，通过冰敷等措施减轻水肿、缓解疼痛，并使患肢高于心脏平面以促进患肢静脉及淋巴回流。

（2）关节活动　早期局部制动期间多进行被动活动，逐渐向小角度、无痛范围内的主动活动过渡，早期也可采用CPM仪进行持续被动活动。

（3）肌力训练　此阶段主要以等长收缩为主，如下肢的踝泵运动、股四头肌的静力性收缩、手指的抓握等。

2.中期康复　伤后2周至骨折临床愈合，此期患肢肿胀逐渐消退，疼痛减轻，骨折断端形成大量骨痂，骨折处日趋稳定。康复目的主要是消除残余肿胀，增加节活动范围，改善肌力，减轻软组织粘连挛缩等。此期主要训练方法如下：

（1）物理因子治疗　此阶段主要采用红外线、蜡疗、热敷、超声波、超短波等来减轻或消除残余炎症和水肿，也可采用低频电疗法等促进肌肉收缩，预防肌肉萎缩。

（2）增加关节活动范围　伤后5~6周，骨折有足够的骨痂形成，可进一步扩大锻炼的范围和力量，由一个关节到多个关节，逐渐由被动活动完全过渡到主动活动，直至关节活动范围恢复正常，并可防止肌肉萎缩，避免关节僵硬。

（3）肌力训练　此阶段肌力训练应包括等张、等长训练以及适当抗阻训练。在病情允许下，尽早起床进行全身活动。上肢骨折原则上不应卧床，下肢骨折也应尽量缩短卧床时间，早期通过助行器、拐杖等辅助下地，患肢不负重，逐渐过渡到患肢部分负重下的站立及步行。累及关节面的骨折，常遗留较明显的关节功能障碍，通过关节软骨面间的互相挤压和摩擦，可促进关节软骨的修复，恢复关节面的平整，也可以防止关节内粘连。

（4）ADL训练　通过关节活动训练、肌力训练以及作业治疗，提高患者日常生活活动能力。

3. 恢复期康复　大量骨性骨痂已形成，X线上显示骨折线模糊，骨折处有了一定的支撑力，此期康复目的是恢复患肢的关节活动，继续增强肌肉力量，促使患侧肢体功能完全恢复。此期主要训练方法如下：

（1）物理因子治疗　对软组织粘连挛缩、关节僵硬的患者，治疗前先进行热疗以缓解治疗时疼痛、提高疗效，治疗后可根据具体情况确定是否冰敷。

（2）增加关节活动范围　早期治疗不及时导致此期患肢僵硬、关节活动受限时，可通过关节松动技术改善关节活动范围。

（3）软组织牵伸　牵伸挛缩软组织，改善软组织弹性及延展性，减轻患肢功能障碍。

（4）肌力训练　此阶段主要进行患肢抗阻等张及等长训练。

（5）推拿按摩　可减轻软组织的粘连挛缩、改善关节活动范围。

（6）步行训练　对下肢骨折，通过患肢渐进性负重训练以及患肢平衡协调能力、柔韧性、灵活性训练以改善下肢步行功能。

（7）ADL训练　通过运动治疗和作业治疗，提高患者日常生活活动能力。

（二）心理康复

大多数骨折患者在伤后先进行外科处理和治疗，回家后都进行局部制动，并未进行早期合理的康复，导致后期出现软组织挛缩、粘连、关节僵硬、不同程度的功能障碍，致使患者出现焦虑、抑郁等负面情绪和不良心理。康复员、心理康复师、家人等在治疗期间应对患者进行正确的心理引导，培养其生活兴趣及多方面情趣，鼓励其积极接触社会，在精神上获得治疗疾病的信心，缓解心理压力。

（三）职业康复和社会康复

大多数受伤程度较轻的骨折患者都可以痊愈，不遗留后遗症，不影响生活、学习和从事职业活动。部分老年患者及特殊类型骨折愈合较差，易合并并发症，严重脊柱骨折合并脊神经损伤可使患者终身瘫痪，对正常生活、工作等造成一定影响，需要重新选择职业。在社区利用各种资源为他们提供就业咨询和指导，进行就业前的评估和训练，可帮助患者重返社会。

项目十　视听障碍

【概述】

视觉障碍是由于先天或后天原因，导致眼球、视神经、大脑视觉中枢等视觉器官的构造或机能发生部分或全部障碍，经治疗仍不能对外界事物进行视觉辨识。视觉障碍分为一级盲、二级盲、一级低视力、二级低视力。

听力障碍是指听觉系统中的传音、感音以及对声音综合分析的各级神经中枢发生器质性或功能性异常，导致听力出现不同程度的减退。听力障碍可分为一级聋、二级聋、一级重听、二级重听。

视听觉障碍多为脑瘫患儿的伴随症状。患儿除表现为运动和姿势的异常外，还表现出不同程度的视觉和听力障碍，早期主要表现为对不同声音、颜色、玩具等刺激不敏感，视线不能随物体进行上下、左右范围内移动，不会主动寻找声音或光源的来源，对声音的辨识能力下降等。1岁左右还听不懂自己的名字，听不懂一些简单的话语，如难以理解"吃奶""喝水""回家"等，不会叫简单的"爸爸""妈妈"，无法完成一些简单的指令，如"眨眨眼睛""摸摸鼻子""亲亲"等。患儿反应迟钝，与家人互动性差，手眼协调功能及语言功能障碍。

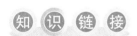

听力发育和语言发育的关系

小儿语言发育与听力发育密不可分。听力发育是否正常会直接影响小儿语言的发育。人必须先有了听力，再经过学习才会说话。一个发音正常的小儿如果出生后被放在不与任何人接触、没有语言的环境里，就会出现语言障碍。听力有障碍的小儿，即使生活在正常语言环境，由于听力发育障碍，也会出现语言发育障碍，即所谓的十聋九哑。

【社区康复评定】

1.视觉的康复评定

（1）视觉发育标准　视觉发育可分为三个阶段，从出生到3岁，主要完成眼的结构发育；3~6岁基本完成视觉功能的发育；7~14岁是眼结构与功能的不断完善及稳定阶段。其中 1 岁前视觉的发育尤为重要。

出生时：有对比的视觉，婴儿的双眼运动不协调，有暂时性的斜视，见光亮会眨眼、闭眼、皱眉等。

1 个月内：注视物体时间逐渐延长，可视距离约为 20cm。

2 个月：可持续注视感兴趣的物体，并随着物体的移动来移动自己的视线。

3 个月：注视的时间更长而且灵活，特别是对亲近的人的面孔能注视很长的时间。

4 个月：表现出对不同颜色的喜好，多数比较喜欢红色。

5 个月：头眼协调能力好，两眼随移动的物体从一侧到另一侧，移动 180°，能追视物体。

5~7 个月：开始注视距离较远的物体，如飞机、月亮、街上的行人等，目光可向上向下跟随移动物体转动 90°，开始对事物进行积极的观察。已具备立体感，双眼视觉发育成熟，眼睛和双手可以相互协调做简单动作。

8~12 个月：此时宝宝通常喜欢坐着丢东西，爬行追物品或想站立拿东西等。宝宝看到物品后以丢东西的方式来测距离，有了空间感。

1 岁以后：可以给一些较精细的玩具或物品刺激，此时的成像发育已经成熟。

（2）婴儿视觉的简易观测 见表 4-9。

表 4-9 婴儿视觉的简易观测

观测项目	试用月龄	观测方法	正常婴儿	视觉受损婴儿
瞳孔对光反射		用手电筒直接照射婴儿瞳孔并观察其动态反应	眼睛受光线刺激，瞳孔立即缩小，移开光源后瞳孔迅速恢复	瞳孔对光反射迟钝或消失
斜视		婴儿平躺或竖直坐立，观测婴儿眼睛平视时双眼瞳孔位置是否对称	平视时双眼瞳孔位置对称	平视时双眼瞳孔位置不对称
光感		将婴儿放于较暗的室内，用手电筒距离婴儿 1m 处照射婴儿的脸，观察其反应	闭目反应，有明显的表情或手脚动作	对光没有反应
视觉集中	半个月后	测试者站在离婴儿 30cm 处，看其是否能很快发现人脸，记录其盯着人脸看的时间	能很快发现人脸，并能注视一段时间	目光不能锁定人脸
跟随注视	1 个月后	测试者站在离婴儿 30cm 处，缓慢地将头从一侧向另一侧摆动，观察婴儿的跟随注视反应	能用眼睛追随人脸移动	目光不能追随人脸移动
颜色观察	1 个月后	不同颜色的相同物体，如红、黄、蓝色的球，记录婴儿对不同颜色物体的注视时间	对颜色鲜艳的物体特别感兴趣，注视时间最长，如大红色的球	对不同颜色的物体注视时间相当

（3）视力筛查与评定

新生儿：可通过旋转鼓检查来观察新生儿的眼睛变化。

婴幼儿：可使用选择性注视检测卡（适用于 1 岁以内的婴儿视力检测）、点状视力检测仪（适用于 1.5~3 岁的儿童）、儿童图形视力表、视觉发育行为、屈光筛查等。

3 岁以上儿童：可用儿童视力表、国际标准视力表、近视力检查、屈光检查、双眼视力功能检查等。

筛查时间：1 岁内 4 次，1~3 岁每年 2 次，3 岁后每年 1 次。

（4）其他评定　常见有视野检查、视神经检查、脑干电位检查，以及智力和适应性行为评估等。

2. 听觉的康复评估

（1）听觉发育标准　听觉的发育与语言的发育关系密切。

1 个月：有听觉，大部分宝宝在出生 24 小时后对听刺激 1~2 次就能引起反应，对大人说话的声音及噪音都比较敏感。

2 个月：对声音的反应十分敏锐，不论对熟悉或陌生的声音，都会做出不同的反应。在不同方向发出声音，宝宝会向声源处转动头部。

3~4 个月：能区分大人的讲话声，听到妈妈的声音会很高兴。温柔好听的声音会引起宝宝微笑、晃动手脚等积极反应。4 个月时能辨别不同音色，区分男声女声，对语言中表达的感情已很敏感，能出现不同反应。

5~6 个月：能记住声音并对各种新奇的声音很好奇，会定位声源，听出爸爸妈妈和看护人的声音，听到声音时，会转头找他们并能咿咿呀呀地回应。

7~8 个月：能分辨人的声音，辨别人说话的语气，能听懂自己的名字，会倾听自己和别人发出的声音，会听小动物的叫声。能辨别出友好和愤怒的声音，喜欢听亲切和蔼的语气，能通过视觉、听觉来模仿人的活动。

8~9 个月：能听懂一些简单的语意，如听到"欢迎"宝宝会拍手，听到"再见"会扬起胳膊摆手等。

9~10 个月：能听懂父母说话的意思。在一些语境中，婴儿能用身体语言和父母交流，通过听、看来理解父母的意思。已经不单单是听，能把听到的进行记忆、思维、分析、整合、运用听来认识世界。

10~11 个月：能听懂许多话，尤其是妈妈的，此时应充分利用婴儿听的能力，训练婴儿说的能力。

11~12 个月：虽然还不会说几句话，但却能听懂许多话的意思。因为婴儿通过听妈妈爸爸和周围人的说话，观察父母说话的口形等来学习语言，所以应给婴儿创造学习语言的环境。

（2）婴儿听觉的简易观测　见表 4-10。

表4-10 婴儿听觉的简易观测

观测项目	试用月龄	观测方法	婴儿反应
对强声的反应	出生不久	婴儿处于浅睡眠，在距其1m处给声响，观察婴儿有无反射性反应	眼部和肢体出现运动，如眼睛闭得更紧或者睁眼，手、脊柱或腿运动，啼哭等
行为观察测试	0~4个月	将婴儿平放于安静的室内，在距其1m且看不见的地方给声响，观察婴儿的行为	婴儿清醒时听到声音刺激会表现出一定行为，如眨眼、微笑、皱眉、啼哭等，或者停止正在做的动作
声音定位测试（注意力分散测试）	4~12个月	将婴儿平放于安静的室内，一个观测员面对婴儿吸引其注意，另一个观测员在婴儿背后距其耳1m水平处给声响，先一侧，后另一侧，观察婴儿是否转头寻找声源，对6个月婴儿增加垂直声源测试	婴儿会寻找声源，开始只是朝声源一瞥，后来动作越来越快速且准确，直到可以直接朝向声源，6个月左右的婴儿不仅能找到水平的声源，也能找到垂直的声源
听敏度测试		将婴儿平放于安静的室内，用小鼓、小喇叭、小摇铃等多种发声器在距其30cm但看不见处发声，记录婴儿的反应	婴儿对不同的声音有不同反应

（3）听力检查 是通过观察声刺激所引起的反应，以了解听觉功能状态和诊断听觉系疾病的检查。目的是了解听力损失的程度、性质及病变的部位。可分为主观测听和客观测听。

①主观测听：又叫"行为测听"，依据受检者对刺激声信号做出的主观判定记录。包括音叉试验、纯音听力计检查法、阈上听功能测试、言语测听法、表试验、语音检查法等。可帮助判定耳聋性质、听力受损程度、蜗性病变、蜗后性病变、语言康复训练效果等。

②客观测听：无须受检者配合，不受主观意识影响，结果相对可靠，包括声导抗测试、点反应测听等。可用于婴幼儿听力筛查、器质性耳聋、感音神经耳聋的鉴别和各种听力鉴定。目前国内常用筛查方法为耳声发射法（OAE）或快速脑干诱发电位法（AABR）。

（4）其他评定 可进行言语能力、学习能力等的评定。

【社区康复】

（一）功能康复

1.视觉功能训练 根据0~1岁婴儿视觉发育特点，主要训练方法如下：

（1）凝视光源训练 距婴儿眼睛20~25cm处用手电筒暗光照射，吸引看光源，然后缓慢地左右移动，让宝宝眼睛注视光源并随亮光移动。每次照射时间不宜过长，每日数次。操作时注意变换光线的方向，避免经常单侧照射。

（2）视觉集中训练 距婴儿眼前约20cm处，用鲜艳或发光、发声的物体靠近婴儿，移动手中物体或者制造声响吸引他们将视线集中在物体上。注意保持婴儿注视的新鲜感，经常变换玩具。

（3）跟随注视训练　用会发声的铃铛或玩具放在婴儿眼前约 30cm 处吸引他注视，然后慢慢左右移动。由于婴儿最偏爱人脸，家长也可以经常在其眼前 30cm 处微笑着与其说话，同时移动脸让孩子目光追随。

（4）颜色感知训练　让婴儿看各种颜色的图片，或者让他把玩颜色鲜艳的日用品或者玩具，同时配合简单的语言告知这是什么颜色。先从黑色、白色和大红色开始，之后逐渐增加颜色种类和颜色的精细变化。

2. 听觉功能训练　丰富的声音刺激环境是听力障碍患儿听力发育的关键。

（1）语言刺激　语言是最好的听觉刺激，且刺激时注意语言变化，可通过不同的语速、节奏、音长、重音、音律等，变换提问、称述、感叹等各种交流方式。尤其要对婴儿模仿语言的反应给予强化，可利用唱歌、会说话的玩具、含有语言对话的磁带等来给婴儿创设一种语言环境，让婴儿知道语言是环境中最重要的因素。家长应充分利用平时给婴儿喂奶、洗漱等日常活动的时间，多和孩子说话。

（2）其他声音刺激　0~1 岁婴儿已经对音乐表现出偏好，1 岁左右的婴儿可以长时间倾听音乐，因此可以经常给婴儿播放动听的音乐。还可经常在婴儿清醒时向他摇拨浪鼓、铃铛，敲木琴，玩发声玩具，或者带他到大自然中去聆听鸟叫、水流和风的声音，训练婴儿的听敏度。在婴儿稍大时可以配合语言，在听的过程中反复强调"这个是什么声音"，让婴儿可以区别各种声音。

（3）声音定位训练　利用会发声的玩具从不同方向发出声音，让孩子朝发声的方向转头去看，增强寻声的能力。如果孩子不寻声，则重复发出声音，直到他注视为止。

（4）听懂简单语言的训练　首先用实物反复告诉婴幼儿物品的名称，让他能理解、听懂、记住，当他听到有关联的词汇时能做出简单反应，学会识别经常接触的物品。其次还要训练有意义的交流沟通能力。例如每次喂饭时，先问他"要不要吃饭？"待婴儿点头表示同意后再喂食，且让其每次要吃饭时都用动作来表示。训练孩子听到"不可以"时，能立即停止手中的活动，知道用行动来回应大人的要求。

（二）心理康复

视听觉障碍儿童具有心境孤独感、焦虑感、情绪不稳定，人格具有内向性，不常有激情状态，缺乏人际交往和机会，情感体验相对少，积极情感与消极情感并存。在训练视听觉障碍儿童时，不仅要致力于文化知识的传授，更要通过支持疗法、行为矫正、认知疗法等心理康复治疗技术和方法加强视知觉障碍儿童的心理治疗，积极引导和帮助视觉障碍儿童将负面情绪转化为积极情绪，改善行为认知障碍。

（三）教育康复和社会康复

首先要做到早诊断、早治疗，早期对儿童进行筛选，尽早发现儿童视听觉障碍及障碍的严重程度，通过早期治疗、功能训练，或使用助视器和电子耳蜗等辅助器具，最大程度地补偿视听缺陷，为患儿的进一步学习奠定基础，做到学习教育与功能康复相结合，实现教育康复的目的和任务。其次充分利用社区的资源和力量，建立社区康复与教育场所，有规划地在开展社区康复的同时开展教育。多创造条件让视听觉障碍儿童与普通儿童一起活动，通过主动接触，增强普通儿童对视听觉障碍儿童的了解，逐步改变周围人对待视听觉障碍儿童的态度，使患儿能更好地融入社会。

项目十一　智力障碍

【概述】

智力障碍又称"智力缺陷""智力残疾"，一般是指大脑受到器质性的损害或脑发育不完全从而造成认识活动的持续障碍以及整个心理活动的障碍，简称"智障"。智障者智力活动能力明显低于一般人的水平，并显示出适应行为的障碍。智力障碍包括智力迟滞和痴呆两种。在智力发育期间（18岁之前），由于各种有害因素导致大脑不能正常发育或发育不完全，使智力活动的发育停留在某个比较低的阶段中，称为"智力迟滞"；智力发育成熟之后，由于大脑受到各种有害因素的损伤使原来正常的智力受到损害，造成缺陷，称为"痴呆"。

智力障碍的原因有遗传因素，包括染色体异常、基因突变等，唐氏综合征、苯丙酮尿症属于此类；产前损害，包括宫内感染、缺氧，理化因素如有害毒物、药物、放射线、汞、铅，吸烟、饮酒、吸毒、孕妇严重营养不良或孕妇患病等；分娩时产伤、窒息、颅内出血、早产，低血糖、核黄疸、败血症等；出生后患病，包括脑膜炎、脑炎、颅外伤、脑血管意外、中毒性脑病，内分泌障碍如甲状腺功能低下、癫痫等。

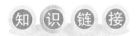

影响儿童智力的九个变量

1.母亲的精神健康状况。如被两次以上诊断为情感障碍的，则为"高危因素"，其孩子易发生智力障碍。因此保护母亲情感稳定和平衡极为重要。

2.母亲有否抑郁。智商高的儿童，他们的母亲75%无忧郁，而智商低儿童的母亲有忧郁者占25%以上。郁郁寡欢、闷闷不乐、心理压抑是"高危因素"，对孩子的成长极为不利。

3.双亲教育儿童的观点。智商高的儿童，双亲75%是非专制型的，而智商低儿童的母亲，至少25%是采取专制型教育的。专制、强迫性教育是"高危因素"。

4. 母子间的相互影响。智商高的儿童，75%的母亲有较多的自发爱抚表示，而缺乏自发爱抚行为则为"高危因素"。

5. 母亲受教育程度。母亲受过中等以上的教育，其孩子发生智力障碍的少。

6. 父母职业情况。技术熟练、工作顺利、人际关系好的父母，子女的智商较高。

7. 家庭稳定状况。家庭幸福、和睦、健全，儿童受到良好影响，将促进智力发育。

8. 生活中有否发生过意外。智商高的儿童，有75%以上在生活中没有意外。

9. 家庭大小，子女多少。国外调查证实：胎次多的，智力则递降；两胎间隔长的孩子其智力高于两胎间隔短的孩子。

智力障碍儿童是指在生长发育时期（18岁以前），智力发育低于同龄儿童的平均水平，且伴有明显的社会适应行为障碍。儿童智力障碍的判断须综合考虑智力、社会适应能力、年龄三个方面。智力障碍儿童不单表现为某一心理过程水平低下，其整个心理活动水平都出现异常。

智力障碍社区康复的主要问题有：

1. 知觉障碍　知觉速度缓慢、范围狭窄、内容笼统而不精确。整个知觉较正常儿童明显迟钝。

2. 记忆障碍　记忆再现中发生大量歪曲和错误，支离破碎，缺乏逻辑、意义和联系；识记速度缓慢，记忆保持差；记忆表象贫乏、缺乏分化，不稳定。

3. 言语障碍　言语出现迟，发展缓慢；词汇量小，缺乏连贯性；词义含糊，不能清楚、明确地表达自己的想法，词不达意。

4. 思维障碍　判断力差，不能完整地认知客体，缺乏概括能力；难以理解概念的确切含义，尤其是抽象概念；分析能力差，考虑问题不合逻辑；数的概念掌握困难，简单的计算亦难完成。

5. 注意力异常　注意力不易集中，注意范围狭窄、稳定性差。

6. 个性异常　情绪紧张、压抑、消极沮丧或喜笑失度；对人多怀有敌意。缺乏自信心和自制力，做事难以坚持到底。性格孤僻。

【社区康复评定】

1. 智力测验　常采用智力量表来评估，按评估的目的可分筛查性量表和诊断性量表两大类。

（1）筛查性量表　初步教育筛选的目的是在大量儿童中发现可能有问题的儿童，并建议专业人员对他们进行更深入细致的评估和测试，做出诊断，以确定问题的性质。我国儿童的筛选常用《丹佛智能筛选检查》（DDST）、丹佛发育筛查问卷（DPDQ）、绘人试验（Draw A Man Test）、图片词汇测试（PPVT）等。

（2）诊断性量表　筛选出来有问题的儿童需进一步进行智力测验和适应行为测验，以确定该儿童是否属于弱智儿童。智力测验可通过韦氏儿童智力量表（适用于6~16岁儿童）、儿童-比奈智力量表以及适用于0~6岁的盖赛尔发育诊断量表等完成。

2. 社会适应行为测验　社会适应行为是弱智儿童诊断标准之一。常用的适应行为测验量表有AAMD适应行为量表、社会功能缺陷筛选量表、社会交往能力评估量表等。

3. 分级标准　依据《残疾人残疾分类和分级》标准（表4-11），按0~6岁和7岁以上两个年龄段发育商、智商和适应行为分级。0~6岁儿童发育商小于72的直接按发育商分级，发育商在72~75之间的按适应行为分级。7岁及以上按智商、适应行为分级。当两者的分值不在同一级时，按适应行为分级。WHO-DAS Ⅱ分值反映的是18岁及以上各级智力障碍的活动与参与情况。

表4-11　智力障碍分级

级别	智力发育水平		社会适应能力	
	发育商（DQ）0~6岁	智商（IQ）7岁及以上	适应行为（AB）	WHO-DAS Ⅱ分值18岁及以上
一级	≤25	<20	极重度	≥116分
二级	26~39	20~34	重度	106~115分
三级	40~54	35~49	中度	96~105分
四级	55~75	50~69	轻度	52~95分

4. 其他评定　常见的有运动功能评估、感觉功能评定、日常生活活动能力评定、言语功能评定、认知功能评定、情绪及行为评定等。

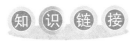

适应行为表现

极重度——不能与人交流，不能自理，不能参与任何活动，身体移动能力很差；需要环境提供全面的支持，全部生活由他人照料。

重度——与人交往能力差，生活方面很难达到自理，运动能力发展较差；需要环境提供广泛的支持，大部分生活由他人照料。

中度——能以简单的方式与人交流，生活能部分自理，能做简单的家务劳动，能参与一些简单的社会活动；需要环境提供有限的支持，部分生活由他人照料。

轻度——能生活自理，能承担一般的家务劳动或工作，对周围环境有较好的辨别能力，能与人交流和交往，能比较正常地参与社会活动；需要环境提供间歇的支持，一般情况下生活不需要由他人照料。

【社区康复】

（一）功能康复

这里主要讨论对智力障碍儿童的社区康复治疗。要根据康复问题实际，从康复训练的内容、康复训练的技巧、康复训练的时间安排等方面进行策划实施，以帮助功能改善，达到康复的目的。要求教育和训练应该在一个轻松愉快的环境氛围中进行，在游戏中学习，在生活中训练。智力障碍儿童早期康复训练包括感知能力、运动能力、语言与交往能力、认知能力、生活自理能力及社会适应能力六个方面。

1. 感知能力训练　通过感觉，认识事物的外形，分辨声音和颜色，做出反应，并能将对外界的体验应用于日常生活中，以更好适应环境。具体要进行视觉、听觉、触觉、嗅觉和味觉等感觉认知的训练。

2. 运动能力训练　包括粗大运动训练和精细动作训练。粗大运动训练是指身体姿势或全身的动作训练，如俯卧、抬头、竖颈、翻身、仰卧、爬行、独坐、独站、行走、跑步、跳跃等。运动的发展与生理成熟有密切关系，粗大运动有明显的顺序性，并在一定的月龄范围出现，而弱智儿童也按这个顺序发展但不一定按同龄正常儿童同样的月龄范围出现。粗大运动能力康复训练要求患儿逐渐做到感官与功能配合，动作协调，能适当控制动作的力度和速度，操纵物件和运用工具。精细动作训练是指手和手指的动作，如大把抓、手指捏、穿珠、写字、绘画等训练。精细动作康复训练要求患儿逐渐做到依据视觉指示做精细而准确的动作。精细技巧训练时必须由大到小，由易到难，逐步加深。

3. 语言与交往能力训练　智力障碍儿童大多数都有言语和交往能力障碍，康复训练要求患儿逐渐做到会用目视、点头、摇点、微笑、动作等表示理解他人的说话，并能用别人能理解的声音、单词、句子、问题来表达自己的愿望和要求。

4. 认知能力训练　认知能力主要是指认识事物的能力，认知能力建立在概念上，而概念要用语言来表达。智力障碍儿童言语能力差，语言表达概念能力弱，因而认知能力低下。认知能力康复训练要求患儿逐渐做到利用视和听认知外界事物，懂得生活常识、自然常识等，并做出正确反应（语言或动作均可）。认知能力康复训练，一般从以下几个方面进行：

①对身体主要部位的认识，并要求说出身体不同部位的名称。

②说出衣物、日常用品的名称及用途。

③认识室内物品，并能说出家具家电的名称及用途。

④认识周围环境，包括通道、楼梯、街道、公厕（男、女标志）、公共场所、交通标志等。

⑤关于自然环境的知识，包括天气、温度、动植物名称及习性等；方位、时间、颜色、形状、数量、是非好坏等。

5. 生活自理训练　对智障儿童更为重要。在许多时候，正常儿童稍加辅助就能完成的活动，对智力障碍儿童都是困难重重，他们需要更多辅助和时间才能完成。生活自理训练包括进食、个人卫生、更衣、大小便管理、安全等方面。要求患儿能逐渐做到会运用基本的生活自理技巧和步骤，照料个人每日的起居饮食。

6. 社会适应能力训练　社会适应能力是人对适应所处社会的文化背景或要求而进行的心理、生理及行为上的各种适应性改变，与社会达到一种和谐状态的能力。社会适应能力一般通过后天训练获得。要有计划、有步骤地培养训练智力障碍儿童的社会适应能力。首先根据患儿智力障碍程度、发育情况，功能障碍特点等方面制定适合其社会适应发展的个别化培养目标，确定训练内容。训练内容主要有文明礼仪、社会交往能力训练、社会规则学习训练等。要求患儿能逐渐做到与别人友善合作，建立和维系良好关系，掌握一般社会认可的行为，且逐步适应社会。

（二）心理康复

智力障碍儿童不但在智力发展上明显落后于同龄儿童的水平，在心理发展上也存在诸多问题，出现认知、情感、性格等诸多方面的偏差。应根据每个年龄层、各类障碍儿童的特点，进行心理评估与测量，建立心理康复档案，有针对性地开展心理康复和心理保健工作。对于智力障碍儿童的孤僻、敏感、依赖性强的心理特性，进行正确的心理辅导。在解决其心理问题的同时，促进教育、语言、认知、智力等的康复。

（三）教育康复和社会康复

儿童智力发育存在较大的代偿性和可塑性，早期教育康复干预是重要一环。智力障碍儿童经过恰当的教育培训和适合的教育康复，可以提升智力活动能力和水平。在社会康复层面，可以通过政府主导，以社区为基础，家庭为依托，发挥特教学校、医疗机构和福利机构等作用，根据智力障碍儿童的特点制定出个性化的教育康复方案，培养患儿的表达能力、交往能力、动手能力、解决问题能力和应变能力，使智力障碍儿童逐步融入社会，成为完整意义上社会化的人。

复习思考

一、选择题

1. 脑卒中的功能评定，Brunnstrom 法属于（　　　）

    A. 运动功能评定　　　　　　　　B. 感知功能评定

    C. 言语评定　　　　　　　　　　D. 吞咽功能评定

    E. 日常生活活动能力评定

2. 确定腰 3 平面损伤的代表性肌肉是（　　　）

    A. 髂腰肌　　　　　　　　　　　B. 股四头肌

    C. 胫前肌　　　　　　　　　　　D. 趾长伸肌

    E. 腓肠肌

3. 小儿脑性瘫痪最常见的类型是（　　　）

    A. 痉挛型　　　　　　　　　　　B. 不随意运动型

    C. 共济失调型　　　　　　　　　D. 强直型

    E. 震颤型

4. 颈椎病的主要发病因素是（　　　）

    A. 椎骨增生　　　　　　　　　　B. 外伤

    C. 劳损　　　　　　　　　　　　D. 先天性颈椎畸形

    E. 椎间盘退变

5. 腰椎间盘突出症患者在牵引治疗时，牵引重量一般为体重的（　　　）

    A. 10%　　　　　　　　　　　　B. 30%

    C. 50%　　　　　　　　　　　　D. 80%

    E. 100%

二、问答题

1. 脑卒中常见社区康复问题有哪些？

2. 脑卒中患者日常生活活动能力如何进行评估及康复训练？

3. 早期抗痉挛体位如何摆放？

4. 颅脑损伤患者评估内容有哪些？

5. 如何判断脊髓损伤的感觉平面和运动平面？

6. 脊髓损伤患者运动康复包含哪些内容？如何实施康复训练？

7. 小儿脑性瘫痪临床分为哪几种类型？

8. 试述小儿脑性瘫痪的康复评定及社区康复治疗。

9. 对颈椎病患者如何实施社区康复治疗？

10. 腰椎间盘突出症常见康复方法有哪些？

11. 周围神经损伤患者如何进行感觉功能训练？

12. 试述骨性关节炎物理因子治疗方法有哪些？

13. 视听障碍儿童如何做到早发现、早治疗？

14. 智力障碍儿童康复训练内容主要有哪些？

扫一扫，知答案

扫一扫，看课件

模 块 五

常见慢病的社区康复

【学习目标】

1. 掌握高血压、冠心病、慢性阻塞性肺气肿等常见慢病的康复问题、康复评定与社区康复。

2. 熟悉消化性溃疡、糖尿病、骨质疏松症、老年性痴呆等常见慢病的社区康复。

3. 了解常见慢病的病因与临床表现。

项目一 高 血 压

【概述】

高血压是以体循环动脉血压升高为主要表现的临床综合征，可分为原发性高血压和继发性高血压两大类。原发性高血压是指以体循环动脉血压升高为主要表现或不伴有多种心血管危险因素的临床综合征，通常简称为高血压。高血压可导致多种心、脑血管疾病，影响重要脏器如心、脑、肾的结构和功能，最终导致严重的心力衰竭、脑卒中、肾衰竭等并发症。

原发性高血压病因不明确，多与遗传、饮食、精神应激等因素有关。而继发性高血压约占高血压 5%，是脑卒中、冠心病的主要危险因素。高血压的定义和分类见表 5-1。

表5-1 2010年《中国高血压防治指南》规定的血压水平的定义和分类

	收缩压（mmHg）		舒张压（mmHg）
正常血压	< 120	和	< 80
正常高值	120~139	和（或）	80~89
高血压	≥ 140	和（或）	≥ 90
Ⅰ级高血压（轻型）	140~159	和（或）	90~99
Ⅱ级高血压（中型）	160~179	和（或）	100~109
Ⅲ级高血压（重型）	≥ 180	和（或）	≥ 110
单纯收缩期高血压	≥ 140	和	< 90

原发性高血压通常起病缓慢、早期多无症状，偶于体检时发现血压超出正常范围或发生心、脑、肾并发症后才被发现。患者可有头晕、头痛、耳鸣、眼花、失眠、乏力等表现，有时可有心前区不适，长期高血压可出现左心室肥厚，心、脑、肾等靶器官损害，引起脑卒中、心肌梗死、肾衰竭等并发症。听诊可有主动脉瓣第二心音亢进、主动脉瓣区收缩期杂音或收缩早期喀喇音，并发左心室肥厚时可闻及第四心音。

高血压常见的康复问题有：

1. 头晕头痛 在高血压病程中出现急性脑循环障碍引起脑水肿和颅内压升高而产生的剧烈弥漫性严重头痛、呕吐、烦躁、意识模糊甚至抽搐、昏迷等。

2. 有受伤的危险 因紧张、疲劳、寒冷或突然停服降压药等诱因，小动脉发生强烈痉挛，血压急剧升高，产生剧烈头痛、眩晕、恶心、呕吐、心悸、气急及视力模糊等危急症状，有受伤的危险。

3. 焦虑 高血压使躯体不适以及血压控制不满意或已发生并发症，患者多有焦虑或抑郁的心理，常易激动、生气、焦虑、紧张、恐惧等，且使血压再度升高，出现恶性循环。

4. 潜在并发症 高血压危象、高血压脑病、冠心病、心力衰竭、肾衰竭等。

【社区康复评定】

1. 评定血压值及其他心血管危险因素，见表5-2。

2. 评定有无靶器官损害或糖尿病，见表5-2。

3. 评定有无并存的临床状况如心、脑、肾脏病变，见表5-2。

4. ADL评定：通常采用的ADL评定方法有Barthel指数分级法等。通过对患者的自理能力评定，制订和调整康复计划、评定康复效果、确定安排就业或回归家庭。

5. 职业能力评定：结合患者的心脏功能分级、临床状况及机体的最大耗氧量，评定高血压患者的职业能力。

6. 当患者伴有明显心前区不适时，须进行心功能评定，如心电图运动试验。

表 5-2　高血压康复评定内容

心血管病的危险因素	靶器官的损害	糖尿病	并存的临床情况
收缩压和舒张压水平	左心室肥厚（心电图、	空腹血糖	脑血管疾病
（1~3 级）	超声心动图或 X 线）	≥ 7.0mmol/L	缺血性脑卒中史
年龄	动脉壁增厚	（126mg/dL）	脑出血史
男性＞ 55 岁	颈动脉超声	餐后血糖	短暂性脑缺血发作史
女性＞ 65 岁	IMT ≥ 0.9mm 或动脉粥样	≥ 11.1mmol/L	心脏疾病
吸烟	硬化性斑块的超声表现	（200mg/dL）	心肌梗死史
血脂异常	血清肌酐轻度升高		心绞痛
早发心血管病家族史	男性 115~133μmol/L		冠状动脉血运重建
一级亲属发病年龄	（1.2~1.4mg/dL）		充心性心力衰竭
＜ 50 岁	微量白蛋白尿		肾脏疾病
腹型肥胖或肥胖腰围	尿蛋白（30~300mg/24h）		糖尿病肾病
男性 ≥ 85cm			肾功能受损
女性 ≥ 80cm			血清肌酐
BMI ≥ 28kg/m^2			男性＞ 133μmol/L（1.5mg/dL）
反应蛋白 ≥ 1mg/dL			女性＞ 124μmol/L（1.4mg/dL）
			蛋白尿＞ 300mg/24h
			肾衰竭
			肌酐＞ 177μmol/L（2.0mg/dL）
			外周血管疾病
			视网膜病变
			出血或渗血
			视乳头水肿

【社区康复】

高血压社区康复的适应证为临界高血压、Ⅰ级高血压、Ⅱ级高血压和病情稳定的Ⅲ级高血压。对于高血压患者而言，若康复治疗和临床治疗相结合，则可更好地降低血压，减轻症状，稳定疗效，同时可减少药物用量。康复治疗还助于改善心血管功能及血脂代谢，防治血管硬化，减少脑、心、肾并发症。

（一）功能康复

1.药物康复疗法　以降压治疗为主。目前常用降压药有五类，即利尿药、受体阻滞剂、钙通道阻滞剂、血管紧张素转换酶抑制剂和血管紧张素Ⅱ受体阻滞剂。药物剂量一般从小剂量开始，逐渐增加，达到降压目的后改用维持量，以巩固疗效。在药物治疗高血压的同时，通过非药物手段积极干预，如饮食指导、戒烟限酒、控制体重、规律运动和情绪治疗等方法，有效降低血压。

2.运动康复疗法　高血压康复运动类型选择以有氧代谢运动为原则。较适合高血压康复体育的运动类型和方法有步行、慢跑、骑车、游泳、气功、太极拳、韵律操等，每周至少进行 3~5 次有氧运动，每次运动 30~60 分钟。长期规律运动可以有效控制体重，降低血压。

3. 物理康复疗法

（1）直流电离子导入疗法　①胸腰交感神经节电离子导入法：阳极置于背部相当于 T_3~T_4 的位置，阴极置于腰骶部，电极面积同为 300cm²，电流强度 15~20mA，治疗时间 20~30 分钟。②全身性电离子导入法：将一个 300cm² 电极置于肩胛区，另两个 150cm² 电极置于两腿腓肠肌上，药液置于肩胛区，电流强度和时间由低到高，因人而异。③常用药液：溴化六烷双铵液、10% 碘化钾、10% 硫酸镁等。

（2）脉冲超短波或短波疗法　用直径 4cm 的电容电极，置于两侧颈动脉窦区，电极与皮肤的距离为 1.5~2.0cm，治疗频率为 50MHz，调制脉冲频率为 1 kHz，宽度为 10μs，脉冲通断比为 1∶100，脉冲峰值为 10kW，平均功率为 100W，治疗时间为 10 分钟。采用短波治疗时，电极可置于双足区。

（3）正弦调制电流疗法　将一电极置于 C_4~T_2 的位置，另一电极置于 T_9~L_1 的位置，用交变电流，第 1~3 次为变调波，从第 4 次至治疗结束，用连调波及变调波交替使用，调制频率为 100Hz，电幅为 50%~100%，波组连续时间为 2 秒，治疗时间为 3~10 分钟，每日 1 次，10~12 次为一个疗程。

（4）水疗法　①松脂浴：在水温为 37~38℃的水中放入 50~70g 松脂粉，呈现黄绿色溶液，进行半身或全身性水浴，时间为 10~15 分钟，12 次为一个疗程。注意松脂浴水温不宜超过 40℃，水平面不要越过心前区达到颈部。②电水浴：用于Ⅰ级、Ⅱ级高血压患者，可以采用全身性水浴，阳极置于胸背部，阴极置于足底，水温为 36~38℃，电流强度 50mA，治疗时间为 15~30 分钟，可根据病情加入药液，以增强降压效果。

（5）磁疗法　将铁芯电感器放置于 T_4 脊椎节段旁，磁场强度为 0.05~0.15V，每日 1 次，每次 10 分钟，10~12 次为一个疗程。

4. 中医康复疗法

（1）中药治疗　①肝火亢盛型：平肝泻火。龙胆泻肝汤加减。②阴虚阳亢型：平肝潜阳。天麻钩藤饮加减。③阴阳两虚型：调补阴阳。二仙汤加减。④痰湿壅盛型：化痰除湿。半夏白术天麻汤加减。⑤兼夹证型：肝风内动者可加用羚羊角粉、全蝎粉、钩藤；痰浊中阻可加用莱菔子、全瓜蒌、山楂；瘀血凝滞者可加用丹参、赤芍、三七粉、益母草、泽兰。

（2）针灸康复　①体针：常用穴位有曲池、内关、合谷、足三里、三阴交。每日 1 次或隔日 1 次，10 次为 1 个疗程。②耳针：常用穴位有皮质下、脑干、内分泌、降压沟、神门、心等。每日或隔日 1 次，每次选用 1~2 穴，留针 30 分钟。亦可用埋针法，或用王不留行籽外贴耳穴代替埋针。③皮肤针：以颈部及腰骶部的脊椎两侧为主，结合乳突区、人迎、风池、足三里、三阴交、内关、曲池和前臂掌面正中线，轻刺激。先从腿足、腰骶部脊椎两侧，自上而下，从内向外；再叩刺后颈部、乳突区及前臂掌面正中线。每日或隔日1次，每次15分钟。对早期患者疗效较好。④水针：取足三里、内关，或三阴交、合谷，或曲池、太冲，3组穴位交替使用，每穴注射0.25%盐酸普鲁卡因1mL，每日1次。

（二）心理康复

高血压患者紧张、焦虑、情绪不稳、易激动，长时间精神压力过大、心理不平衡等情绪，会增加高血压患者心血管疾病的风险。社区康复治疗师可根据患者自身年龄、性别、人格特征、家庭功能等情况，制订符合患者个体化的心理调适与治疗方案，如支持性的心理治疗、情绪治疗、松弛疗法和音乐治疗等方法，使高血压患者树立战胜疾病的信心，消除各种不良因素，保持良好的心态，积极配合治疗。高血压患者要纠正过分激动的性格，逐步学会适当的应激处理技术和心态，避免过分的情绪激动。

（三）职业康复与社会康复

1.职业康复　长期精神紧张者易患高血压病，所以高血压患者不能从事例如驾驶员、售票员、会计、高空作业、重体力劳动等精神紧张度高的职业。患者在重建职业能力前，需进行职业能力评估、职业功能训练、职前培训等，具体参考模块三职业能力康复部分。

2.社会康复　社会工作者、康复治疗师、心理医师等协同努力，从引起高血压的社会原因和家庭原因入手，实施社会康复。例如吸烟和饮酒属于家庭生活因素，可以增加血管紧张度，增高血压，因此家庭和社会要帮助患者戒烟限酒，稳定血压。运动训练和心理应激治疗可以显著提高患者承受外界应激的能力，社会康复人员可组织一些适合患者参与的社会活动，提高患者的社会适应能力和生活质量。

【案例分析】

陈某，男性，58岁。患者有8年的高血压病史，两年前因"左基底节出血"曾入院治疗，现病情稳定，但左侧肢体无力，活动受限。出院后在家主要予口服药物及针灸、按摩治疗，肢体功能有轻度好转，在扶持下可在室内短距离步行。目前患者ADL大部分可自理，但右肩关节半脱位，左足下垂，内翻。

试析：在家庭和社区对患者实施社区康复的措施和策略。

项目二 冠 心 病

【概述】

冠心病全称冠状动脉粥样硬化性心脏病，是指因冠状动脉粥样硬化使血管腔狭窄或阻塞，和（或）因冠状动脉功能性改变（痉挛）导致心肌缺血、缺氧或坏死而引起的心脏病，统称"冠状动脉性心脏病"，亦称"缺血性心肌病"。

冠心病病因尚未完全确定，主要的危险因素或易感因素有年龄、性别、血脂异常、高血压、吸烟、糖尿病与糖耐量异常及高血糖，可使血管内皮受损，动脉粥样硬化发生率明显增加；次要的危险因素包括肥胖、体力活动少、脑力工作紧张、高脂饮食、遗传因素等。

冠心病分为5型：心绞痛型、心肌梗死型、无症状性心肌缺血型、心力衰竭和心律失常型、猝死型。最常见的症状是心绞痛。心肌梗死可呈现胸骨后或左胸部，呈剧烈的压榨性疼痛或紧迫、烧灼感，常伴有呼吸困难、出汗、恶心、呕吐或眩晕，甚至猝死。冠心病早期症状一般没有明确的阳性体征，严重者第一心音减弱、心界向左下扩大、心房纤颤、早搏心律或合并心衰。

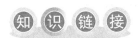

心功能水平判断

目前常用美国纽约心脏病学会（NYHA）的分级方案，共分4级。

Ⅰ级：心脏病患者，但活动量不受限制，平时一般活动不引起疲乏、心悸、呼吸困难。

Ⅱ级：心脏病患者，体力活动受到轻度限制，休息时无自觉症状，但平时一般活动可出现疲乏、心悸、呼吸困难或心绞痛。

Ⅲ级：心脏病患者，体力活动明显受限，小于平时一般活动即可引起上述症状。

Ⅳ级：心脏病患者，不能从事任何体力活动，休息状态下也出现心衰的症状，体力活动后加剧，心功能减退，妨碍患者正常的生活、学习和工作。

冠心病的常见康复问题有：

1.循环功能减退 患者因活动后心脏负荷增加、耗氧量增加，造成心肌缺血，患者往往需要限制体力活动，从而使心血管系统的适应性降低，导致循环功能减退。

2.呼吸功能障碍　缺氧是冠心病的主要症状，表现为胸闷、气短，与循环功能不良有关。而长期的心血管功能障碍均会伴随不同程度的肺循环功能障碍，使肺血管和肺泡气体交换的效率降低，吸氧能力下降，诱发并加重缺氧症状。

3.运动耐力下降　冠心病体力活动缺乏均会导致机体摄氧能力减退，肌肉卷缩和氧化代谢能力降低，引起运动耐力下降。

4.日常活动受限　坏死的心肌需 6 周左右才能愈合。心肌梗死患者在急性期须限制一些活动，以防出现室壁瘤或心脏破裂。

5.心理行为障碍　冠心病患者随时都有可能发生心肌缺血而出现心绞痛，给患者造成极大的心理压力和精神负担，严重影响正常学习、工作与生活。同时患者长期的卧床制动会增加消极情绪。

【社区康复评定】

1.代谢当量（METs）　是以安静、坐位时的能量消耗为基础，表达各种活动时相对能量代谢水平的常用指标，在冠心病康复中应用极为广泛，是常用的评定方式。代谢当量在冠心病康复中的用途包括：

（1）判断体力活动能力和预后　关键的 METs 值为：①小于 METs：65 岁以下的患者预后不良。②5METs：日常生活受限，相当于急性心肌梗死恢复期的功能储备。③10METs：正常健康水平，药物治疗预后与其他手术或介入治疗效果相当。④13METs：即使运动试验异常，预后仍然良好。⑤18METs：有氧运动员水平。⑥22METs：高水平运动员。

（2）判断心功能及相应的活动水平　由于心功能与运动能力密切相关，故最高 METs 的水平与心功能直接相关（表5-3）。

表5-3　各种心功能状态时的代谢当量及运动能力

心功能	代谢当量（METs）	运动能力
I	≥7	携带 24 磅重物连续上 8 级台阶
		携带 80 磅重物、铲雪、滑雪
		打篮球、手球或踢足球
		慢跑或走（速度 5 英里／小时）
II	≥5，<7	携带 24 磅以下的重物连续上 8 级台阶
		性生活
		养花种草类型的工作
		步行（速度 4 英里／小时）

续表

心功能	代谢当量（METs）	运动能力
Ⅲ	≥2，＜5	走下 8 级台阶
		可以自己淋浴，换床单，拖地擦窗
		步行（速度 2.5 英里 / 小时）
		打保龄球、连续穿衣
Ⅳ	＜2	不能进行上述活动

（3）标志运动强度，制订运动处方　具体过程略。

2.心电图运动试验　以心电图为主要检测手段，并通过试验前、中、后心电图及体征的反应来判断心肺功能。平时心电图无明显改变的患者，通过逐步增加运动负荷，增加了患者的心肌负荷及耗氧量，在心电图上出现心肌缺血的表现。

3.超声心电图运动试验　可以直接反映心肌活动情况，从而揭示心肌收缩和舒张功能，还可以反映心脏内血流变化情况。运动超声心电图比安静时检查更加有利于揭示潜在的异常，从而提高试验的敏感性。检查一般采用卧位踏车方式。

4.行为类型评估　A 类型人的应激反应较强烈，具有工作主动，有进取心和自信心，有强烈的时间紧迫感，但缺乏耐心，易激惹、情绪易波动等特点，冠心病发生率相对较高。B 类型人具有平易近人，耐心，充分利用业余时间放松自己，不受时间驱使，无过强的竞争性的特点，冠心病发作率相对较低。

【社区康复】

（一）功能康复

1.康复训练

（1）Ⅰ期康复　一般在发病后 2 周以内，此时患者生命体征平稳，安静心率低于 110 次 / 分钟，无并发症时即可开始，以循序渐进的方法增加活动量，其基本原则是根据患者的自我感觉，尽量进行可以耐受的日常活动。

①床上运动：在床上行肢体活动及呼吸训练。肢体活动一般从远端肢体的小关节活动开始，再逐渐过渡到抗阻活动，如捏气球、皮球或拉皮筋。抗阻活动亦可进行徒手体操，刷牙、洗脸、吃饭、穿衣等日常生活可以早期进行。

②呼吸训练：主要训练腹式呼吸。要点是在吸气时腹部鼓起，让膈肌尽量下降；呼气时腹肌收缩，把肺的气体尽量排出。呼气与吸气之间要均匀连贯，可以缓慢，但是不可憋气。

③坐位训练：坐位是重要的康复起点，应尽早训练。开始坐时将床头抬高，将枕头或被子放在背后，让患者逐步过渡到无依托独立坐。

④步行训练：从床边站立开始，在站立无问题之后，开始床边步行。步行训练时最好

进行心电监护。应注意避免上肢高于心脏水平的活动，因为此类活动可使患者的心脏负荷明显增加。

⑤保持大便通畅：可在床边放置简易的坐便器，尽量让患者坐位大便，其心脏负荷和能量消耗均小于卧床大便（3.6METs），也较容易排便。禁忌蹲位大便或大便时过分用力，如果出现便秘，应使用通便剂，保持大便通畅。

⑥上下楼梯：上下楼速度要缓慢，一般每上一级台阶可以稍事休息，以保证呼吸平稳且没有任何症状。

（2）Ⅱ期康复　出院后至病程12周左右。

①运动训练：可做的活动有室内外散步、医疗体操（太极拳、降压舒心操等）、气功（以静功为主）、厨房活动、家庭卫生、邻近区域购物、作业治疗等。此期活动强度可逐步达到最大耗氧量的60%~80%，每次活动时间从10分钟开始逐渐达到60分钟（包括准备运动和整理运动在内），训练频率逐步达到每周3~4次。

②康复活动：康复活动注意循序渐进，活动时不出现气喘和疲劳为限度。禁止过分用力。训练时要注意保持一定的活动量，比如制订合理的工作或日常活动程序（表5-4），减少不必要的动作和体力消耗，以尽可能提高工作和体能效率。

③随访：每周需要门诊随访1次。出现任何不适均应暂停运动，及时就诊。

表5-4　冠心病Ⅱ期康复参考方案

活动内容	第一周	第二周	第三周	第四周
门诊宣教	1次	1次	1次	1次
散步	15分钟	20分钟	30分钟	30分钟×2次
厨房工作	5分钟	10分钟	10分钟×2次	10分钟×3次
看书或电视	15分钟×2次	20分钟×2次	30分钟×2次	30分钟×3次
降压舒心操	保健按摩学习	保健按摩×1次	保健按摩×2次	保健按摩×2次
缓慢上楼	1层×2次	2层×2次	3层×1次	3层×2次

（3）Ⅲ期康复　病程在12周以后至6~12个月。此期相当于冠心病患者的复原、维持期，应以等张和节律性有氧运动为主。在确保安全的前提下，因人而异，制订个体化的康复运动方案，循序渐进。

1）运动方式：包括行走、慢跑、骑自行车、游泳、登山、瑜伽等有氧训练，柔疗体操，气功等。

2）运动量：运动量要达至一定的阈值才能产生训练效应。适当运动量的主要标志：运动时稍出汗，轻度呼吸加快，但不影响对话，次日早晨起床感舒适，无持续疲劳感和其他不适感。每周合理的总运动量应在2931~8374kJ（相当于步行或慢跑10~32km）。若运动量每周＜2931kJ只能维持身体活动，而不能提高运动能力。若运动量每周＞8374kJ，则不增加训练效应。运动总量无明显性别差异。运动量基本要素有运动强度、运动时间和运动频率。①运动强度：运动训练所规定达到的强度称之为靶强度，可用心率、心率储备、最大摄氧量等方式表达。靶强度越高，产生心脏中心训练效应的可能性就越大。②运动时间：指每次运动锻炼的时间。靶强度运动一般持续 10~60 分钟。在额定运动总量的前提下，训练时间与强度成反比。运动强度小，可用延长运动时间来弥补；准备活动和结束活动的时间另外计算。③运动频率：指每周训练的次数。国际上多数采用每周 3~5 天的频率。

3）训练实施：每次训练都必须包括准备活动、训练活动和结束活动。①准备活动：主要目的是预热，即让肌肉关节韧带和心血管系统逐步适应训练期的运动应激。一般采用医疗体操、太极拳等，也可附加小强度步行，运动强度较小，运动方式包括牵伸运动及大肌群活动，要确保全身肌肉都有所活动。②训练活动：指达到靶训练强度的活动，中低强度训练的主要目的是达到最佳外周适应，高强度训练的目的在于刺激心肌侧支循环生成。③结束活动：主要目的是冷却，即让高度兴奋的心血管应激逐步降低，适应运动停止后血液动力学改变，运动方式可与训练方式相同，但强度逐步减小。充分的准备与结束活动是防止训练意外的重要环节，训练时的心血管意外 75% 均发生在这两个时期。

（4）康复训练注意事项　①选择适当的运动，避免竞争性强的运动。②避免在饱餐、喝浓茶等 2 小时内锻炼。③高温或严寒季节，应降低运动强度和运动量。避免在运动后洗热水澡，至少应休息 15 分钟。④上坡时减慢速度，运动中或运动后出现如上身不适（包括胸、臂、颈或下颌，可表现为酸痛、烧灼感、缩窄感或胀痛）、无力、气短等症状，应停止活动，及时就医。⑤训练必须持之以恒，如间断 4~7 天以上，再开始运动时应稍减低强度；定期检查和修改运动处方，避免过度训练。⑥药物治疗发生变化时，应注意调整运动方案。参加训练前应进行充分的身体检查。

2. 中医康复疗法

（1）中药治疗　①心血瘀阻型：活血化瘀，通脉止痛。冠心Ⅱ号方加减。②痰浊瘀阻型：通阳泻浊，豁痰降逆。瓜蒌薤白半夏汤合温胆汤加减。③寒凝心脉型：祛寒活血，通阳宣痹。当归四逆汤合瓜蒌薤白白酒汤加减。④气虚血瘀型：益气活血。保元汤合桃红四物汤加减。⑤心肾阴虚型：滋阴补肾，养心安神。左归饮合桃红四物汤加减。⑥阳气虚衰型：益气温阳，活血通脉。保元汤合右归饮加减。⑦气阴两虚型：益气养阴，活血通脉。生脉散加减。

（2）针灸康复

1）毫针刺法：①主穴：心俞、厥阴俞。②随证配穴：寒凝心脉者加郄门、血海；心脉瘀阻者加膈俞、血海、郄门；痰浊闭阻者加丰隆、肺俞、中脘；气阴两虚者加三阴交、关元；心阴不足者加神门、三阴交、太溪；心阳亏虚者加关元、气海、大椎。③操作：虚证宜用补法，实证宜用泻法。每日 1 次，每次 4~6 个穴位，10~15 次为一疗程。

2）耳针：①主穴：心、神门、皮质下、交感。②随证配穴：内分泌、肾、胃。③操作：每次选 3~5 穴，左右耳轮换，针刺留针 30 分钟，每日或隔日 1 次，或用王不留行籽按压，每日 2~3 次，每次 5 分钟。

3）艾灸法：取内关、膻中、心俞相伍，以悬灸法，可降压，降脂，提高免疫功能，增强抗病能力。

（3）穴位注射　①取穴：内关、郄门、心俞、厥阴俞。②操作：用 5% 普鲁卡因 10mL，每穴注射 2.5mL，或丹参注射液、毛冬青注射液每穴 0.5~1mL，每次选 1~2 穴，每日或隔日 1 次。

（二）心理康复

冠心病发病紧急，易使患者产生焦虑、抑郁等不良情绪，情绪波动过大，以致影响气血运行，对心脏产生不良的影响，有碍疾病的康复。社区心理康复师应注意对患者做好心理辅导康复工作，先进行心理评估和测验，明确心理问题程度，根据心理特征与行为表现制定心理康复计划和方法，教会患者处理不良心理的技巧和放松方法，保持情绪稳定，实现心理康复。

（三）职业康复与社会康复

1. 职业康复　冠心病患者在进行社区康复训练的同时，可通过问卷、工作能力评估等进行职业能力测量和判定，进行与冠心病患者相适应的工作能力强化训练，指导恢复或重建职业能力，重返工作岗位。工作强度以实现有氧工作为目标。

2. 社会康复　社会康复依赖于社会支持和家庭帮助。社会支持是指个体与社会各方面包括亲朋、伙伴、同事等及家庭、单位党团工会等社团组织所产生的精神上和物质上的联系程度。社会支持与应激性事件引起的心身反应呈负相关，社会支持对冠心病患者的健康有保护性的作用，可降低其发生率和促进康复，使患者更快融入社区，重返社会。此外，家庭成员在康复师指导培训下，可完成患者回到家庭后的康复任务，最终让患者得到全面康复，重返社会。

【案例分析】

患者李某，女，63 岁，高血压病史五年，7 天前急性心肌前壁梗死住院治疗，目前患者病情稳定，但自觉乏力，活动后心慌，休息后缓解。

试析：对该患者实施社区康复的措施和策略。

项目三 慢性阻塞性肺气肿

【概述】

慢性阻塞性肺气肿（COPD），简称"慢阻肺"，是指肺部终末细支气管远端（呼吸细支气管、肺泡管、肺泡囊和肺泡）的气道出现异常持久扩张、弹性减退、充气和肺容积增大，并伴有气道壁破坏而出现咳嗽、咳痰、气短、甚至呼吸困难等，临床上多为慢性支气管炎的并发症。当慢性支气管炎、肺气肿患者肺功能检查出现气流受限，并且不能完全可逆时，则诊断为 COPD。反复多次感染可使症状加重，最终可发生呼吸衰竭或心力衰竭。该病早期体征不明显，随病情进展出现典型的肺气肿体征；望诊可见桶状胸，呼吸运动减弱；触诊语颤减弱；叩诊呈过清音，心浊音界缩小或消失，肺下界下移；听诊呼吸音减弱，呼气延长，心音遥远。并发感染时可闻及湿啰音。

主要康复问题有：

1.有效呼吸减低　长期慢性炎症，使患者呼吸运动障碍，呼吸道分泌物引流不畅，影响肺部气体交换，导致缺氧和二氧化碳潴留，使有效呼吸降低。表现为气促、气短、气喘等。

2.日常活动能力下降　由于形成了病理性呼吸模式，气短、气促常使患者精神和颈背部乃至全身肌群的紧张，机体氧耗进一步增加。另外，患者因惧怕出现劳累性气短，限制活动，或长期卧床，使呼吸及循环系统对运动的适应能力减退，致使肺功能及日常生活基本能力下降，独立性丧失。

3.心理情绪变化　对所患疾病缺乏认识，加之长期咳嗽、气短、乏力、喘息的症状造成机体供氧不足，患者精神紧张，产生焦虑、抑郁、烦躁不安等不良心理反应，影响患者休息和睡眠，担心疾病的预后等，造成了极大心理负担。

【社区康复评定】

1.健康状态评估　了解患者的一般情况及家族史；了解患者过去史、吸烟情况，是否有慢性支气管炎、肺气肿、哮喘等。

2.呼吸困难评估　根据美国医学会《永久损伤评定指南》，将呼吸困难分为三度（表 5-5）。

表5-5 呼吸困难分级

分度	特点
轻度	在平地行走或上缓坡时出现呼吸困难，在平地行走时，步行速度可与同年龄同体格的健全人相同，但在上缓坡或上楼梯时则落后
中度	与同年龄、同体格的健康人一起在平地走时或爬一段楼梯时有呼吸困难
重度	在平地上按自己的速度行走超过4~5分钟后出现呼吸困难，患者稍用力即出现气短，或甚至在休息时也有气短

3. 日常生活活动能力（ADL）评定　COPD患者常有日常生活活动方面的障碍。评定主要分为自我照顾、日常活动、家务劳动、购物和做饭、交通（活动性）以及人际关系，通常采用六级制评定法（表5-6）。

表5-6 日常生活活动（ADL）能力评估

分级	分级标准
0	虽存在不同程度的肺气肿，但活动如常人，对日常生活无影响、无气短
1	一般劳动时出现气短，日常生活活动稍受限
2	平地步行不气短，速度较快或上楼、上坡时气短，日常生活活动受限
3	慢走不到百步即有气短，日常生活活动明显受限
4	讲话或穿衣等轻微活动时亦有气短，日常生活活动严重受限
5	安静时出现气短、无法平卧，日常生活活动无法进行

4. 运动能力评定

（1）心肺运动试验　通过活动平板或功率车进行运动试验获得最大心率、最大吸氧量、最大代谢当量值、运动时间等相关量化指标来评定患者运动能力。

（2）定量行走评估　对于不能进行活动平板运动试验的患者，采用定量行走法评估，可让患者在规定的时间（6分钟或2分钟）内尽可能快地行走，记录其所走的距离，距离越长，说明体力活动能力越好；或采用固定距离法，如固定距离30m，计算完成该距离行走的时间，以此判断患者的运动能力及运动中发生低氧血症的可能性。

5. 心理评定　COPD患者由于自身呼吸困难和慢性缺氧，经常处于持续紧张不安的焦虑状态，因而胸壁肌紧张程度增加，使呼吸更为困难，患者常常表现出情绪不稳定等问题。

【社区康复】

（一）功能康复

1. 呼吸运动康复

（1）腹式呼吸　又称"膈呼吸"。是COPD患者进行康复的重要措施。其要点是：吸气时鼓起腹部、呼气时腹部收缩下陷，尽量把肺的气体排出。横膈活动每增加1~2cm，可增加肺通气量 250~350mL。腹式呼吸通过增大横膈的活动范围来提高肺的伸缩性，以提高呼吸效率，缓解呼吸困难（图 5-1）。

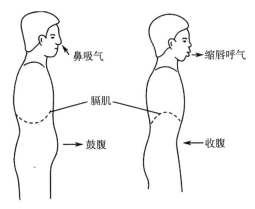

鼻吸气

缩唇呼气

膈肌

鼓腹

收腹

图 5-1　腹式呼吸

（2）缩唇呼吸　又称"吹蜡样呼气法"，是指在呼气过程中通过缩紧口唇，增加呼气时的阻力，限制呼气气流，这种阻力可向内传递到支气管，使支气管腔内能保持一定的压力，防止 COPD 患者肺泡、气管过早塌陷，以促进更多残留气体的排出，减少肺内残气量，从而改善通气量，缓解缺氧症状（图 5-2）。

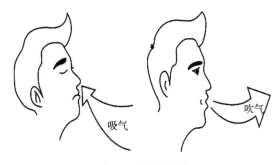

吸气

吹气

图 5-2　缩唇呼吸

（3）放松训练　有助于消除患者因气短、气急导致的紧张情绪（如上胸部肩带肌和颈肌群），以减少不必要的氧消耗。指导患者采取放松体位，常采用前倾依靠坐位、椅后依靠坐位和前倾站位，然后在此体位下充分进行放松训练。

2.辅助康复治疗　长期氧疗可以改善 COPD 患者的预后，每天进行 15 小时持续 1~2L/min 低流量的家庭氧疗，能明显改善生存质量和延长寿命。氧气治疗可以在家中进行，可 24 小时持续或以夜间为主，每天 15 小时以上。夜间低氧血症者可以只在睡时吸氧，休息时无明显低氧血症者可以只在运动时吸氧。为防止因吸氧而造成二氧化碳麻醉，休息时氧流量低于 3L/min，运动时氧流量低于 5L/min。

3. 作业康复治疗　进行日常生活活动训练，可以提高患者的自理能力和作业活动能力。活动中可以适当使用合适的辅助器具和周密的活动安排与活动简化，运用能量节约技术，减少活动中能量的消耗，减少需氧量。

4. 中医康复疗法

（1）中药治疗　①痰热壅肺夹瘀血型：清热化痰，宣肃肺气。麻杏石甘汤加味。②痰湿阻肺夹瘀血型：燥湿化痰，降气平喘；温肺化痰，利气平喘。三子养亲汤加味。③气虚型：补肺纳肾。补肺汤加味。

（2）耳穴贴压法　选肺、肾、心、气管、平喘、皮质下，以王不留行籽贴压，3 日更换 1 次，两耳交替进行，7 次为一个疗程。可降低肺气肿患者的红细胞压积、血浆黏度和全血黏度。

（3）针灸康复　可用毫针刺法，取太渊、太溪，用补法；膻中、孔最用泻法；三阴交平补平泻。

（4）推拿康复　推拿一般采用拿提背脊，抹胸、拍肺、捶背、摩腹中穴，摩按季肋、揉风池、揉命门、捏合谷、揉血海等法。

（5）中医传统体育运动康复　气功、武术气功、太极拳、太极剑、五禽戏等中医传统健身法既是独立的中医康复疗法又可以作为现代物理治疗的主动运动方式，久习可益气利肺。

（6）膳食调养　辨证辨质施膳。如：①肺阴虚者，应常食梨、银杏、百合、鸭肉、燕窝等食物，常用的药膳原料有银耳、麦冬、沙参、冬虫夏草、川贝等；②肺气虚者宜常食鸡肉、鸡蛋、鹌鹑蛋、鸽肉、冬笋、樱桃等食物，常用药膳原料有党参、白术、山药、大枣、茯苓、黄芪等；③气血两虚者，宜常食鸡肉、鸭肉、猪肉、牛肉、鳝鱼、墨鱼等食物，常用药膳原料有党参、黄芪、当归、熟地黄等。除此之外，患者饮食宜清淡，不宜过咸、过饱；戒烟酒，慎食辛辣刺激性食物，少用海鲜鱼虾及油煎品，以免刺激气道，引起咳嗽，使气促加重。

（二）心理康复

患者因病程长，病情反复，迁延不愈，导致劳动、生活能力的下降，产生一系列心理异常，如焦虑、抑郁、悲观、恐惧等。康复治疗师应针对患者的具体情况，进行心理评估与测量；采用不同的心理康复技术和方法，调畅患者的情志，改善患者的异常心理状态，减轻其心理焦虑和压力。对焦虑太过者，给予安慰，使其消除疑虑，坚持康复治疗；对于抑郁者，可采用鼓励的方法，使之树立信心，提高患者生活质量。还可采用冷色调的应用以缓解抑郁及焦虑。具体心理康复技术与方法参见模块三。

（三）职业康复与社会康复

由于吸烟、大气污染、感染等有害因素的作用，致使 COPD 病例逐渐增加，COPD 致肺功能进行性减退，严重影响患者的劳动力和生活质量。志愿者、医务工作人员、社会人士可以宣传、呼吁，帮助患者远离粉尘、烟雾和有刺激气体的环境，对工作环境、社区周边造成污染的企业进行监督，营造健康的社会环境，提高患者生活质量。工作能力、职业能力的康复重建需要在社区康复指导站或家庭完成。社区康复人员应对患者的社会状态、环境影响因素、知识文化水平以及经济背景等进行评估，并进行职业能力的判定，生活活动能力的评价，掌握其功能障碍的程度、性质及康复潜力，制订出行之有效的康复治疗方案，指导康复治疗的实施，从而帮助其找到合适自己的工作，同时指导患者家人完成家庭康复任务，最终实现患者的全面康复，重返工作，重返社会。

【案例分析】

患者吴某，男，68 岁，慢性支气管炎 20 余年，吸烟史 40 余年。1 周前因慢性阻塞性肺疾病入院。入院后给予支气管扩张剂、祛痰剂、吸氧等综合治疗，病情稳定。

试析：1. 该患者存在的主要康复问题。

2. 该患者社区康复的措施和策略。

项目四　消化性溃疡

【概述】

消化性溃疡（PU）主要指发生在胃、十二指肠的慢性溃疡，即胃溃疡（GU）和十二指肠溃疡（DU）。消化性溃疡临床表现特点为慢性过程、周期性发作、节律性上腹疼痛。消化性溃疡是全球常见疾病，可发生于任何年龄。全世界约有 10% 的人患过此病，临床上 DU 较 GU 多见，两者之比约 3∶1。DU 好发于青壮年，GU 多见于中老年，GU 发病高峰较 DU 约迟 10 年。秋冬和冬春之交是本病的好发季节。胃酸分泌过多、幽门螺杆菌感染和胃黏膜保护作用减弱等因素是引起消化性溃疡的主要环节。胃排空延缓和胆汁反流、胃肠肽的作用、遗传因素、药物因素、吸烟、长期饮酒和不良的饮食习惯、环境因素和精神因素等，和消化性溃疡的发生有关。消化性溃疡主要表现为反复周期性发作的上腹疼痛（表 5-7）。伴有唾液分泌增多、烧心、反胃、嗳酸、嗳气、恶心、呕吐等其他胃肠道症状，常并发消化道出血、幽门梗阻、胃穿孔等。通常无特殊体征。

表5-7 消化性溃疡的疼痛特点

	胃溃疡	十二指肠溃疡
疼痛部位	剑突下正中或偏左	剑突下正中或偏右
疼痛时间	进食后 1/2~1 小时，至下次进餐前消失，较少发生夜间痛	进食后 2~3 小时，至下次餐后缓解，常有午夜疼痛
疼痛性质	烧灼感或痉挛感	饥饿感或烧灼感
疼痛规律	进食 – 疼痛 – 缓解	疼痛 – 进食 – 缓解

消化性溃疡的主要康复问题有：

1. 腹痛　是消化性溃疡的主要症状。

2. 出血　是消化性溃疡最常见的并发症，50% 的上消化道大出血是由消化性溃疡所致。可表现为粪便隐血试验阳性、黑粪、呕血甚至周围循环衰竭、低血容量性休克。病情缓解后应进一步观察，采取必要康复措施。

3. 穿孔　溃疡穿孔在临床上可分为急性、亚急性、慢性三种类型，以急性穿孔最常见。治疗后需继续康复调养。

4. 幽门梗阻　急性梗阻多因炎症水肿和幽门部痉挛所致，梗阻为暂时性，随炎症好转而缓解；慢性梗阻主要由于溃疡愈合后瘢痕收缩而呈持久性。患者可感餐后上腹饱胀不适，频繁呕吐酸腐宿食等。

5. 癌变　少数胃溃疡可癌变。对长期慢性胃溃疡病史，年龄在 45 岁以上，溃疡顽固不愈，粪便隐血试验持续阳性者，应警惕癌变。

6. 焦虑　与疼痛、迁延不愈有关，长期疼痛的折磨易使患者产生悲观绝望的心理。长期焦虑还会导致溃疡复发。

【社区康复评定】

消化性溃疡主要康复问题是腹痛。常用以下方法进行评定：

1. 一般检查　详细询问患者疼痛的部位、性质、程度、时间、诱因、与体位及活动的关系、既往史、职业及工作场所情况、家庭状况和社交关系等。观察患者在接受检查和未接受检查时的疼痛行为的表现，如表情、声音、坐姿、行走步态、行为表现等。重点检查神经、肌肉和关节功能，明确导致疼痛的原因。选择性对由于疼痛所致的功能障碍和心理障碍状况进行量化评定。辅助检查如 X 线、CT、MRI 等影像学检查等。

2. 视觉模拟评分法（VAS）　VAS 是目前临床上最为常用的疼痛强度评定方法。适用于需要对疼痛的强度及强度变化进行评定的评定对象。VAS 通常采用 10cm 长的直线（横线或直线），按毫米划格，两端分别表示"无痛"（0）和"极痛"（100）。评定对象根据其感受程度，用笔在直线上画出与其疼痛强度相符合的某点，从"无痛"端至记号间的距离即为痛觉评分分数。一般重复两次，取两次的平均值。VAS具体可用直线法和数字评分法进行。

3. 口述分级评分法（VRS）　VRS是采用形容词来描述疼痛的程度，最轻程度疼痛的描述以0分计，每增加1级即增加1分，以此来评定疼痛的强度。一般包括4级、5级、6级、12级和15级评分，如5级评分包括无痛、轻度痛、中度痛、重度痛、极重度痛五种程度；12级评分包括不引起注意的痛、刚刚注意到的痛、很弱的痛、弱痛、轻度痛、中度痛、强痛、剧烈痛、很强烈的痛、严重痛、急剧疼痛、难以忍受的痛。该方法的词语易于理解，可随时口头表达，沟通方便，但不适合语言障碍的患者。

4. 行为疼痛测定法（BRS）　此法不仅能评定疼痛强度，还能评定疼痛对患者日常生活自理能力的影响，适用于临床疗效观察及在院外的自我评定。BRS-6将疼痛分为6级：1级无疼痛；2级有疼痛但可被轻易忽视；3级有疼痛，无法忽视，但不干扰正常生活；4级有疼痛，无法忽视，干扰注意力；5级有疼痛，无法忽视，所有日常活动都受影响，但能完成基本生理需求，如进食和排便等；6级存在剧烈疼痛，无法忽视，需休息或卧床。每级定为1分，从0分（无痛）至5分（剧痛）。

5. 疼痛日记评分法（PDS）　由患者、患者亲属每天每时间段内（4小时或2小时或1小时）观察患者坐、卧、行等活动时的疼痛情况，在疼痛日记表内注明某时间段内某种活动方式、疼痛的强度（用0~10的数字量级来表示，睡眠过程按无疼痛记分）、使用止痛药的名称和剂量。PDS法可连续动态观察疼痛，便于发现疼痛与日常生活活动及药物之间的关系，且医患均可使用，较为客观。

6. 其他测评法　还可利用生活活动能力量表测评患者生活活动能力，应用相关心理评定方法对患者进行心理评估和测评。

【社区康复】

（一）功能康复

1. 生活因素控制　消化性溃疡与生活方式密切相关，疾病康复需要严格调整不良生活方式。患者需按时进食，少量多餐，宜食高蛋白、低脂肪、低碳水化合物食物，忌食各种对胃黏膜有刺激的食物，如香料、调味品（胡椒、辣椒）浓茶，酒和非甾体类抗炎药物等。适量运动，劳逸结合，防止情绪激动，保持良好心态等，戒烟也是重要措施之一。

2. 药物治疗

（1）抗酸药　常用药有碳酸氢钠、氢氧化铝、碳酸镁等。餐后1~2小时服药，睡前加服1次与抗胆碱能药同用，均能增加其作用时间。

（2）胃酸分泌抑制剂　①选择性抗胆碱药：常选用三甲硫苯嗪，格隆溴铵、哌仑西平等，餐后 1~2 小时服药，睡前加服 1 次。②胃酸分泌抑制剂：丙谷胺是代表性药物，每日 3~4 次，每次 0.4g，饭前 15 分钟给药 . 连续服用 30~60 天。③H_2 受体拮抗剂：常用的药物是西咪替丁，每日 2 次，每次 400mg，或 300mg 每晚 1 次服，4~6 周为一疗程。④黏膜保护剂：常用的药物有胃复安、吗丁啉等，对十二指肠溃疡一般不主张应用。

3. 中医康复治疗

（1）中药治疗　脾胃虚寒型用香砂六君子汤合黄芪建中汤加减；肝郁气滞型用加味香苏散合柴胡疏肝散；气滞血瘀型用失笑散合丹参饮加减；胃阴亏虚型用一贯煎合芍药甘草汤加减；肝胃郁热型用丹栀逍遥散加减等。

（2）针灸康复　针刺内关、中脘、足三里等穴。暴痛实证用泻法，久痛痛证用补法。艾灸中脘、足三里、神阙等穴，宜用于虚寒证者。采用耳针，胃溃疡患者取胃、交感、神门、脾、肺，配皮质下；十二指肠溃疡取十二指肠、交感、神门，配胃、肺。一般针灸所选主穴为中脘、足三里。

（3）推拿疗法　拇指推背部两侧脾俞、胃俞穴，或推背部检查时发现的敏感区，每个穴位每次推 1 分钟，或取四肢穴位推拿，一般取合谷、足三里穴，用指掐、指振法，使之得气，注意手法不宜过重过猛，以免发生溃疡出血或穿孔。

4. 物理疗法

（1）中波透热疗法　电流强度 8~15mA，每日 1 次，每次 20~40 分钟，15~20 次为一疗程。

（2）超短波和短波疗法　微热或温热量，每日 1 次，每次 20~3 分钟，15~20 次为一疗程。

（3）微波疗法　微热或温热量，每日 1 次，每次 10~15 分钟，15~20 次为一疗程。

（4）温热疗法　采取局部红外线及蜡疗等方法。

5. 体育疗法
可练内养功、养气功等气功疗法，参与太极拳、太极剑、保健操等运动项目，有益于调节大脑皮质的稳定及脏器功能的恢复。

（二）心理康复

消化性溃疡的发病和复发与心理因素有一定关系，因此对溃疡患者进行心理康复十分重要。社区治疗师通过心理评估与测量，明确心理问题，指导患者保持乐观情绪，教会松弛技巧，并尽可能满足患者的合理要求，对少数有焦虑、紧张、失眠等症状的患者短期少量使用镇静安眠药。此外将防治疾病的基本知识，用通俗易懂的语言介绍给患者。对于采取的检查、治疗和康复措施要事先解释，以消除顾虑，减少患者的情绪波动，使其积极配合治疗与康复。

（三）职业康复与社会康复

消化性溃疡的发生有一定的职业倾向，如汽车司机、长期野外食宿者、寒区或高原缺氧工作者、脑力劳动者等易患本病。服用药物期间应注意休息，停止工作，避免因药物副作用造成的职业风险。消化性溃疡属于典型的心身疾病范畴，心理－社会因素对发病起着重要作用，因此，乐观的情绪、规律的生活、避免过度紧张与劳累，能促使患者及时康复。社会工作者及家庭需要营造和谐的社会环境和生活环境，指导帮助患者积极主动康复，重返社会，回归家庭。

【案例分析】

　　患者饶某，因"解黑便3次"而入院，临床诊断：急性上消化道出血。入院后遵医嘱给予护胃、止血、抗HP治疗，病情稳定，在康复科进行康复治疗后回到社区进一步康复调养。

　　试析：1. 患者存在的主要康复问题。
　　　　　2. 对该患者适宜的社区康复的措施和策略。

项目五　糖　尿　病

【概述】

糖尿病是一组以血糖水平增高为特征的代谢疾病群，由胰岛素分泌绝对或相对不足和（或）胰岛素抵抗所致。典型的临床表现为多饮、多尿、多食和体重减轻，是社区的常见病。久病可引起眼、肾、神经、心脏、血管等组织的慢性进行性病变，引起功能缺陷及衰竭。全球糖尿病患者3.82亿，中国现有9800万，占全球1/4。糖尿病是继心脑血管病、肿瘤之后第三位"健康杀手"，严重威胁人民健康，对糖尿病的早期防治及后期社区康复应引起广泛重视。

糖尿病患者的主要康复问题有：

1. 微血管病变　心脏微血管病变及心肌代谢紊乱可致心肌广泛性坏死，称为糖尿病性心肌病，常可诱发心力衰竭、心律失常甚至猝死。肾脏病变主要为肾小球硬化，最终发生肾衰竭，为1型糖尿病死亡的主要原因。

2. 大血管病变　以大、中动脉粥样硬化常见，临床表现为冠心病、急性脑血管病、肾动脉硬化、肢体动脉硬化等。

3. 神经病变　可累及神经系统任何部位，以周围神经病变最常见，多为对称性下肢明显。临床上先出现肢端感觉异常（麻木、烧灼、针刺感，呈袜子或手套状分布），随后出现肢体疼痛（呈隐痛、刺痛等），后期累及运动神经，可有肌力减弱、肌萎缩和瘫痪。

4.糖尿病足　因下肢远端神经异常和不同程度的周围血管病变，导致足部（踝关节或踝关节以下的部分）感染、溃疡和（或）深部组织破坏。伤口不易愈合是非创伤性截肢、致残的主要原因。

5.酮症酸中毒　多发生于1型和2型严重阶段，常因胰岛素治疗中断或剂量不足、感染、饮食不当、创伤、手术、妊娠、分娩等应激状态诱发，有时可无明显诱因。临床早期仅有多尿、口渴、多饮、疲倦等原有糖尿病症状加重，产生酸中毒时，出现食欲减退、恶心、呕吐、腹痛、极度口渴、尿量显著增加、头痛、烦躁、嗜睡、呼吸深快、呼气有烂苹果味；后期患者失水严重而出现尿量减少、皮肤黏膜干燥而弹性差、眼球凹陷、血压下降甚至休克，严重者最后终至昏迷。

6.感染性病症　疖、痈等皮肤化脓性感染，皮肤真菌感染如足癣、甲癣、体癣，女性真菌性阴道炎、外阴炎，糖尿病合并肺结核等。

7.高渗性非酮症糖尿病昏迷　多见于50~70岁的老人，约2/3患者于发病前糖尿病史不明显。起病时先有多尿、多饮，但多食不明显或食欲减退。失水随病程进展逐渐加重，出现嗜睡、幻觉、定向障碍、偏盲、偏瘫等，最后陷入昏迷。

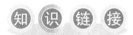

糖尿病康复治疗的必要性

近30年来，我国糖尿病患病率显著增加，根据1980年全国14省市30万人的流行病学资料显示，糖尿病的患病率为0.7%。2007~2008年在中华医学会糖尿病学分会组织下，全国14个省市进行了糖尿病的流行病学调查，结果显示，我国20岁以上的成年人糖尿病患病率为9.7%。糖尿病患者高血压发病率较一般人群高4~5倍，糖尿病导致失明的概率是一般人群的25倍，坏疽的发生是非糖尿病患者的17倍，在非创伤性截肢手术患者中5/6是糖尿病足。因此，在进一步开展预防和治疗糖尿病的同时，开展康复治疗十分重要。

【社区康复评定】

对糖尿病康复治疗效果的评定，实际上就是临床疗效评价，包括各项生化指标的评价，必要时，也可以从有氧能力、肌力等方面进行补充检查和评价，出现并发症时，则做相应的功能评价，如并发白内障时作视力评价，并发神经及血管病变时作肢体功能评价，并发心脏病变时须作心功能评价。

1. 血糖监控与糖尿病控制评价　血糖监控与糖尿病控制评价是评价糖尿病控制程度的重要指标之一（表 5-8）。

表 5-8　糖尿病控制评价

项目	理想	尚可	差
空腹血糖（mmol/L）	4.4~6.1	≤ 7.0	> 7.0
餐后血糖（mmol/L）	4.4~8.0	≤ 10.0	> 10.0
糖化血红蛋白（%）	< 6.2	6.2~8.0	> 8.0
血压（mmHg）	130/80	130/80~160/95	> 160/95
体重质量指数（kg/m²）	< 25	< 27	≥ 27
甘油三酯（mmol/L）	< 1.5	< 2.2	≥ 2.2
HDL-C（mmol/L）	> 1.1	0.9~1.1	< 0.9
LDL-C（mmol/L）	< 2.5	2.5~4.4	> 4.5

2. 糖尿病足的评定　糖尿病足是指糖尿病患者踝关节以下部位的皮肤溃疡、肢端坏疽或感染，是因长期神经和血管病变所致。

（1）神经检测　①SWME 检测：用尼龙单丝探针对足部进行刺激，评估足部的感觉。正常足部的保护性感觉阈值是 5.07，感觉低于此阈值水平有发生足部溃疡的危险。②痛觉检查：针刺足底 9 个不同的部位和足背 1 个部位，2 个以上部位无感觉，表明痛觉显著丧失。③振动觉试验：使用生物振动阈测定仪进行足部检查，振动感觉阈值 > 25V 者，提示足部发生溃疡的危险性明显增加。或使用有刻度的音叉在趾末关节处检查，可诊断患者有无振动觉减退，如检查 3 次中有 2 次答错，提示音叉振动缺失。

（2）足部供血评定　①间歇性跛行：糖尿病周围血管病变导致足部供血不良，患者常出现间歇性跛行，同时足部动脉搏动减弱或消失。若踝 - 肱血压指数（ABI）< 0.9 提示糖尿病周围血管病变存在，ABI ≤ 0.5 提示有严重的糖尿病周围血管病变（ABI = 踝动脉收缩压 / 肱动脉收缩压）。②经皮氧分压（$TcPO_2$）：是反映皮肤微循环状态的指标，$TcPO_2$ < 30mmHg 提示足部有发生溃疡的危险，$TcPO_2$ < 20mmHg 提示有截肢的危险。

（3）足部损害评估　用 Wagnei's 足部损害分类可以预测足部溃疡的愈合潜力，根据局部皮肤组织坏死的深度和范围将足部溃疡分为 6 级，并提出了相应的治疗方案（表 5-9）。

表 5-9　Wagnei's 足部损害分类

级别	评定标准	治疗措施
0	皮肤完整	
1	皮肤局部表浅溃疡	对感染者给予紫外线与超声波配合治疗
2	溃疡扩展到肌腱、骨、韧带或关节	对感染者用激光或红外线治疗

续表

级别	评定标准	治疗措施
3	深部脓肿或骨髓炎	行外科清创配合抗生素静脉点滴，同时用超声波、紫外线、直流电抗生素导入治疗
4	1个或多个足趾或前足坏疽	实施血管再造或血管成形术
5	全足坏疽	截肢

【社区康复】

糖尿病的社区康复治疗包括以运动疗法为核心的饮食治疗、药物治疗、心理治疗等综合措施，从而实行将临床治疗与康复治疗密切结合的合理方案。著名的 joslin 用"三驾马车"理论把饮食疗法、胰岛素疗法和运动疗法视为治疗糖尿病的三大有效疗法。

糖尿病患者在社区康复治疗中，除积极配合治疗以外，还要掌握糖尿病基础知识、血糖尿糖监测的意义和治疗控制要求以及使用降糖药的注意事项，学会胰岛素注射技术，并能根据自己的实际情况合理调整胰岛素注射剂量。同时保持规律的生活习惯，讲究个人卫生，保持皮肤清洁干燥，合理安排膳食和恰当的体育锻炼，增强自我管理能力，减少糖尿病并发症的发生，降低致残、致死率。

（一）功能康复

1.运动疗法　糖是运动时供能的重要物质，适当运动可增强组织对胰岛素的敏感性，有利于控制血糖和体重。运动时遵守"循序渐进、全面发展、因人而异、持之以恒"原则。

（1）适合人群　病情控制稳定的 2 型糖尿病患者，体重超重的 2 型糖尿病患者，稳定的 1 型糖尿病患者，稳定期妊娠糖尿病患者。

（2）治疗方法　常用的运动种类有步行、慢跑、骑自行车、游泳及爬山等耐力运动，也可进行中等强度的医疗体操，如举哑铃或做医疗四肢和躯干的体操。

（3）时间选择　糖尿病患者应选择合适的锻炼时间，并注意与胰岛素、降糖药物、饮食治疗相互配合协调。只有这样才能获得较好的疗效。运动时应遵循循序渐进的原则，从小运动量开始，运动的时间一般每次从 10 分钟开始，并逐渐延长至 30~40 分钟；以餐后运动为宜，避免空腹运动，避免低血糖发生。

（4）强度频率　运动量由运动的强度、时间和额度三个因素决定，适合糖尿病患者的运动强度通常为：以 50%~60% 最大摄氧量，或以 70%~80% 最大心率（HRmax）作为运动中的靶心率。无条件作运动试验时，可用以下公式推算：运动靶心率＝安静心率＋安静心率 ×（50%~70%），亦可简单地用 170 或 180 减年龄，余数即为运动时的靶心率。

（5）运动疗法注意事项　①运动量应适当，运动前测血糖，当血糖＞13mmol/L 时不可运动，而血糖＜5.6mmol/L时应加餐。②运动治疗必须和饮食治疗、药物治疗相结合，运动前需注射胰岛素时，宜选择腹部进行。③由于运动中容易出现低血糖的现象，故运动时应随身携带糖尿病患者信息急救卡和应急食品如饼干或糖果，以避免低血糖的发生。④运动时穿宽松衣裤、柔软棉线袜、合脚运动鞋，注意饮水，运动中出现乏力、头晕、心慌、胸闷、出虚汗等不适时立即停止运动，原地休息。休息后仍不缓解应及时就医。⑤运动结束后仔细检查双脚，若发现红肿、青紫、水疱、血疱、感染等，应及时请专业人员处理。⑥运动后不宜马上洗澡，应休息10~20分钟（脉搏恢复到接近正常为准）再洗温水澡。⑦有下列情况患者禁忌运动：血糖未得到较好控制或波动较大；明显低血糖症；合并各种急性感染；合并严重眼、足、心、肾并发症。

　　2.饮食调控与康复　　控制饮食是糖尿病患者基础治疗之一。在遵循饮食治疗原则上，要充分考虑患者个人的饮食习惯和经济条件，指导患者严格按糖尿病饮食标准进餐，达到康复效果。

　　（1）控制总热量　　总热量应根据患者标准体重、生理条件、劳动强度及工作性质而定。保持"收支"平衡，灵活应用食物交换份计算方法。

　　（2）营养均衡　　粗细搭配，比例按碳水化合物占50%~60%，蛋白质15%~20%，脂肪30%，避免偏食过食。

　　（3）多食膳食纤维　　选择一些富含膳食纤维的饮食，如粗粮、蔬菜茎叶、燕麦、荞麦等。

　　3.药物康复治疗　　糖尿病药物治疗包括口服降糖药物治疗和胰岛素治疗。针对口服降糖药物治疗的患者，应指导患者遵医嘱服药，注意药物用法、用量、配伍禁忌和不良反应，强调自主性和自觉性。应教会患者胰岛素储存方法及注射技巧，注意注射部位的选择和轮换。

　　4.中医康复疗法

　　（1）中药治疗　　①上消：清热止渴，生津润肺。沙参麦冬汤加减。②中消：清胃养阴增液，增液汤加减。③下消：滋肾固摄，养阴润燥。六味地黄丸、左归丸等。

　　（2）针灸康复

　　1）体针：取脾俞、胰俞、膈俞、足三里、三阴交等穴。每日或隔日1次，每次留针15分钟，10次为1疗程。每疗程间隔3~5日。并发眼目病症者，取承泣、四白、三阴交、足三里、内庭，隔日1次，留针10分钟。并发痈疽者，取曲池、尺泽、三阴交、足三里等穴，隔日1次，留针15分钟。

　　2）耳针：取穴胰、内分泌，辅穴为肾、三焦、耳迷根、神门、心、肝等，用毫针法隔日1次，或用压丸法，3~7天1次，每次选3~4穴。

　　3）皮肤针：取胸6~12夹脊，腰1~6夹脊部，用梅花针轻叩或中等强度叩刺，隔日1

次，每次 5~10 分钟，10 次为 1 疗程。

4）水针：取肺俞、脾俞、胰俞、肾俞、三焦俞、曲池、足三里、三阴交等穴，每穴注入红花（或当归、黄芪）注射液 0.5~2mL，隔日 1 次，每次选 2~4 穴，5 次为 1 个疗程。

5）灸法：取三组穴位。①承浆、意舍、关冲、然谷；②水沟、承浆、金津玉液、曲池、劳宫、行间、太冲、商丘、隐白、然谷；③承浆、太溪、支正、照海、阳池、肾俞、小肠俞、手足小指（趾）尖。每次选 1 组穴位施灸，交替进行。对于糖尿病合并皮肤感染及孕期糖尿病患者不宜针灸。

（3）推拿康复　选择腰背部推拿操作程序，加强推脊椎两侧，并由上而下摩擦背部，揉背部俞穴，捏捻脚趾。并发眼疾者，则可按、推、摩上丹田，点按双眼内眦部，轻揉上下眼睑。病情允许的患者，可按摩承浆、中脘、关元、期门及肾俞穴，每穴按摩 18~36 次，并配合腹式呼吸法。

（4）药膳调理

1）猪胰汤：①主治：糖尿病脾气虚弱型；②功效：健脾益气；③配方：猪胰 1 个，薏苡仁 30g，黄芪 60g，怀山药 120g。将猪胰洗净，入药煎煮做汤去渣服用。

2）西洋参粥：①主治：糖尿病气阴两虚型；②功效：补气养阴；③配方：西洋参 3g，麦冬 10g，淡竹叶 6g，粳米 50g，麦冬、淡竹叶加水煎煮取汁，后加入粳米，等粥将熟时加入西洋参片，煮至稠即可。

3）猪髓羹：①主治：糖尿病心脾两虚型；②功效：健脾理气，补血养心；③配方：猪脊髓 100g，红枣 150g，莲子 100g，木香 3g，甘草 10g，莲子去心，与红枣、木香、甘草洗净后用纱布包裹，连同猪脊髓入锅加水煮至汤浓，莲子熟烂即可。

4）木耳山药粥：①主治：糖尿病胃阴不足型；②功效：益胃养阴；③方药：白木耳 3g（或黑木耳 10g），粳米 100g，木耳泡软，煮熟烂，山药洗净切小块，与粳米和木耳共煮为粥。

5）葛根粉粥：①主治：糖尿病胃津匮乏型；②功效：生津止渴；③方药：葛根粉 30g，粳米 50g。葛根切片，水磨，澄取淀粉，与粳米同煮至粥稠。

6）玉米须胡萝卜小米粥：①主治：糖尿病水湿内停型；②功效：利尿消肿；③配方：玉米须 20g，胡萝卜 150g，小米 100g。玉米须加水熬汁去渣，后加入胡萝卜块、小米煮粥。

（二）心理康复

糖尿病病程长，并发症多，治疗效果又不十分明显，发病初期患者常表现为紧张、焦虑，治疗期间尤其是老年人表现为孤独、抑郁、绝望，这些因素可使病情加重，不利于糖尿病控制。康复治疗师要针对不同的患者采取不同的心理疏导，经常深入与患者谈心，观察其心理活动，提供糖尿病相关知识，宣传疗效显著的病例，使患者认识到糖尿病虽然不可治愈，但可以控制，从而建立起应对糖尿病的信心。同时，争取家属支持和参与营造温馨家庭生活氛围，教给患者一些心理调适技巧，如听音乐、练书法、绘画、养鸟等，增添生活乐趣，宣泄不良情绪，保持积极、稳定、愉悦的心理。

（三）职业康复与社会康复

1.职业康复　职业康复咨询师根据患者的康复状况，对其进行职业能力的测量和评估，根据其所接受过的教育程度、过去工作经历及目前体能，拟定职业重建或职业能力康复计划，具体可进行职业功能训练、职业能力强化训练、职业前培训等，以恢复患者的工作能力。由于糖尿病患者需要长期口服降糖药或胰岛素，间断药物治疗可引起血糖升高，导致高血糖。不规律的生活、过度的体力消耗又可导致低血糖的发生。因此，在职业选择方面应避免重体力劳动，避免从事高温高空及潜水作业，不从事火车及公共汽车司机的工作。有资料表明，一些国家法律规定1型糖尿病患者不宜从事军队或警察工作，不宜从事消防工作和急救工作，不宜从事民航工作、近海石油开采工作等。这些工作容易出现低血糖反应或由于低血糖反应而导致的个人及公众安全问题。

2.社会康复　糖尿病患者在血糖控制良好和无糖尿病并发症的情况下，体能和智能方面与普通人没有大的差别，可以参与绝大多数社会活动。可以利用个人和社会资源，通过康复治疗师、心理医师、社会工作者等指导帮助，从引起糖尿病的社会原因和家庭因素入手，改善社会和家庭不良因素，提高糖尿病患者的生活能力，加强人际交往，积极参与社会生活和社会活动，积极融入社会环境，提高生活质量。

【病案分析】

唐某，男性，26岁，患1型糖尿病3年，长期皮下注射胰岛素治疗。曾因腹泻停药后病情加重入院。现病情稳定，进入康复治疗。

试析：1.目前患者存在的主要康复问题。

2.写出相应的康复措施和策略。

项目六　骨质疏松症

【概述】

骨质疏松症是多种病因单独或综合引起的一种全身骨代谢障碍性疾病，是以骨质减少、骨组织显微结构退化和骨的力学性能下降为特征的、伴随骨脆性和骨折风险增加的系统性疾病。骨质疏松症一般可分为原发性和继发性两类。原发性骨质疏松症又包含两种，一种与年龄有关，为老年性骨质疏松；另一种为妇女绝经后的骨质疏松。继发性骨质疏松症包括废用性骨质疏松、营养不良性骨质疏松等；皮质醇过多，甲状腺功能亢进亦可继发骨质疏松。骨质疏松以脊椎骨、髋部及腕部骨骼表现最为明显，随着人口老龄化，骨质疏松症发病率不断增加，女性的发病率高于男性。多数患者早期乃至中期症状不明显。临床上典型的骨质疏松症主要表现为腰背疼痛、身长缩短、畸形、无外力或轻度的外力作用下的骨折等。老年人骨质疏松症会严重降低老年患者生活质量，故在社区中应积极进行防治，可有效缓解老年人骨质疏松症状，提高生存质量。

骨质疏松症主要的康复问题有：骨折、驼背、疼痛。一般认为骨质疏松的预防比治疗更为重要。骨的代谢与光照、运动、食物是密切相关的，如果能在这三个方面加强相关社区康复措施，可以有效延缓骨的退化和骨质疏松的出现。

【社区康复评定】

1. 双能 X 射线骨密度检测　是国际卫生组织 (WHO) 采用的骨密度金标准，具有省时、辐射少、检查范围大、敏感性高等优点。根据 WHO 诊断标准（T 值表示），如果 T 值在"标准"范围内，则骨密度被认为正常，低于 2.5 个标准方差值（SD），即可诊断为骨质疏松（T 值：将测得值与正常年轻人的骨峰值比较得出的高或低的值）。

正常：骨密度在年轻人平均值的 1SD 内（-1 ~ +1SD）。

低骨密度：骨密度低于年轻人平均值 1 ~ 2.5SD（-2.5 ~ -1SD）。

骨质疏松症：骨密度低于年轻人平均值 2.5SD（低于 -2.5SD）。

严重骨质疏松症：骨密度低于年轻人平均值 2.5SD，伴有一处或多处骨质疏松性骨折。

2. 原发性骨质疏松患者生活质量量表　该量表包含 75 个条目，其中疾病维度 20 个条目，生理维度 17 个条目，社会维度 17 个条目，心理维度 13 个条目，满意维度 8 个条目。覆盖了与生活质量有关的 5 个维度（疾病、生理、社会、心理、满意度）和 10 个方面。详细评定内容请见模块三社区康复评定与常用社区康复技术。

3. 骨质疏松症综合分析评价　包括对矿物质含量、实验室检查、临床表现、年龄和性别等指标的分析。

【社区康复】

（一）功能康复

1. 运动治疗　运动疗法是防治骨质疏松症最有效、最基本的方法之一。

（1）原理　运动可促进激素分泌，有利于骨的蛋白合成、骨基质总量增加，从而促进骨的生长发育；运动可促进钙吸收，减少骨质丢失；运动增加骨皮质血流量和促进骨形成；运动通过提高肌力来增加骨量，改善骨密度。

（2）运动处方　在临床上，对急性期骨质疏松症的运动治疗，以主动等长运动或主动辅助运动为主，其作用是增加肌力和耐力，在此运动训练过程中，相关部位骨的应力负荷增加，血液循环改善，骨密度增加。慢性期患者以肌力和耐力的渐进抗阻运动为主，其作用是维持并逐渐增加骨量。常用的社区运动方式有步行、健身跑、体操、骑自行车、划船、跳绳、跳舞、太极拳等。各种运动训练应循序渐进，运动的强度与频率宜根据个体情况而定，一般以患者第二天不感到疼痛或疲劳为度。

（3）注意事项　运动疗法主要增加用力部位的骨质，故应有目的、有选择性地对骨质疏松症好发部位的相关肌群进行运动训练；运动训练应遵循有计划、循序渐进、逐渐加力、不超过患者耐受力的原则；对脊柱骨质疏松患者禁用屈曲和等张运动，禁用负重训练。

2. 物理治疗　电疗、热疗可改善局部血液循环，消炎止痛，促进神经功能修复，增强局部应力负荷，促进钙、磷元素沉聚，促进骨折愈合等，对骨质疏松引起的疼痛、麻木、骨折等症均有一定疗效。常用方法有：超短波、微波、电脑中频、温热式低周波、红外线、磁疗、超声波以及电刺激疗法等。另外，利用紫外线的光生物学作用，可进行日光浴、人工紫外线等治疗，以增加内源性维生素D的生成，从而促进钙的吸收和骨的形成，有利于防治骨质疏松。

3. 中医康复治疗　本病患者多有老年体虚，故康复需较长时间，中医康复治疗当侧重于扶正补虚，具体可采用中药、针灸等康复疗法。

（1）中药疗法　肾阴不足者宜滋阴壮骨，益肾填精，方选左归丸或滋阴大补丸加减。肾阳虚损者宜温肾助阳补虚，方选右归丸加减。肾精不足者宜滋肾填精补血，方选河车大造丸加减。脾气虚衰者宜健脾益气，温阳补肾，方选参苓白术散加减。气滞血瘀者宜行气活血化瘀，方用身痛逐瘀汤加减。

（2）针灸疗法　骨质疏松以肾虚腰痛为多，治以补肾通阳，舒筋活血。取肾俞、委中、阿是穴、阳陵泉、三阴交、太溪、命门等穴，每次 3~5 穴，20~30 分钟。用补法或平补平泻，也可以用电针。

4. 预防与健康宣教　骨质疏松症目前尚无特效治疗方法，合理的预防和健康宣教比治疗意义更大。

（1）保持良好的生活习惯　坚持体育锻炼，增加户外活动和日照，且日照可促进人体维生素D的合成，促进钙的吸收，以防治骨质疏松；鼓励经常步行，注意运动安全；戒烟和避免过量饮酒等。

（2）注意饮食营养　合理饮食对预防骨质疏松症有利，膳食中富含钙（如小麦、乳制品、虾皮、豆腐、绿叶蔬菜等）和磷（如鱼、肉等）。还要注意蛋白质的补充，因为蛋白质是骨基质合成必不可少的原料。另外，偏酸介质（如酸奶）有利于钙吸收。其他还需注意的是应避免含较多植酸、草酸的食物与含钙食物同时烹调食用，以及避免多食脂肪类食物，因为过多食用脂肪或脂肪吸收不良，可使游离脂肪酸增加并与钙结合形成钙皂排出体外。

（3）积极预防骨折发生　尤其要预防摔倒，并注意运动量要适当，任何过量、不适当活动或损伤均可引起骨折。对于疼痛而制动的患者应给予对症处理，不宜卧床太久，卧床期间，鼓励患者做四肢功能性锻炼和伸展活动等，注意平衡膳食，合理地调整营养，对具有骨折潜在威胁的高危人群，如绝经后的妇女、老年人等，可给予药物防治。

（二）心理康复

骨质疏松带来的功能障碍和慢性疼痛造成患者紧张和担心，部分患者对治疗感到困扰。针对心理负担重的患者，康复治疗师和家人要多开导安慰，鼓励其多参与有意义的社会活动。讲解骨质疏松症日常活动时应注意的事项，让患者配合治疗，适当运动，预防骨折的发生。当发生骨折时，需限制活动。患者难免会产生焦虑烦躁的情绪，康复治疗师和家人要多关心体贴患者，尽力帮助解决骨折带来的不便，协助生活护理，逐渐让患者适应，安心治疗和休养，以利于疾病的康复。对老年性骨质疏松症患者，要调动患者的主观能动性，进行有效的心理调护。骨质疏松症是一个慢性疾病，康复过程长，应帮助患者尽早建立恒心、耐心和顽强意志，制定科学合理的康复计划，保持心情舒畅、精神愉悦，实现预防和康复目标。

（三）职业康复与社会康复

骨质疏松症多见于老年人，康复工作者应根据年龄、性别、生活工作背景等进行职业能力评估及工作风险评价。年纪尚不过大，轻度骨质疏松症患者经过康复治疗后，可以恢复生活活动能力，从事轻微家务活动。年纪过大及重度骨质疏松症患者应在社区康复站通过康复员、家人等进行生活能力的进一步康复和实施日间照料。社会工作者及家庭需要营造和谐的社会环境和生活环境，组织适宜的社会活动或娱乐活动，指导帮助患者树立乐观心态和信心，积极主动康复，尽早融入社会，回归正常生活。

【案例分析】

田女士，60岁，已婚，干部。患者近两年感觉腰背疼痛明显，以弯腰和下蹲时加剧，近一月腰背疼痛加重，即来医院妇女保健科就诊。1年前滑倒后腕部骨折，后治愈。无高血压、糖尿病等慢性病史，无遗传病及传染病史。血钙、血磷无异常，X线骨密度检查（DXA）：L1－L4骨密度T-27（即低于正常2.7

个标准差），X 摄片无明显异常。

试析：1. 骨质疏松症患者的康复问题。

2. 制定康复治疗计划。

项目七　老年性痴呆

【概述】

老年性痴呆是老年人最常见的大脑变性疾病，以获得性、持续性智能障碍为主要特征。首先由 Alzheimer（1907 年）提出，故又称"阿尔茨海默病（Alzheimer disease，AD）"。老年性痴呆好发于老年人，发病率随年龄的增长而增高。65 岁以上患病率约为 5%，85 岁以上为 20%，女性略多于男性。多数为散发性，也有家族性病例。老年性痴呆病因至今仍不详，一般认为可能与遗传和环境因素有关。病理特点为广泛的大脑皮质萎缩，尤以颞叶、顶叶及前额叶为明显，其病理特征包括老年斑、神经原纤维缠结、神经元减少及轴索和突触异常、海马锥体细胞颗粒空泡变性、血管壁淀粉样变、胶质细胞增生等。本病起病隐袭，最早最突出的症状是记忆障碍，早期主要为近记忆力受损，随后远记忆力受累。继而出现进行性智能衰退，反应迟钝，分析、综合、理解、判断能力下降，重复语言和刻板动作，失语、失用、失认等。在老年性痴呆的早期，患者就可以出现情感和行为的变化，如个性的改变和进行性发展的抑郁、焦虑和易激惹。在病程的晚期，患者会出现严重的行为异常，如躁动不安、精神异常（妄想和幻觉）、攻击行为和迷失。在病程的中晚期，逐渐出现运动功能障碍，如步态、平衡能力障碍，也会表现出感觉障碍。老年性痴呆的病程平均为 8~10 年，但在不同的个体病程有较大的差异性，可以从 3~20 年不等。

老年性痴呆主要的康复问题有：认知功能减退、行为与精神障碍、生活能力下降、社会适应能力下降等。

【社区康复评定】

老年痴呆的康复评定可以分为：痴呆严重程度评定、认知功能评定、生活能力与社会适应能力的评定三方面。

1. **痴呆严重程度评定**　常用全面衰退量表（CDS）、临床痴呆评定量表（CDR）等，以反映老年性痴呆的病程与智力衰退的严重程度。

（1）全面衰退量表　是由 Reisberg 等人创立发展起来一组分期方法。GDS 是三个量表中最基本的量表，也最为常用（表 5-10）。从正常（无认知下降）到非常严重的认知下降分为7级，内容涉及以下几个方面：记忆（即刻记忆，近期记忆和远期记忆）（1~7级）、操作性日常生活能力（IADL）（3、4级）、人格和情绪化（3、6级）、日常生活能力（ADL）（5~7级）、定向力（4~6级）。该量表通过对患者和护理者进行访谈，进行评分分期，为非客观量表。

表5-10　全面衰退量表（GDS）

第一级： 无认知功能减退	无主观叙述记忆不好，临床检查无记忆缺陷的证据	是	否
第二级： 非常轻微的认知功能减退	自己抱怨记忆不好，通常表现为以下几个方面：①忘记熟悉的东西放在什么地方；②忘记熟人的名字，但临床检查无记忆缺陷的客观证据。就业和社交场合无客观的功能缺陷，对症状的关心恰当	是	否
第三级： 轻度认知功能减退	最早而明确的认知缺陷。存在下述两项或两项以上的表现：①病人到不熟悉的地方迷路；②同事注意到病人的工作能力相对减退；③家人发现病人回忆词汇的名字困难；④阅读一篇文章或一本书后记住的东西甚少；⑤记忆新认识的人名能力减退；⑥可能遗失贵重物品或放错地方；⑦临床检查有注意力减退的证据 只有深入检查才有可能获得记忆减退的客观证据。可有所从事的工作和社交能力的减退 病人开始出现否认，伴有轻、中度焦虑症状	是	否
第四级： 中度认知功能减退	明显的认知缺陷表现在以下几个方面：①对目前和最近的事件知识减少；②对个人经历的记忆缺陷；③从作连续减法可以发现注意力不能集中；④旅行、管理钱财等的能力减退。但常无以下三方面的损害：①时间和人物定向；②识别熟人和熟悉的面孔；③到熟悉的地方旅行的能力。不能完成复杂的工作；心理防御机制中的否认显得突出，情感平淡，回避竞争	是	否
第五级： 重度认知功能减退	病人的生活需要照顾，检查时半天不能回忆与以前生活密切相关的事情。例如，地址、使用了多年的电话号码、亲属的名字（如孙子的名字）、本人毕业的高中或大学的名称或地点定向障碍。受过教育的人，作40连续减4或20连续减2也有困难。在此阶段，病人尚保留一些与自己或他人有关的重要事件的知识。知道自己的名字，通常也知道配偶和独生子女的名字。进食及大小便无须帮助，但不少的病人不知道挑选合适的衣服穿	是	否
第六级： 严重认知功能减退	忘记配偶的名字、最近的经历和事件大部分忘记。保留一些过去经历的知识，但为数甚少。通常不能认识周围环境、不知道年份、季节等。作10以内的加减法可能有困难。日常生活需要照顾，可有大小便失禁，外出需要帮助，偶尔能到熟悉地方去。日夜节律紊乱。几乎总能记起自己的名字。常常能区分周围的熟人与生人。出现人格和情绪改变，这些变化颇不稳定，包括：①妄想性行为，如责备自己配偶是骗子，与想象中的人物谈话，可与镜子中的自我谈话；②强迫症状，如：可能不断重复简单的清洗动作；③焦虑症状，激越，甚至出现以往从未有过的暴力行为；④认知性意志减退，如：因不能长久保持一种想法以决定有的行为，致使意志能力丧失	是	否
第七级： 极严重认知功能减退	丧失言语功能。常常不能说话，只有咕哝声。小便失禁，饮食及大、小便需要帮助料理。丧失基本的精神性运动技能，如：不能走路，大脑似乎再也不能指挥躯体。常出现广泛的皮层性神经系统症状和体征	是	否

（2）临床痴呆评定量表　是治疗师通过从与患者和其家属交谈中获得信息，加以提炼，完成对患者认知受损程度的评估，继而快速评定患者病情的严重程度（表5-11）。评定的领域包括记忆、定向力、判断与解决问题的能力、工作和社会交往能力、家庭生活和个人业余爱好、独立生活自理能力。以上六项功能的每一个方面分别做出从无损害到重度损害五级评估，但每项功能的得分不叠加，而是根据总的评分标准将六项能力的评定综合成一个总分，其结果以 0、0.5、1、2、3 分表示，分别判定为正常、可疑、轻、中、重度等五级。

表 5-11　临床痴呆评定量表（CDR）

	健康 CDR=0	可疑痴呆 CDR=0.5	轻度痴呆 CDR=1	中度痴呆 CDR=2	重度痴呆 CDR=3
记忆力	无记忆力缺损或只有轻微不恒定的健忘	轻微、持续的健忘；对事情能部分回忆："良性"健忘	中度记忆缺损；对近事遗忘突出；缺损对日常生活活动有妨碍	严重记忆缺损；仅能记着过去非常熟悉的事情；对新发生的事情则很快遗忘	严重记忆力丧失；仅存片断的记忆
定向力	完全正常	除在时间关系定向上有轻微困难外，定向力完全正常	在时间关系定向上有中度困难；对检查场所能做出定向；对其他的地理位置可能有定向	在时间关系上严重困难，通常不能对时间做出定向；常有地点失定向	仅有人物定向
判断和解决问题的能力	能很好地解决日常、商业和经济问题，能对过去的行为和业绩做出良好的判断	仅在解决问题、辨别事物间的相似点和差异点方面有轻微的损害	在处理问题和判断问题上有中度困难；对社会和社会交往的判断力通常保存	在处理问题、辨别事物的相似点和差异点方面有严重损害；对社会和社会交往的判断力通常有损害	不能做出判断，或不能解决问题
社会事务	在工作、购物、一般事务、经济事务、帮助他人和与社会团体社交方面，具有通常水平的独立活动能力	在这些活动方面有损害的话，仅是可疑的或轻微的损害	虽然仍可以从事部分活动，但不能独立进行这些活动；在不经意的检查中看起来表现正常	很明显地不能独立进行室外活动；但看起来能够参加家庭以外的活动	不能独立进行室外活动，看起来病得很重，也不可能参加家庭以外的活动
家庭生活，业余爱好	家庭生活，业余爱好、智力均保持良好	家庭生活，业余爱好、智力活动仅有轻微的损害	家庭生活有轻度而肯定的损害，较困难的家务事被放弃；较复杂的业余爱好和活动被放弃	仅能做简单的家务事；兴趣减少且非常有限，做得也不好	在自己卧室所处时间较多，不能进行有意义的家庭活动
个人照料	完全自理	完全自理	需要监督	在穿衣、个人卫生以及保持个人仪表方面需要帮助	个人照料需要更多帮助；通常不能控制大小便

注意：只有当损害是由于认知功能缺损引起才进行记分，由其他因素（如肢体残疾）引起的不记分。

续表

2.认知功能评定　认知功能评定的量表很多，既有评估多领域认知功能的成套测验，又有针对某一领域认知功能的单项测验。

（1）简易精神状态检查（MMSE）与长谷川痴呆量表（HDS）　MMSE、HDS 均属于简单智能测验，也可作为认知障碍与痴呆的初步筛查方法，具有简单、易行、效度较理想等优点。检查内容包括定向、注意、记忆、语言、计算等方面。

（2）神经行为认知状态测试（NCSE）　NCSE 是认知障碍最基本的筛查用表，能比较敏感地反映认知能力的问题和问题的所在。NCSE 评估的内容包括定向能力、专注能力、语言能力（含理解、复述、命名）、结构组织能力、记忆能力、计算能力、推理能力（含类似性、判断）等 7 个方面。

（3）记忆测验　常用韦氏记忆量表（WMS）。该表是简单的记忆测验量表，包括长时记忆、短时记忆与瞬时记忆，包含 7 个分测验，即常识、定向力、精神控制能力、逻辑记忆、数字记忆、视觉记忆和成对联想学习，综合 7 个项目的得分，可得出记忆商（MQ）。

（4）注意力评定　注意力评定可使用 Stroop 单词–颜色检查 Halstead–Reitan 成套测验中的海边节律、语声知觉测验。

（5）语言交流能力的评定　目前比较常用的是波士顿失语检查法和西方失语症检查套表，国内常用的是汉语失语检查法。汉语失语检查法检查内容包括对话、听力理解、言语表达、书写、拼读理解、阅读句子与段落、描述书写、听写句子等，并根据严重程度分级。认知功能评定各量表具体评定方法参阅模块三。

3.生活能力与社会适应能力评定

（1）日常生活活动量表（ADL）　由 Lawton 等于 1969 年制定，由躯体生活自理量表（PSMS）和工具性日常生活活动量表（IADL）组成。该量表广泛用于评定老年性痴呆患者的日常生活自理能力。该量表包括的 ADL 共有 14 项，其中 PSMS 6 项：进食、穿衣、梳洗、行走、洗澡和上厕所；IADL 8 项：购物、做饭菜、做家务、洗衣、服药、打电话、自己理财、使用交通工具。

（2）功能活动调查表（FAQ）　由 Pfeffer 等于 1982 年编制。由于 FAQ 能较好地评价和发现那些不太严重的功能障碍，因而也被用作社区调查或门诊病例，故又称 POD 量表。它由 10 个问题组成，评分分 3 级："0"表示没有任何困难，能独立完成，不需要他人指导或帮助；"1"表示有些困难，需要他人指导或帮助；"2"表示本人无法完全完成，或几乎完全由他人代替完成；"9"表示不知道或不适合，如老人一向不从事这项活动，记为"9"，不计入总分。FAQ 总分受年龄、性别、教育程度、视力、运动功能及抑郁情绪的影响较大。各量表具体评定方法参阅模块三。

【社区康复】

（一）功能康复

老年性痴呆受神经、心理和环境等综合因素影响，其智能、精神和运动方面的障碍严重影响老年人健康、工作及参加社会活动。社区康复的目的就是在增强患者体质的前提下，促进大脑功能的代偿，以期延缓病情的进程与发展，防止躯体并发症和智能以及个性方面的进一步衰退，保持一定的生活自理能力。可以通过提供适当的环境刺激，减缓智能的衰退，改善运动功能与生活质量。重度痴呆的患者因其日常生活能力严重受损，对这样的患者主要以照料和护理为重；而对轻、中度痴呆患者，特别是早期的痴呆患者必须积极进行康复治疗。

1. **常规作业活动**　对能活动的老年痴呆患者进行兴趣作业活动可提高患者的稳定情绪，增强体质、肌力、肢体控制能力，并保持平衡，强化残留的智能。如下棋、投球、编织、套圈、捏橡皮泥、玩积木、绘画等作业活动要根据患者的能力、兴趣等。从简单的开始，并避免不安全的活动和环境，不要在无监护下进行户外活动，以免走失，有条件可进行小组作业活动。针对病程的不同阶段进行干预，对老年性痴呆患者的作业治疗主要是为了维持、恢复或改善患者的功能，促进患者参与有利于其健康和恢复的作业治疗，并且减轻照顾者的护理负担。治疗师应该直接介入到影响患者功能活动的各个方面。

2. **日常生活能力的训练**　通过日常生活能力评估以发现存在的问题，针对存在的问题进行活动分析并予以针对性训练，其目的是通过训练使患者保持其生活习惯，争取日常生活全部或部分自理。例如每天督促并训练患者按一定顺序进行洗漱、梳头、进食、更衣、大小便等活动，坚持一定量的步行运动，从事简单的家务等。

3. **记忆力与智力的康复训练**　记忆训练被称为脑细胞的"运转"。经常做这种"训练"，可以防止脑的老化，是健脑的好方法。与老年性痴呆患者进行记忆力训练，应该关注训练的过程，而不是训练的结果，并不一定要让患者记住多少东西，而在于让患者参加了训练，动了脑筋。此外，还应保证患者参加治疗的信心与积极性。智力训练与记忆训练是紧密结合在一起的。智力训练效果好，会促进记忆功能的改进，而记忆功能的改善，又会进一步推动老年痴呆患者智力的恢复。智力训练是老年痴呆患者康复训练中非常重要的一部分，对治疗老年痴呆有重要作用。智力训练分别可以从观察力、自然事物分类能力、数字与数学计算能力、视觉空间辨识能力与想象力5个方面来进行。

4. **其他康复治疗**　其他康复治疗包括物理因子治疗、针灸、按摩、音乐、散步、打太极拳和做各种体操等。如有失语者可进行语言治疗。如有失认、失用者可进行相应的针对性训练。选择适宜的学习内容，如读报、看电视、学书法和进行适当的活动训练；必须尽量创造一个舒适的环境，让患者保持愉快的情绪，避免焦虑、忧郁；要充分尊重老人的合理要求，取得老年人的合作。社会和家庭要给予患者更多的关怀。良好的家庭环境与丰富的社会环境均可延缓痴呆病程的进展。

（二）心理康复

心理康复治疗很有必要，支持性心理治疗尤其对初期或轻度痴呆患者有很大帮助。与其信任的医护人员保持良好关系是减轻患者主观痛苦的一个重要方面。当患者仍具有一定自制力时，适当安排其从事力所能及的事情与工作，可以克服其因自知力存在而产生的无用感；同时增加与社会的接触，也可延缓脑机能的衰退。

（三）职业康复与社会康复

1. 职业康复　可依据患者所接受过的教育程度、过去工作背景、目前体能及智商，进行职业能力评估，拟定计划，在实施康复训练时融入相关内容，有助于职业能力改善。

2. 社会康复　通过社区康复医师、康复治疗师、家人以及社区人士协作，使患者更好地利用社区资源，对环境进行改造，对患者心理进行疏通，对患者行为予以帮助，最大程度地减轻疾病的影响，并促进患者积极参与社会生活，提高其生活质量。

总之，采用综合性康复治疗措施可使老年性痴呆患者尤其是轻度、中度痴呆患者得到一定程度的康复，因此对老年性痴呆患者的康复要采取积极态度。另外，老年性痴呆的康复是一个长期、持续的过程，要有充分的思想准备，要有足够的耐心与爱心。

【案例分析】

患者，女，73岁，记忆力减退7年，曾在杭州市第七医院就诊，诊为"老年痴呆（阿尔茨海默病）"。表现为被窃妄想，偶有言语性幻听，远近记忆减退，计算力差。情绪焦虑，夜间眠差，反复走动，烦躁不安。病理性意志要求增强，自知力差等。

试析：1. 老年性痴呆的预防。

2. 如何制定社区康复措施和策略。

复习思考

一、选择题

1. 2010 年中国高血压防治指南规定的 Ⅱ 级高血压（中型）范围是指（　　　）

A. 120~139/80~89mmHg
B. ≥ 140/ ≥ 90mmHg
C. 140~159/90~99mmHg
D. 160~179/100~109mmHg

E.≥ 180/ ≥ 110mmHg

2.Ⅰ期康复的冠心病患者一般在发病后（　　　）内进行康复训练？

　　A.1 周　　　　　　　　　　　　B.2 周

　　C.3 周　　　　　　　　　　　　D.4 周

　　E.5 周

3.COPD 患者慢走不到百步即有气短，日常生活活动明显受限，患者日常生活活动能力属于哪一级？（　　　）

　　A.0 级　　　　　　　　　　　　B.1 级

　　C.2 级　　　　　　　　　　　　D.3 级

　　E.4 级

4.消化性溃疡的主要康复问题是（　　　）

　　A.腹痛　　　　　　　　　　　　B.休克

　　C.出血　　　　　　　　　　　　D.呕吐

　　E.黑粪

5.糖尿病是继心脑血管病、肿瘤之后第（　　　）位"健康杀手"。

　　A.一　　　　　　　　　　　　　B.二

　　C.三　　　　　　　　　　　　　D.四

　　E.五

6.老年痴呆症的首发症状是（　　　）

　　A.记忆障碍　　　　　　　　　　B.定向障碍

　　C.人格障碍　　　　　　　　　　D.思维障碍

　　E.睡眠障碍

7.老年痴呆症的康复评定包括（　　　）

　　A.痴呆严重程度　　　　　　　　B.认知评定

　　C.日常生活活动能力评定　　　　D.社会适应能力评定

　　E.以上都是

8.老年人可通过以下方式预防或减轻骨质疏松（　　　）

　　A.多参加体育运动　　　　　　　B.注意合理营养

　　C.物理治疗　　　　　　　　　　D.药物治疗

　　E.以上都是

二、问答题

1. 高血压的康复问题有哪些？

2. 冠心病Ⅲ期社区康复治疗的注意事项有哪些？

3. 慢性阻塞性肺气肿呼吸运动康复要点有哪些？

4. 试述消化性溃疡康复评定内容。

5. 糖尿病的现代康复治疗包括哪些？

6. 如何预防骨质疏松症？

7. 老年痴呆症的康复评定包括哪些内容？

扫一扫，知答案

扫一扫，看课件

模 块 六

常见精神心理障碍的社区康复

【学习目标】

1. 掌握抑郁症、儿童孤独症、精神分裂症的康复治疗。
2. 熟悉抑郁症、儿童孤独症、精神分裂症的康复评定。
3. 了解抑郁症、儿童孤独症、精神分裂症的病因和临床表现。

项目一　抑　郁　症

【概述】

抑郁症是由各种原因引起的以抑郁为主要症状的一组心境障碍或情感障碍。是一组以抑郁心境自我体验为中心的临床症状群或状态，表现为心境显著和持久低落超过两周，伴有相应的思维和行为改变。具有反复发作的倾向，间歇期精神正常，不残留人格缺陷，虽可多次发作，但无精神衰退。抑郁症有三种分类。

第一种：原发性抑郁症和继发性抑郁症，原发性抑郁症在发病较轻时主要表现为"三低或三少"症状，即情绪低落说话少、语调低沉动作少、反应迟钝兴趣少。继发性抑郁症是指先有其他精神疾病或临床各科疾病等原发疾病，在这些疾病的发生、发展过程中又出现的抑郁状态或抑郁综合征。

第二种：内源性和外源性抑郁。内源性抑郁是指来自内部的生物学因素而引起的抑郁症，如由神经递质浓度的变化引起的抑郁症等，带有明显的生物学特点，如遗传成分比较突出，是抑郁症的一种常见类型。所谓外源性抑郁通常是指由外部环境事件所引起的抑郁症，是对挫折、生活中的不幸事件、工作和学习的压力等精神刺激事件反应的结果。如反应性抑郁症、抑郁性神经症等。

第三种：精神病性抑郁和神经症性抑郁。精神病性抑郁是指患者除有典型的抑郁症状外还伴有片断的或短暂的幻觉、妄想（妄想抑郁）或木僵（抑郁性木僵），抑郁症状较重，是一种较重的抑郁症。神经症性抑郁则不伴有重性精神病性症状，主要是由于受到某种不良刺激而引起，抑郁症状较轻，很少出现幻觉、妄想等症状。

抑郁症的确切病因至今尚未彻底明确。大多数学者认为抑郁症的发生与遗传、生物化学、社会心理文化等多种因素有关。在众多因素中，应激性生活事件也称负性生活事件在抑郁症的发生中起到的作用越来越受到重视。应激引起的机体生理、神经内分泌、神经生化、免疫功能和心理行为等多方面的变化都可能成为抑郁症发生的诱因。

抑郁症的康复问题既有精神障碍，还伴有躯体功能障碍。主要康复问题有以下几个方面。

1. 抑郁心境　患者的言谈举止、表情、姿势等可体现抑郁心境。持久的抑郁心境体验是抑郁症最主要、最核心的特征性症状。主要表现为轻度心境不佳、内心潜在的悲伤和失落感、焦虑、易激动、紧张不安甚至忧伤、悲观、绝望等。

2. 丧失兴趣　丧失兴趣是抑郁病人的常见症状之一。患者内心不能体验或感受到外界事物所具有的不同的情感体验，丧失既往生活、工作的热忱和乐趣，对任何事都兴趣索然。常闭门独居，疏远亲友，回避社交，任何事情都毫无乐趣。

3. 精力减退或丧失　精力减退或丧失是抑郁症的特征性症状之一。主要表现为患者感到疲乏无力，对生活琐事也力不从心，对无法进行工作、学习、生活而感到自责。病人常用"精神崩溃""泄气的皮球"来描述自己的状况。这种疲劳和精力减退除了由于抑郁症本身所致外，还可能是由于睡眠障碍而引起的。

4. 自我评价过低　过分贬低自己的能力，以批判、消极和否定的态度看待自己的现在、过去和将来。患者常有"心理反刍"，即反复思考自己所谓的过错或罪行，甚至出现罪恶妄想。强烈的自责、内疚、无用感、无价值感、无助感，严重时可出现自罪、疑病观念。

5. 精神运动迟滞　呈显著、持续、普遍抑郁状态，思维迟钝，话少，声低，严重者可表现为终日呆坐不语，甚至陷于木僵状态。

6. 自杀观念和行为　自杀观念和行为是抑郁症患者最危险的症状。严重者可能会有自杀计划，甚至付诸实施。

【社区康复评定】

1. 抑郁自评量表　抑郁自评量表（SDS）由 W.K.Zung 于 1965 年发表，美国教育卫生部推荐用于精神药理学研究的量表之一，是一种患者自己进行的抑郁自我评定量表，能全面、准确、迅速地反映被试抑郁状态的有关症状及其严重程度和变化。本测验为短程自评量表，操作方便，容易掌握，不受年龄、性别、经济状况等因素影响，应用范围颇广，适用于各种职业、文化阶层及年龄段的正常人或各类精神病人。包括青少年病人、老年病人和神经症病人，也特别适用于社区医院以早期发现抑郁症病人。此表不仅可以用来进行辅助诊断，还可以用来观察用药的疗效，以及好转的程度。此量表由20个问题组成，每一个问题代表一个抑郁症的症状特点，总体可反映出抑郁症患者的情感障碍、躯体症状、精神障碍及心理障碍的症状。抑郁严重度指数＝各条目累计分/80。结果在0.5以下者为无抑郁；0.5~0.59为轻微至轻度抑郁；0.6~0.69为中至重度抑郁；0.7为重度抑郁。本检测主要是用于自我评定抑郁症状，可以更深层次地反映患者的情感体验，对于一些不主动向治疗师陈述而不能及时发现病情的患者，通过自评可以发现其抑郁症状。

2. 汉密尔顿抑郁量表　汉密尔顿抑郁量表（HAMD）是英国Leeds大学M.Hzmiton在1960年编制，其目的是对已经诊断为抑郁症的患者评价其病情轻重及治疗后的症状变化，是最早应用于抑郁症的量表之一，现已在国内外广泛使用以评定抑郁症的治疗效果。此量表项目比较简单，包括13个精神症状项目，按0~4级评分；11个躯体症状按0~2级评分。每项均有说明和评分指导，易于掌握。项目和评定标准：（0）为无，（1）轻度，（2）中度，（3）重度，（4）很重。HAMD具有很好的信度和效度，能敏感地反映抑郁症状的变化，较好地反映抑郁症的严重程度。与自评量表相比，HAMD量表作为他评量表更具完整性，能测量像迟滞这样的阴性症状，还可用于文盲或者严重混乱的患者。评定方法简单，标准明确。

3. 贝克抑郁量表　贝克抑郁量表（BDI）是美国心理学家贝克1967年编制。量表共有21个条目，每个条目代表一个"症状－态度类型"，来表示抑郁状况。贝克抑郁量表操作比较简单，应用很广泛。计分及评定方法：贝克抑郁量表列的21个类别是：A.心情；B.悲观；C.失败感；D.不满；E.罪感；F.惩罚感；G.自厌；H.自责；I.自杀倾向；J.痛苦；K.易激动；L.社会退缩；M.犹豫不决；N.形象歪曲；O.活动受抑制；P.睡眠障碍；Q.疲劳；R.食欲下降；S.体重减轻；T.有关躯体的健康观念；U.性欲减退。对每个类别的描述分为四级，按其所显示的症状严重程度排列，从无到极重，分为0~3分。简单评分方法为，当总分在0~4分时为无抑郁或极轻微的抑郁；5~13分时为轻度抑郁；14~20分时为中度抑郁；21分或21分以上为重度抑郁。

4. 爱丁堡产后抑郁量表　爱丁堡产后抑郁量表是英国爱丁堡大学的专家设计的一套产后抑郁筛查量表，在世界广泛使用，准确度高达80%以上。包括10个自评项目，分别涉及心境、乐趣、自责、抑郁、恐惧、失眠、应付能力、悲伤、哭泣和自伤等。每个条目的描述也分为4级，按其所显示的症状严重程度从无到极重，分别赋值0~3分，即：0分（从未）、1分（偶尔）、2分（经常）、3分（总是）。推荐用总分为9分作为筛查产后抑郁症患者的临界值，用12分作为筛查严重产后抑郁症患者的临界值。

上述 4 种量表见附录。

【社区康复】

（一）功能康复

1. 运动疗法　运动疗法是以治疗和预防为目的，借助于各种形式的主动和被动运动来使患者调整身心、恢复健康和劳动能力的一种方法。在社区生活中也便于广泛应用，常见运动疗法有以下几种。

（1）跑步　跑步对神经机能下降和精神抑郁的患者有着积极的作用。长跑能产生大量的儿茶酚胺物质，儿茶酚胺能加强大脑皮层的兴奋，给人以欣快感，减轻心理压力，提高人对刺激的敏感性，使人精神愉快，自我感觉良好，控制神经衰弱，治疗精神抑郁症。跑步时间宜在傍晚，速度 120 步 / 分钟，每周至少 3 次，每次持续 15~20 分钟。

（2）跳绳　能增加身体的协调性，有效加强前庭功能，产生良好的心理感受，提高自信心。速度为 30~60 次 / 分钟，隔天 1 次，每次持续 10 分钟。

（3）健身舞　在动感的音乐声中，使躯体得到尽情的舒展，注意力得到加强。每周 3 次，每次持续 20 分钟。

（4）集体运动　如传球活动、排球运动等。该运动对改善人际关系具有特别意义；另外，体育游戏带有一定的竞争性、趣味性，能提高游戏者的情绪，培养其活泼愉快、开朗合群的个性和团结互助、勇敢顽强的心理品质。建议每周至少参加一次集体运动，每次持续时间 30 分钟。如果运动中出现压抑、疲劳、焦虑、易怒、冷漠、自尊心下降、情绪不稳定、害怕竞争、人格改变、工作或训练时精力不集中等滥用运动综合征和疲劳综合征，要适时调整运动方案，不可过量。

2. 沐浴疗法　沐浴疗法种类众多，主要是以舒缓身心为目的，社区家庭中可以进行的有冷水浴、温（热）水浴、蒸汽浴、药水浴、日光浴、空气浴等。

3. 音乐疗法　音乐疗法是通过生理和心理两个方面的途径来治疗疾病。一方面，音乐声波的频率和声压会引起生理上的反应。音乐的频率、节奏和有规律的声波振动，可引起人体组织细胞发生和谐共振现象，直接影响人的脑电波、心率、呼吸节奏等，改善神经系统、心血管系统、内分泌系统和消化系统的功能，促使人体分泌有利于身体健康的活性物质，调节体内血管的流量和神经传导。另一方面，音乐声波的频率和声压会引起心理上的反应。良性的音乐能提高大脑皮层的兴奋性，改善情绪，激发感情，振奋精神，助于消除心理、社会因素所造成的紧张、焦虑、忧郁、恐怖等不良心理状态，提高应激能力。

（二）心理康复

抑郁症的心理康复常用认知行为疗法。认知行为治疗是一组通过改变思维和行为的方法来改变不良认知，达到消除不良情绪和行为的短程心理治疗方法。认知理论是认知行为治疗的基础，认知包括感觉、知觉、记忆、表象、思维、言语和想象。认知行为治疗首先了解患者歪曲的思维和信念，再应用认知行为技术改变功能不良的思维及伴有的情感和行为。在治疗过程中，注意力放在来访者没有意识到的思维和信念体系上，即认知图式。认知行为的治疗原则以患者系统的、习惯性的、适应不良的认知图式为重点，发现构成这一认知图式的思维方式，包括自动思维、核心信念和中间信念。目的是教会患者成为自己的治疗师，识别、评价自己的功能不良的想法和信念，并对此做出反应。治疗具有结构性和操作性，并具有时间限制，绝大多数患抑郁的患者需治疗4~14次，在治疗过程中应教会患者用不同的技巧改变思维、情绪和行为。

（三）药物治疗

药物治疗是中度以上抑郁发作的主要治疗措施。目前临床上一线的抗抑郁药主要包括选择性5-羟色胺再摄取抑制剂（SSRI，代表药物氟西汀、帕罗西汀、舍曲林、氟伏沙明、西酞普兰和艾司西酞普兰）、5-羟色胺和去甲肾上腺素再摄取抑制剂（SNRI，代表药物文拉法辛和度洛西汀）、去甲肾上腺素和特异性5-羟色胺能抗抑郁药（NaSSA，代表药物米氮平）等。

（四）中医康复治疗

抑郁症可参考中医的郁症、失眠、脏躁等辨证论治。一般分为肾虚肝郁证、肝郁脾虚证、肝胆湿热证、心肾不交证、心脾两虚证及心胆气虚证6种，根据季节、环境、个体差异进行施治。

针灸治疗方法包括：刺激头部穴位如百会、印堂等，以降低大脑皮质的兴奋性，调节神经递质；刺激俞募穴，以调节脏腑功能，恢复机体功能状态的平衡；刺激四肢穴位如合谷、太冲、足三里、阳陵泉等，以疏通经络、调整阴阳，使机体进入放松状态。

（五）职业康复与社会康复

工作和社会实践可以有效地分散抑郁症患者的注意力。通过工作恢复患者的职业能力，并积极参与社会实践，可以实现社会康复和全面康复。一般先进行职业能力评估和测量，通过职业问卷，制定较易于实现的职业康复计划。对目标精确定义，让患者有成功的体验，使其相信自己有能力恢复工作，可助其重建职业能力。合理利用社区的资源和力量，创造和谐社会环境和家庭环境，组织多种社会活动，鼓励患者积极参与活动，包括参与担当社会服务志愿者，指导帮助患者重塑信心，回归群体生活。

【案例分析】

某患者，男，47岁，中学教师，"神经衰弱"病史20余年，曾到精神科诊治，服用安定（地西泮）和较大剂量奋乃静，效果不显，且出现药物反应。

经人介绍来到心理门诊。精神检查：患者呆迟，有痛苦的失眠征象。自感头脑不灵活，"像浆糊粘住"。工作能力极度低下，2~3月无法胜任简单工作。对任何外界事物无兴趣，不敢外出，无能力外出，呆坐家中，自我感觉精力、体力不足，懒散疲乏，性格表现呆板、迟钝、自卑。

　　试析：1. 对该患者如何进行康复评定？

　　　　　2. 对该患者如何进行社区康复治疗？

项目二　儿童孤独症

【概述】

　　孤独症是一种先天性疾病，原因不明，但是越来越多的证据表明生物学因素（主要是遗传因素）和胎儿宫内环境因素在孤独症的发病中有重要作用。目前认为孤独症是由于外部环境因素（感染、宫内或围生期损伤等）作用于具有孤独症遗传易感性的个体导致的神经系统发育障碍性疾病，其发生与家庭教养缺失、养育者的冷漠、语言环境复杂等都没有明显关系。目前我国孤独症的发病率约为千分之一，已经受到专业人员和全社会的日益关注和重视。

　　康复的主要问题包括：社会交往障碍、言语交流障碍、兴趣狭窄和活动刻板重复。除了以上三大问题外，孤独症儿童还常出现一些其他的非特异性障碍，如害怕、恐惧、感觉过敏或迟钝等感知觉障碍，还可伴有睡眠和进食紊乱、发怒、攻击和自伤等行为，当伴有精神发育迟滞时尤其会出现如此行为。约3/4的患儿伴有明显的精神发育迟滞，部分患儿在一般性智力落后的背景下具有某方面较好的能力。

【社区康复评定】

　　1. 早期筛查评估　　3~4月龄婴儿盯着父母或其他照顾者时，没有表现出高兴的反应，不会逗笑，不认识父母。5月龄不能发出咿咿呀呀的交流声。6月龄不能被逗乐，眼睛很少注视人。7月龄对玩具不感兴趣，别人要抱他时，不伸出手臂。举高时身体僵硬或松弛无力，不喜欢将头靠在成人身上，没有喃喃自语。8~9月龄不能辨认父母的声音。10月龄听力正常，对叫自己名字没反应。10~12月龄对周围环境缺乏兴趣，独处时呈满足状。长时间哭叫，常有刻板行为（摇晃身体、敲打物品等）；拿着玩具不会玩，只是重复某一固定动作；与母亲缺乏目光对视。对其他人不能分辨，对声音刺激缺乏反应（好像耳聋）；不用手指人或物品；没有动作手势语言，不模仿动作；语言发育迟缓（发音单调，或发莫名其妙的声音，不模仿发音，没有有意义的发声）。16 月龄不说任何词汇，对语言反应少，不理睬别人说话。18 月龄不能用手指指物或用眼睛追随他人手指指向，没有显示与给予行为。24 月龄没有自发的双词短语。逐渐出现特别行为，睡觉不稳，甚至通宵不眠；不嚼东西，只吃流食或粥样食物；喜欢看固定不变的东西，有刻板的手部动作（如：旋转、翻动、敲打、抓挠等），反复重复一个动作；肌肉松弛，常摔倒；缺乏目光对视，看人时只是一扫而过即转移别处；没有好奇感，对环境的变化感到不安或害怕；可能出现鹦鹉学舌，对词语理解能力较差，说话前很少配合手势。

2. 评定量表　适合于儿童孤独症的社区评估方法主要有：婴幼儿孤独症筛查量表（CHAT）、孤独症行为评定量表（ABC），见附录三。

【社区康复】

儿童孤独症一般采用综合性社区中康复治疗，康复目标以提高孤独症儿童的交流能力，改善其问题行为，提高其生活自理能力为主，尽最大努力创造机会使其参与社会生活。

（一）行为分析疗法

首先运用行为分析疗法（ABA）确定患儿基本技能，设计特殊的恰当的行为教学内容，实施康复。

行为分析疗法的原理是：所有生物都可以通过有目的的行动来获取他所需要的东西，得到的东西就是对他行为的奖赏，并会强化、巩固他的这个行为；如果没有一定的奖赏物，那种固定的行为也会逐渐消失。应用行为分析法的主要目的是为孤独症谱系障碍的个体提供专门的强化行为干预。

通过行为分析，采取一对一教学，进行一定强度的训练，给予频繁的学习机会，每周 30~40 小时，每次训练 2~3 小时（包括休息），每个项目 5 分钟，结束后休息 1~2 分钟；训练计划需要包括家长在内的治疗组来进行，一个治疗组每周工作合计达 30~40 小时。具体训练包括七个方面：

1. 生活自理能力　训练其日常生活自理能力，包括进食、穿衣、个人卫生、上卫生间、适当做家务以及建立安全意识和行为。

2. 注意能力　主要是要让孩子能安静坐下来，认真做功课，能听从指令，与其他人共同注意同一个目标或内容。

3. 语言交流能力　训练孩子模仿发声，听从指令，提出要求，命名及进行有效交谈。

4. 模仿能力　练习模仿动作、发声模仿以及进行各种其他的复杂模仿。

5. 运动能力　包括大运动、精细动作及口肌训练。

6. 游戏能力　训练孩子能够做社交游戏、假想游戏、桌面游戏、互动游戏、团体游戏，练习音乐和歌唱等。

7.学习能力　训练孩子能够分类、排序、配对，认识数字和字母，知道数量，进行数学训练以及阅读训练。

（二）感觉统合训练

感觉统合训练是由美国的爱尔丝创立，目前主要运用于儿童多动症和儿童学习障碍的治疗，也广泛运用于儿童孤独症的治疗。该疗法已经形成了一套特殊的器材：滑板、滑板滑梯、布袋、平衡台、摆荡平衡木、独脚椅、蹦蹦床、脚步器、各种球类、吊缆插棍、旋转吊缆等，用于对感觉统合失调的儿童进行临床治疗和行为矫治。感觉统合训练可以改善孤独症患儿感觉方面的异常和感觉统合的失调，提高患儿对周围环境的兴趣，增强注意力，并促进患儿言语、社会交往能力的发展。适用于4~12岁的孤独症儿童，每次1小时，每个星期2~3次。

（三）心理康复

1.心理因素造成的刻板行为的纠正　应尽量帮助患儿找到感兴趣的事物、活动或玩具来吸引儿童的注意力，以免其觉得太无聊，无所事事。另外，重复地动作加以意义化，也是改善刻板化行为的方法之一。例如：如果孩子喜欢转东西，可以教他玩陀螺；如果孩子喜欢摇晃身体，可以放音乐，让他用不同的方式随着音乐摇摆身体。

2.强化心理承受能力　因为欠缺忍受挫折的心理承受能力，患儿容易生气、发怒，对此可以利用一些自我教导的策略，加强心理承受能力的建设培养。例如：教患儿发现自己生气的时候，要告诉自己："我不生气，因为我是乖宝宝；我不生气，我要深呼吸，因为我是好孩子。"

3.改变固定心理　患儿对于固定的事情改变非常敏感，要在不知不觉中改变其固定心理，或是设计多种活动，设法转移其注意力，纠正其心理状态。

（四）药物治疗

1.中枢兴奋药物　常用药：哌醋甲酯，适用于合并注意缺陷和多动症状者。

2.抗精神病药物　常用药：①利培酮；②氟哌啶醇；③阿立哌唑、奎硫平、奥氮平等。应小剂量、短期使用，在使用过程中要注意药物副作用，特别是锥体外系副作用。

3.抗抑郁药物　选择性5-HT再摄取抑制剂舍曲林（SSRIs），对孤独症患儿的行为和情绪问题有效。可试用于6岁以上患儿。

（五）教育康复与社会康复

对于孤独症儿童，治疗师、家人应协同社会人士给予其更多关爱。综合协调利用职业的、社会的、医学的、教育的以及其他一切可能利用的措施，特殊教育与普通教育相结合，使孤独症儿童的功能康复达到最大限度，成年后尽可能参与健康人群的活动，正常进行社会生活。

📖【案例分析】

某男孩，独子，4岁，顺产，体重正常。母亲孕期无疾病和用药史。父母亲均为公司职员，学历专科以上，健康状况良好，无遗传疾病史。家庭经济水平中等偏上。该儿童现上幼儿园小班，过敏性体质，患有气喘性气管炎。1岁3个月能发出声音，叫"baba""mama"，身体动作发展良好。两岁以后声音逐渐消失，不喜言语、表现异常。经上海儿童医院听觉诱发电位测试和头颅磁共振平扫检查，均未发现异常，智力测试结果为弱智。儿童孤独症家长评定量表结果表明无明显孤独症表现，孤独症行为评定量表得分较高。

试析：1.通过对儿童行为观察和与其家人的谈话，结合DSM-IV诊断标准，分析该患儿存在何种障碍？

2.如何对患儿进行心理康复和语言能力训练？

项目三　精神分裂症

【概述】

精神分裂症是由一组幻觉、妄想、易激惹、抑郁及焦虑、认知缺陷等症状所组成的临床综合征，它是多因素的疾病。尽管目前对其病因的认识尚不很明确，但个体心理的易感素质和外部社会环境的不良因素对疾病的发生发展的作用已被大家所共识。无论是易感素质还是外部不良因素都可能通过内在生物学因素共同作用而导致疾病的发生，不同患者其发病的因素可能以某一方面较为重要。

精神分裂症的康复问题有：

1.感知觉障碍　包括幻听、幻视、幻嗅、幻味及幻触等，而幻听最为常见。

2.思维障碍　妄想是最常见、最重要的思维内容障碍。

3.情感障碍　情感淡漠及情感反应不协调是精神分裂症患者最常见的情感症状。

4.意志和行为障碍　多数患者的意志减退甚至缺乏，表现为活动减少、离群独处，行为被动，缺乏应有的积极性和主动性，对工作和学习兴趣减退。

5.认知功能障碍　如信息处理和选择性注意、工作记忆、短时记忆和学习、执行功能等认知缺陷。

【社区康复评定】

精神分裂症的评估量表种类很多，目前较常用的有精神分裂症自测量表和简明精神病

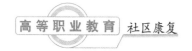

量表（BPRS）。

【社区康复】

（一）心理康复

心理康复主要进行支持性心理治疗。其重点是帮助患者树立信心，改善其心理处境等，并应贯穿整个康复过程。由于慢性患者大部分呈现主动性差、意志要求缺乏及生活能力减退，目前较多采用行为疗法中的标记奖惩法或称"代币强化法"，以达到激励和条件性强化，矫正适应不良性行为。

（二）技能康复

绝大多数精神疾病没有明显智力障碍，但由于社交、学习技能下降，可以导致智力活动下降。多数学者采用了社会技能训练措施，包括训练、行为塑造、角色装扮、技能强化和矫正反馈等几个阶段。其中"角色装扮"起到比较关键的媒介作用。其作用一方面，在于评价患者以往的社会技能；另一方面，在于训练目标行为。在社会技能的训练中，也应对患者的社会能力加以重视。在工作人员的参与下，让患者扮演各种不同的社会角色。由易到难，然后和患者一起来评价患者扮演中的成功与不足之处，鼓励患者投入到角色之中，最后潜移默化到现实之中。

（三）药物治疗

抗精神病药物治疗是治疗精神分裂症疗效肯定的首选药物。根据具体病例选用疗效好而副作用低的适当药物。常用者有氯丙嗪、奋乃静、甲硫哒嗪、氟哌啶醇等。

（四）中医治疗

精神分裂症属于中医癫证或狂证的范畴。中医治疗大致以涤痰清热、疏肝健脾和补肾养神药物为主。有部分患者无法进行问诊，可询问家属结合舌脉进行辨证。在难以辨证时，试以调理脾胃气机，祛除伏痰进行治疗。

（五）职业康复与社会康复

职业康复是精神残疾康复的一个重要内容和目标，也是一项艰巨而又必须尽力完成的任务。职业能力与社会康复主要是医务工作者、家人及社会人士共同协作帮助患者看待事物能有正确的认知；根据社区的条件，尽可能地创造一些工作治疗设施，如手工艺品制造、园艺劳动及饲养小动物等培养其心性；并尽可能由职业治疗师对患者进行指导和帮助。通过职业能力训练，提高患者的职业功能和与其他人的社交能力，调整患者心态，为重新就业做好准备。

📖【案例分析】

　　患者，女，18岁，因疑人议论，言行紊乱2年入院，诊断为"精神分裂症（偏执型）"，BPRS总分77分，PANSS总分124分。

　　试析：对该患者除抗精神病药物治疗外，还应进行哪些康复治疗？

复习思考

一、选择题

1. 对精神分裂症的诊断有特殊意义的妄想为（　　　）

　　A. 疑病妄想　　　　　　　　　　B. 被害妄想

　　C. 原发性妄想　　　　　　　　　D. 罪恶妄想

　　E. 嫉妒妄想

2. 治疗抑郁症时首要注意的问题是（　　　）

　　A. 拒食导致营养不良　　　　　　B. 少活动而引起合并感染

　　C. 自责且有自伤观念　　　　　　D. 症状波动，昼重夜轻

　　E. 因身体不适而产生疑病

3. 精神分裂症患者有何种情况提示预后较好（　　　）

　　A. 情感色彩丰富　　　　　　　　B. 发病无明显诱因

　　C. 性格内向　　　　　　　　　　D. 慢性起病

　　E. 多次发作

4. 精神分裂症临床症状特有（　　　）

　　A. 思维奔逸　　　　　　　　　　B. 思维不自主

　　C. 情绪低落　　　　　　　　　　D. 自得其乐

　　E. 情感焦虑

5. 缺乏交会性注意是孤独症儿童的一大行为特征，这是指（　　　）

　　A. 孤独症儿童无法在交流的时候对交流对象集中注意力

　　B. 孤独症儿童不具有较长时间的有意注意

　　C. 孤独症儿童无法与他人一起将注意力汇聚在同一注意对象上

　　D. 孤独症儿童在日常会话中无法集中注意力

　　E. 孤独症儿童无法正常感知他人语义

二、问答题

1. 抑郁症康复问题有哪些？

2. 抑郁症的社区康复措施有哪些？

3. 试述行为分析法在儿童孤独症康复中的应用。

4. 对精神分裂症患者如何进行社会技能训练？

扫一扫，知答案

扫一扫，看课件

模块七
其他常见病证的社区康复

【学习目标】

1. 掌握慢性疲劳综合征、失眠、肥胖症的社区康复。

2. 熟悉慢性疲劳综合征、失眠、肥胖症的康复评定方法。

3. 了解慢性疲劳综合征、失眠、肥胖症的相关概念和临床症状。了解便秘的社区康复。

项目一　慢性疲劳综合征

【概述】

慢性疲劳综合征（CFS），是以长期严重的疲劳感（至少半年以上）为突出临床表现，并伴有失眠、记忆力下降、骨骼肌疼痛及焦虑、抑郁等多种精神神经症状，但无其他器质性及精神性疾病为特征的一组复杂的功能紊乱证候。又称为"慢性疲劳免疫功能障碍综合征"（CFIDS），是亚健康状态的一种特殊表现。慢性疲劳综合征的临床表现为区别于精神疾病的精神心理异常及躯体各系统功能抑制或衰退的多种不适。临床症状常表现为三三两两，轻重不一。精神神经及心理方面的异常表现通常要比躯体方面的症状提早出现。如精神不振或精神紧张，头晕、失眠、心慌、多梦、夜惊，有的嗜睡、萎靡、懒散、思绪混乱，注意力不集中，反应迟钝，记忆力下降。心理上多数表现为心情抑郁，焦虑不安或急躁、易怒，情绪不稳等。躯体方面的症状有：体型消瘦，少数表现为体态肥胖。容颜早衰，面色无华，面部皱纹或色素沉着，皮肤粗糙、脱屑，指（趾）甲不荣，毛发脱落，眼痛，视物模糊，对光敏感，耳鸣，听力下降。全身疲惫，四肢乏力，周身不适，活动迟缓。有时可能出现类似感冒的症状，肌痛、关节痛等。食欲减退、偏食、腹胀、大便不调。还有泌尿生殖方面的不适如尿频、尿急、男子遗精、阳痿、早泄、性欲减退；女子月经紊乱、性冷淡等。上述各证，如果持续时间较长，累积数月或数年，则表现得尤为明显，患者有重病缠身之感，且会引发担忧和恐惧。

慢性疲劳综合征的病因目前尚不十分明确。专家们初步研究认为病毒感染、睡眠紊乱、心理社会应激因素、免疫功能异常、神经内分泌系统功能异常、家庭与遗传、过敏因素、化学物质接触、身体总体状况等均可能参与 CFS 病人的发病。大多数人的观点集中在持续的病毒感染、心理社会应激因素或两者的结合，其研究仍在深入之中。由于有些 CFS 病人会突然出现临床症状，有流行性趋势，常伴有发热、咽痛、淋巴结肿痛等流感样症状等，很多研究者认为 CFS 与病毒感染有关，将其称为"病毒感染后疲劳综合征"。快节奏的生活状态、高效繁重的工作，使人们长期处于紧张状态，心理承受能力低下，生活不规律，过度疲劳，睡眠不足等是引起 CFS 发病的社会心理因素。故而发病后常伴有精神抑郁、烦躁、易激惹、记忆力减退等神经精神症状。

慢性疲劳综合征的康复问题主要为心理方面、神经系统、身体外观、运动系统、消化系统、泌尿生殖系统、感官系统等方面所表现的多种症状。以慢性疲劳，不适，功能低下、衰退，无器质性和精神性疾病为主要特征。

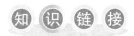

慢性疲劳综合征的病因

1.病毒感染　有研究人员发现，一些 CFS 患者的肌肉中发现了病毒，而这会导致肌肉功能异常。因此认为 CFS 与病毒感染有关，但临床治疗时用抗病毒药物也没有效果，又不能完全排除病毒感染在 CFS 发生中的作用。故仍需进一步研究证实。

2.心理、社会应激因素　有研究表明，CFS 发病的危险性明显与应激源的数目相关，3 个或是 3 个以上的应激源尤其容易导致 CFS 的发生。日常生活中感受到的外界刺激因素的数量大（超载）和质量低是 CFS 发生的危险因素。

3.免疫系统异常　有研究表明免疫系统的紊乱是 CFS 患者的一个突出表现。

4.神经内分泌系统异常　Wesseley 提出疲劳可能是中枢性的，而非外周性的，此病可能与神经内分泌系统有关。Conti 发现 CFS 患者外周血单核细胞中 β－内啡肽的浓度明显低于健康对照者，推测 CFS 的典型疲劳和虚弱与中枢神经系统低水平的 β－内啡肽含量有关。

5."CHRMI"抗体的特殊蛋白质出现　CFS 患者人体血液中一种特殊蛋白质（"CHRMI"抗体的特殊蛋白质）阻碍大脑和心脏等神经信息的传递，可能是导致慢性疲劳综合征的原因。该种蛋白在健康人的血液中没有发现。CFS患者中感到肌肉无力者此种蛋白质多1.5倍。

6. 家庭及遗传因素　持续性疲劳的发生具有家庭性：感染有在家庭发生的趋势；基因因素可能导致易感性；态度、信念及文化方面可在家庭中"传导"（如异常疾病行为）。说明遗传、环境均为CFS的危险因素。

7. 其他因素　过敏因素、化学物质接触、睡眠因素、身体的总体状况都可能参与CFS病人的发病。

【社区康复评定】

1. 利用临床及实验室检查排除医学上能解释的慢性疲劳　通过全面而详细的病史资料采集、精神状态检查、实验室常规检查，排除其他功能性疾病和器质性疾病。

2. 诊断标准评定　1988年美国疾病控制中心（CDC）正式命名了此病，并拟定了相应的诊断标准。1994年CDC对此标准进行了完善，现在已被国际医学界所公认。该标准从以下几个方面进行诊断和评定：

（1）临床评定的不能解释的持续或反复发作的慢性疲劳，该疲劳是新得的或有明确的开始（没有生命期长）；不是持续用力的结果；经休息后不能明显缓解；导致工作、教育、社会或个人活动水平较前有明显的下降。

（2）下述的症状中同时出现4项或4项以上，且这些症状已经持续存在或反复发作6个月或更长的时间，但不应该早于疲劳：①短期记忆力或集中注意力的能力明显下降。②咽痛。③颈部或者腋下淋巴结肿大、触痛。④肌肉痛。⑤没有红肿的多关节疼痛。⑥类型新、程度重的疼痛。⑦不能解乏的睡眠。⑧运动后的疲劳持续超过24小时。

3. 对患者现在的神经精神状况、疲劳水平和整体功能进行评定　可为进一步的治疗奠定基础。这部分可通过疲劳评定量表（FAI）、焦虑自评量表（SAS）、汉密尔顿抑郁量表（HAMD）–17项版本、匹兹堡睡眠质量指数（PSQI）、健康状况调查问卷（SF-36）、多维疲劳问卷（MFI-20）、主观疲劳量表（CR-10）、视觉评估量表等来进行评估。

【社区康复】

（一）功能康复

1. 药物康复疗法　药物治疗主要是针对临床症状而采取抗御或缓解疲劳的药物进行治疗。临床应用抗病毒药、免疫增强剂、免疫抑制剂、抗抑郁药、催眠剂、镇痛剂、血压调节剂、氢化可的松等药物对症治疗。

2. 营养疗法　平衡营养，补充维生素（维生素A、维生素C、维生素E、维生素B_{12}、辅酶 Q$_{10}$，尤其是 B 族维生素）；补充矿物质（钙、锌、镁、铁等）；补充必需脂肪酸等。

3. 运动康复疗法 研究表明，大多数 CFS 病例中，休息并不能缓解症状，而安全范围内的逐级锻炼法对 CFS 患者会产生积极的生理及心理影响，如改善患者的肌肉无力，提高运动耐力，改善生理症状，增强应对应激的能力，缓解心理紧张，增加控制疾病和虚弱性症状的能力。安全范围内的逐级锻炼法目前被认为是针对 CFS 患者较有效的治疗手段。例如强身健体的体操运动、太极拳、八段锦等，可改善神经系统功能，增强肢体运动能力，使疲劳的肌肉得以恢复。

4. 中医康复疗法 传统医学古代文献中没有"慢性疲劳综合征"的病名，但古医籍中却有大量以疲劳为主的病症的描述。就其症状特点来看，主要涉及"郁证""痹证""痛证""脾胃内伤病""百合病""脏躁""虚劳"及"虚损"等。精神刺激、心理压力过大、过度劳累、饮食与生活不规律等因素可导致肝、脾、肾三脏功能受损，进而影响五脏气化功能，而五脏功能受损又会相互累及，出现一系列脏腑功能低下的疲劳状态。因为临床辨证的不同，治疗方法也不尽相同。

（1）中药治疗及药膳调养

1）肝郁气滞证：①治法：疏肝、理气、解郁。②方药：逍遥散加减。可以配合药膳川芎糖茶饮、白梅花茶、佛手郁金粥食用。

2）心脾两虚证：①治法：健脾益气，养心安神。②方药：归脾汤加减。可以配合药膳蘑菇鹌鹑肉片、黄芪猪心、薏苡仁大枣粥食用。

3）心虚胆怯证：①治法：镇惊、安神、定志。②方药：琥珀养心丹加减。可以配合药膳柏子仁粥食用。

4）肝肾两虚证：①治法：滋补肝肾。②方药：知柏地黄丸、左归丸加减。可以配合药膳杞菊地黄粥、鸭肉包子、天门冬黄精乌龟汤食用。

5）痰扰心神证：①治法：化痰散结，行气解郁。②方药：黄连温胆汤加减。可以配合药膳合欢陈皮饮或陈皮代茶饮。

（2）针灸康复疗法

1）毫针：①主穴：百会、印堂、神门、太溪、太冲、三阴交、足三里。②配穴：肝血不足加肝俞、肾俞、曲泉；脾气不足加脾俞、胃俞；肾精不足加肾俞、关元、复溜；失眠、多梦易醒者加安眠、内关；心悸、焦虑者加内关、心俞；头晕、注意力不集中者加四神聪、悬钟。毫针刺，用补法，每次 20~30 分钟，每周治疗 2~3 次。

2）耳针：取心、肾、肝、脾、脑、皮质下、神门、交感。每次选 3~5 穴，用王不留行籽贴压。两耳交替，2~3 更换 1 次。

3）电针：在针刺的基础上接通电针治疗仪，用疏密波弱刺激 20~30 分钟。每日 1 次，10 次为 1 疗程。

4）皮肤针：轻叩督脉、夹脊和背俞穴。每次 15~20 分钟。每日 1 次。

5）拔罐：走罐或闪罐，选足太阳膀胱经背部第 1、2 侧线，以背部潮红为度。

（3）推拿康复疗法　辨证选穴、选经进行推拿按摩，进行康复调理。例如疏通膀胱经：患者取俯卧位，医者站于一侧，沿患者腰背部两侧膀胱经用掌根揉法由上而下往返操作 5~6 遍，然后用㨰法由上而下沿膀胱经治疗 5~6 遍，弹拨腰背部两侧膀胱经，往返操作 2~3 遍，使肌肉的痉挛明显减轻为度。按揉脾俞、肝俞、胃俞、肾俞、膈俞，每穴 3~5 分钟，以局部产生明显的温热感为度。自上而下直擦腰背部两侧膀胱经 2 分钟，横擦腰骶部 2 分钟，均以透热为度。最后用虚掌拍击腰背部 3~5 分钟，以皮肤微红为度。

5. 娱乐疗法

（1）音乐疗法　将音乐具有的生理、心理和社会效应有目的、有计划地应用到社区康复之中，对疲倦、烦乱、紧张、失眠、易激动症状的改善十分明显。运用音乐康复疗法时，应分析音乐对五脏的影响，结合现代乐理知识，辨证用乐、对症选曲，例如振奋精神类：金蛇狂舞等；镇静安神类：渔舟唱晚等；催眠入睡类：摇篮曲等。恰当的音乐能够改善身体状态，调节心理情绪，使机体处于阴平阳秘的状态。

（2）放风筝　放风筝时呼吸新鲜空气，头脑清醒，活动周身，调节眼部肌肉和神经，对颈椎也有保健的作用。

（3）垂钓　垂钓时全神贯注，使人入静，静以养神。环境多位于户外，空气新鲜，沐浴阳光，促进新陈代谢。

（4）书法　书法是心灵的艺术，讲究意念驱动形体，跃然纸上。落笔之时，全神贯注、恬淡少欲、心神内定，可有效地减少心理对生理的控制。书法既练静，又练动，静中有动，动中有静。

（5）旅游　通过旅游可以饱览河山，心胸开阔，锻炼身体，气血流通，利关节而养筋骨，畅神志而益五脏。

（二）心理康复

慢性疲劳综合征患者常表现为精神不振、萎靡、懒散、思绪混乱、反应迟钝、心情抑郁、焦虑不安或急躁、易怒、情绪不稳等精神神经及心理异常，因此对其进行心理康复尤为重要。应对患者进行心理评估和测量，制定计划和策略，运用心理康复技术指导帮助患者恢复和改善心理功能，缓解神经精神紧张或疲劳。应在心理康复师指导下，社区、家庭、社会环境等各层面共同努力，运用支持疗法、行为疗法、认知疗法、认知行为疗法、家庭疗法等，解除患者的心理障碍。

（三）职业康复与社会康复

慢性疲劳综合征对人体生理、心理产生极大的危害，导致职业能力严重下降。患者疲惫、乏力，体力、体能下降，难以从事或完成某些消耗体力较大及动作细腻、精巧的工作；另外患者常处于"脑疲劳"状态，记忆力下降，注意力不集中，反应迟钝，工作时深感力不从心，缺乏信心，工作效率降低，更无法完成创新性工作，并深感自责，甚至逐渐走向孤独。对患者进行职业能力的测量和评估、职业咨询、心理辅导，对其职业能力的康复都是必要的。同时，应在社会工作者的帮助下，利用社区和政府资源，采取各种有效措施为患者创造适合其生存、工作、发展和实现自身价值的和谐的社会和家庭环境，鼓励患者积极自信地参与各项社会活动，尽早重振精神，融入社会。

项目二 失 眠

【概述】

失眠指患者对睡眠时间和（或）质量不满足并影响日间社会功能的一种主观体验。目前，世界人群失眠的患病率在 6%~20%。在北京的一次随机抽样调查中，发现普通成年人群中失眠的患病率大约在 9.2%，说明在中国失眠也是一个普遍的问题。失眠发生后，患者会出现一系列躯体功能紊乱和不良心理。由于入睡困难、睡眠质量下降和睡眠时间减少，失眠者表现为日间认知功能障碍即白天困倦，记忆功能、注意功能、计划功能下降从而导致工作能力下降，在停止工作时容易出现日间嗜睡现象。大脑边缘系统及其周围植物神经功能紊乱。心血管系统表现为胸闷、心悸、血压不稳定，周围血管收缩扩展障碍。消化系统表现为便秘或腹泻、胃部闷胀。运动系统表现为颈肩部肌肉紧张、头痛和腰痛。情绪控制能力减低，容易生气或者不开心。男性容易出现阳痿，女性常出现性功能减低等表现。还容易出现短期内体重减低，免疫功能减低和内分泌功能紊乱。

失眠根据病程分为三种：急性失眠，病程≤1个月；亚急性失眠，病程≥1个月，＜6个月；慢性失眠，病程≥6个月。按病因可划分为原发性和继发性两类。原发性失眠是指通常缺少明确病因，或在排除可能引起失眠的病因后仍遗留失眠症状，主要包括心理生理性失眠、特发性失眠和主观性失眠3种类型。原发性失眠的诊断缺乏特异性指标，主要是一种排除性诊断。当可能引起失眠的病因被排除或治愈以后，仍遗留失眠症状时即可考虑为原发性失眠。继发性失眠病因明确，包括由于躯体疾病、精神障碍、药物滥用等引起的失眠，以及与睡眠呼吸紊乱、睡眠运动障碍等相关的失眠。根据严重程度，失眠又分为：轻度失眠，偶尔发生，对生活质量影响比较小；中度失眠，每晚发生，中度影响生活质量，伴有一定的症状（易激惹、焦虑、疲乏等）；重度失眠，每晚发生，严重影响生活质量，临床症状突出（易激惹、焦虑、疲乏等）。

失眠康复的主要问题是睡眠时间、睡眠质量及日间功能障碍。

【社区康复评定】

康复师需仔细询问病史，包括具体的睡眠情况、用药史以及可能存在的物质依赖情况，进行体格检查和精神心理状态评估。睡眠状况资料获取的具体内容包括失眠表现形式、作息规律、与睡眠相关的症状以及失眠对日间功能的影响等。

1. 按睡眠的症状标准评定　中国成年人失眠的诊断标准分 4 项：

（1）失眠表现　入睡困难，入睡时间超过 30 分钟。

（2）睡眠质量　睡眠质量下降，睡眠维持障碍，整夜觉醒次数 ≥ 2 次，早醒，睡眠质量下降。

（3）总睡眠时间　总睡眠时间减少，通常少于 6 小时。

（4）日间功能障碍　睡眠相关的日间功能损害包括：①疲劳或全身不适；②注意力、注意维持能力或记忆力减退；③学习、工作和（或）社交能力下降；④情绪波动或易激惹；⑤日间思睡；⑥兴趣、精力减退；⑦工作或驾驶过程中错误倾向增加；⑧紧张、头痛、头晕或与睡眠缺失有关的其他躯体症状；⑨对睡眠过度关注。

2. 病史系统回顾　使用《康奈尔健康指数》进行半定量的病史及现状回顾，获得相关躯体和情绪方面的基本数据支持证据。

3. 睡眠质量评估　可通过失眠严重指数（ISI）、匹茨堡睡眠指数（PSQI）、疲劳严重程度量表（FSS）、生活质量问卷、睡眠信念和态度问卷、Epworth 思睡量表等进行评估。

4. 情绪测评　可通过 Beck 抑郁量表、状态与特质焦虑问卷进行评估。

5. 认知功能评估　注意功能评估可通过整合视听连续执行测试（IVA-CPT），记忆功能可使用韦氏记忆量表（WMS）进行评估。

6. 客观评估　失眠患者对睡眠状况的自我评估更容易出现偏差，必要时需采取客观评估手段进行甄别。

（1）睡眠监测　通过多导睡眠图（PSG）、体动记录仪、指脉血氧进行监测。

（2）边缘系统稳定性检查　可通过事件相关诱发电位（ERP）、神经功能影像学进行检查。

（3）病因学排除检查　因为睡眠疾病的发生常常和内分泌功能、肿瘤、糖尿病和心血管病相关，所以建议进行甲状腺功能检查、性激素水平检查、肿瘤标记物检查、血糖检查、动态心电图、夜间心率变异性分析等，部分患者需要进行头部影像学检查。

【社区康复】

（一）功能康复

功能康复主要包括对睡眠时间、睡眠质量、日间功能障碍进行纠正和康复。

1.药物康复疗法

抗组胺药物、褪黑素以及缬草提取物虽然具有催眠作用，但是现有的临床研究证据有限，不宜作为失眠常规用药。一般治疗失眠的药物有：非苯二氮䓬类药物如艾司佐匹克隆、唑吡坦、唑吡坦控释剂、佐匹克隆等。苯二氮䓬类药物如艾司唑仑、氟西泮、夸西泮、替马西泮、三唑仑、阿普唑仑、氯氮䓬、地西泮、劳拉西泮、咪哒唑仑等，由于这类药物有依赖的可能性，一般不主张长期服用。目前临床上雷美尔通、特斯美尔通、阿戈美拉汀和各种抗抑郁药物作为治疗失眠的首选药。

2.运动康复疗法

运动疗法应用于治疗失眠主要包括中高强度的有氧运动与中等强度的抗阻力运动，世界卫生组织（WHO）提出成人至少每周5次，每次至少30分钟中等强度有氧运动（通常是步行），已经被广泛运用于运动疗法当中。

3.中医康复疗法

（1）中药治疗及药膳调养　中医认为失眠病机为阳盛阴衰，阴阳失交，阳不入阴，以致心神失养或心神不宁。治疗上补虚泻实，调整阴阳为原则。

1）肝火扰心证：①治法：清肝泻火、镇心安神。②方药：龙胆泻肝汤加味。可以配合药膳栀子香附粥、柴胡决明子药粥食用。

2）痰热扰心证：①治法：清热化痰、和中安神。②方药：黄连温胆汤加味。可以配合药膳莲子百合汤、竹沥粥食用。

3）心火炽盛证：①治法：清心养血、镇惊安神。②方药：朱砂安神丸加味。可以配合药膳莲子甘草茶、地芩竹叶饮饮用。

4）心肾不交证：①治法：滋阴降火、清心安神。②方药：六味地黄丸合交泰丸加味。可以配合药膳枸杞粥、百合粥、莲子银耳羹食用。

5）心脾两虚证：①治法：补益心脾、养心安神。②方药：归脾汤加味。可以配合药膳枣仁白术粥、瘦肉莲子汤食用。

6）心胆气虚证：①治法：益气镇惊、安神定志。②方药：安神定志丸合酸枣仁汤加减。可以配合药膳龙牡柏子仁粥、酸枣仁粥食用。

（2）针灸治疗

1）毫针：①主穴：神门、心俞、三阴交、安眠穴。②配穴：心脾两虚加膈俞、脾俞、足三里；肝郁化火加肝俞、太冲、行间；痰热内扰加丰隆、内庭、中脘；阴虚火旺加肾俞、太溪、大陵；心虚胆怯加胆俞、大陵、丘墟；眩晕加风池；耳鸣加听宫、翳风；呕恶加内关；多梦加魄户；遗精加志室；健忘加志室、百会。

2）皮肤针：取头、背、腰部督脉及足太阳膀胱经第一侧循行线、头部颞区、四神聪，用皮肤针轻轻叩刺，至局部皮肤潮红或微微渗血为度，每日1次。

3）耳针：取皮质下、交感、心、脾、神门、脑、肾。每次选 3~4 穴，轻刺激，留针 30 分钟，每日 1 次，10 次为 1 疗程，亦可用埋针法或压丸法，每晚睡前自行按压 1~2 分钟，5~7 日更换 1 次，5 次为 1 疗程。

4）穴位注射：取心俞、肝俞、脾俞、肾俞、足三里、三阴交、神门等。每次选 3~4 穴，用维生素 B_1 和维生素 B_{12} 混合液，每穴注入 0.5~1mL，每日或隔日 1 次，10 次为 1 疗程。

5）灸法：取百会、印堂、神门、三阴交为主穴，并根据辨证结果选用辅助穴。每次选取 3~4 个穴位，于临睡前 30~60 分钟用艾条温和灸，每日 1 次，每穴施灸 5~15 分钟。

（3）推拿按摩

1）头面及颈肩部操作：患者取坐位或仰卧位。医者在眼眶周围按"∞"形施用一指禅推法，反复施术 3~5 遍；按揉印堂、神庭、太阳、睛明、攒竹、鱼腰、角孙、百会、风池、安眠等穴，每穴 1 分钟；分抹前额 3~5 遍；从前额发际处至风池穴处做五指拿法，反复 3~5 遍；指尖击前额部至头顶，反复 3~6 遍。

2）腹部操作：患者仰卧位。医者指揉建里、天枢、气海、关元，每穴 1 分钟；捏拿腹部 3~6 遍；分推腹部 3~6 遍；摩腹 3~6 分钟。

3）腰背部操作：患者俯卧位。医者用滚法在患者腰背部膀胱经及督脉操作 3~6 分钟，重点是心俞、肝俞、脾俞、胃俞、肾俞、命门穴；自下而上捏脊 3~6 遍。自上而下掌推擦膀胱经及督脉，透热为度。

4）辨证加减：①心脾两虚：指揉神门、天枢、足三里、三阴交穴，每穴 1~2 分钟。②阴虚火旺：推桥弓，左右各 20 次；擦两侧涌泉穴，以透热为度。③肝郁化火：指揉肝俞、胆俞、期门、章门、太冲穴，每穴 1~2 分钟。④痰热内扰：按揉神门、内关、丰隆、足三里、脾俞、胃俞。

4. 物理康复疗法

物理治疗是一种辅助治疗方法，常用的有光照疗法、生物反馈治疗、电疗法，重复经颅磁刺激疗法等。重复经颅磁刺激是目前一种新型的失眠治疗非药物方案，是一种在人头颅特定部位给予重复磁刺激的新技术。重复经颅磁刺激能影响刺激局部和功能相关的远隔皮层功能，实现皮层功能区域性重建，且对脑内神经递质及其传递、不同脑区内多种受体包括 5- 羟色胺等受体及调节神经元兴奋性的基因表达有明显影响。

5. 音乐疗法

音乐疗法以心理治疗的理论和方法为基础，应用音乐特有的生理、心理效应，使失眠患者在音乐的影响下，消除紧张、焦虑、不安的不良情绪，改善睡眠，解除日间功能障碍。温馨、舒缓的音乐能缓解患者交感神经的兴奋性，避免过度紧张，平静情绪，减轻各种噪音对患者的不良刺激。催眠音乐宜选用和声简单、音乐和谐、旋律变化跳跃较小、缓慢轻悠的乐曲，以二胡和箫的音色较好，中心频率在 125~250Hz 左右容易催人入睡。常用于调整睡眠的音乐有《春江花月夜》《二泉映月》《摇篮曲》等。

五行音乐疗法可以用来调节睡眠。中国传统医学的五行音乐是以阴阳五行理论为指导，根据不同的乐音、配器和适当的节奏，组成不同调式的音乐，包括宫调式（土乐）、商调式（金乐）、角调式（木乐）、徵调式（火乐）、羽调式（水乐）。五行音乐疗法是在中医理论指导下，遵循五行生克制化的规律，辨证用乐，保健疗疾。木乐代表乐曲有《草木青青》《绿叶迎风》《梅花三弄》等；火乐代表乐曲有《汉宫秋月》《百鸟朝凤》《喜相逢》等；土乐代表乐曲有《秋湖月夜》《鸟投林》《闲居吟》《马兰开花》等；金乐代表乐曲有《阳关三叠》《广陵散》《江河水》等；水乐代表音乐曲有《昭君怨》《塞上曲》《渔樵唱晚》等。

运用音乐疗法时，首先要辨证选乐，设计音乐配方，运用患者被动聆听、患者主动参与演唱演奏及音乐与声色光电结合的综合疗法等进行康复调节，提升效果。

（二）心理康复

心理行为治疗的本质是改变患者的信念系统，发挥其自我效能，进而改善失眠症状。心理行为治疗对于成人原发性失眠和继发性失眠具有良好效果，通常包括睡眠卫生教育、松弛疗法、刺激控制疗法、睡眠限制疗法、认知治疗等。

1. 睡眠卫生教育　　睡眠卫生教育主要是帮助失眠患者认识不良睡眠习惯在失眠的发生与发展中的重要作用，分析寻找形成不良睡眠习惯的原因，建立良好的睡眠习惯。睡眠卫生教育的内容包括：①睡前数小时（一般下午 4 点以后）避免使用兴奋性物质（咖啡、浓茶或吸烟等）；②睡前不要饮酒，酒精可干扰睡眠；③规律的体育锻炼，但睡前应避免剧烈运动；④睡前不要大吃大喝或进食不易消化的食物；⑤睡前至少 1 小时内不做容易引起兴奋的脑力劳动或观看容易引起兴奋的书籍和影视节目；⑥卧室环境应安静、舒适，光线及温度适宜；⑦保持规律的作息时间；⑧卧床后不宜在床上阅读、看电视、进食等。

2. 松弛疗法　　应激、紧张和焦虑是诱发失眠的常见因素。放松治疗可以缓解上述因素带来的不良效应，因此是治疗失眠最常用的非药物疗法，其目的是降低卧床时的警觉性及减少夜间觉醒。减少觉醒和促进夜间睡眠的技巧训练包括渐进性肌肉放松、冥想训练和腹式呼吸训练。腹式呼吸通常会带领患者让呼吸变得更慢、更深，呼吸运动主要由腹部发出而不是胸腔。腹式呼吸不仅可以用来放松，还能更好地帮助入睡，因为人在入睡时的自然呼吸就是腹式呼吸。渐进式肌肉放松主要用来放松骨骼肌的紧张状态。冥想训练主要缓解与睡眠相关的担心和消除侵入性的认知觉醒，从而帮助更好地入睡。患者计划进行松弛训练后应坚持每天练习 2~3 次，环境要求整洁、安静，初期应在专业人员指导下进行。

3. 刺激控制疗法　　刺激控制疗法是一套改善睡眠环境与睡眠倾向（睡意）之间相互

作用的行为干预措施，恢复卧床作为诱导睡眠信号的功能，使患者易于入睡，重建睡眠 –觉醒生物节律。具体内容：①只有在有睡意时才上床；②如果卧床 20 分钟不能入睡，应起床离开卧室，可从事一些简单活动，等有睡意时再返回卧室睡觉；③不要在床上做与睡眠无关的活动，如进食、看电视、听收音机及思考复杂问题等；④不管前晚睡眠时间有多长，保持规律的起床时间；⑤日间避免小睡。

4. 睡眠限制疗法 很多失眠患者企图通过增加卧床时间来增加睡眠的机会，但常常事与愿违，反而使睡眠质量进一步下降。睡眠限制疗法通过缩短卧床清醒时间，增加入睡的驱动能力以提高睡眠效率。睡眠限制疗法具体内容如下：①减少卧床时间以使其和实际睡眠时间相符，并且只有在 1 周的睡眠效率超过 85% 的情况下，才可增加 15~20 分钟的卧床时间；②当睡眠效率低于 80% 时，则减少 15~20 分钟的卧床时间，睡眠效率在80%~85% 之间，则保持卧床时间不变；③避免日间小睡，并且保持起床时间规律。

5. 认知治疗（CBT） 失眠患者常对失眠本身感到恐惧，过分关注失眠的不良后果，常在临近睡眠时感到紧张，担心睡不好，这些负性情绪使睡眠障碍进一步恶化，失眠的加重又反过来影响患者的情绪和心理，两者形成恶性循环。认知治疗的目的就是改变患者对失眠的认知偏差，改变患者对于睡眠问题的非理性信念和态度。认知疗法的基本内容：①保持合理的睡眠期望；②不要把所有的问题都归咎于失眠；③保持自然入睡，避免过度主观的入睡意图（强行要求自己入睡）；④不要过分关注睡眠；⑤不要因为一晚没睡好就产生挫败感；⑥培养对失眠影响的耐受性。认知疗法常与刺激控制疗法和睡眠限制疗法等行为治疗联合使用，组成失眠的认知行为疗法（CBT–I）。CBT–I 通常是认知治疗与行为治疗的综合，同时还可以叠加松弛疗法以及辅以睡眠卫生教育。

（三）职业康复与社会康复

睡眠是一种主动过程，能储存能量，恢复精神和体力，使人得到最好的休息。

长期失眠，除了导致免疫力下降、大脑功能紊乱、记忆力减退、头痛、精神不振、耳鸣、健忘、神经衰弱等日间功能障碍及抑郁、烦闷等不良心理，更多的是出现精神不振，工作效率减低，紧张易怒，与周围人相处不融洽等，严重影响了工作、学习和生活。失眠严重、日间功能障碍严重者不适合从事创造性、精准度高的、危险系数大的职业或工作，需进行职业咨询、就业培训、心理辅导等职业能力的康复，待症状解除后，才可重新投入工作。社会工作者、社区工作者及家庭成员可以组织多种社会活动、娱乐活动等，鼓励带动失眠患者积极参与，达到纠正失眠的效果。通过社区层面的医疗康复、心理康复、职业康复及社会康复指导，患者能早日恢复工作效率，缓解精神紧张，融入社会生活，恢复社会功能，提高生活质量，实现全面康复。

项目三　肥　胖　症

【概述】

肥胖症是一组表现为能量过剩的代谢综合征。通常情况下，成人摄入能量与消耗能量相当，体重保持平稳状态。在一些身心疾病的影响下，摄入能量增多和（或）消耗能量减少，脂肪积聚，体重增加，体内脂肪积聚过多，超过标准体重20%即为肥胖症，俗称"肥胖"。肥胖症包括原发性肥胖和继发性肥胖。原发性肥胖即单纯性肥胖，约占肥胖患者总数的95%，与进食过度、活动减少或行为偏差等生活方式密切相关；继发性肥胖常伴发内分泌或代谢性疾病，应以治疗原发病为目标。这里主要介绍单纯性肥胖的康复问题及康复治疗措施。

随着我国经济发展和人民生活质量的提高，肥胖问题日益引起人们的重视，已经成为社区常见的康复问题。肥胖症多见于40~50岁的中年人，女性多于男性。轻度肥胖无明显的临床症状，中度或重度肥胖会产生循环系统、呼吸系统以及运动系统等多方面的功能障碍，同时伴有血脂、血糖、血压等方面异常。

肥胖症易引起以下康复问题：

1.脊椎和骨关节负重增加，引起腰腿痛、关节疼痛等，运动时易受伤，影响日常生活能力、生活质量、工作及社会交往。

2.人体多个系统及器官的功能紊乱或疾病，如糖尿病、高脂血症、高血压、冠心病、骨关节病以及脑血管疾病等。

3.自卑、焦虑或抑郁等心理障碍，影响生活及工作。

【社区康复评定】

1.一般情况评定　对肥胖者的一般情况评定包括发病年龄、性别、职业、饮食情况及家庭经济情况等。肥胖可发生于任何年龄段，女性多在分娩后和绝经后，男性多在35岁以后多见。单纯性肥胖女性发病率大于男性。脑力劳动者比体力劳动者肥胖发病率高，饮食量大、家庭经济状况好的肥胖发病率高。

2.常用监测指标

（1）标准体重和肥胖度　标准体重（kg）=身高（cm）–100，男性 ×0.9，女性 ×0.85。肥胖度（%）=（实际体重–标准体重）/标准体重 ×100%。

肥胖度在10%以内正常，10%~20%为超重，20%~30%为轻度肥胖，30%~40%为中度肥胖，40%以上为重度肥胖。

（2）体重指数（BMI）（BMI）= 体重（kg）/ 身高^2（m^2）。该指标反映全身性超重和肥胖。我国人 BMI ≥ 24 为超重，BMI ≥ 28 为肥胖。

（3）腰围或腰臀比（WHR）　受试者两脚分开 30~40cm，使体重均匀分布在两脚，测量髂前上棘和第 12 肋下缘连线的中点周长，男性腰围 ≥ 85cm，女性腰围 ≥ 80cm 为腹型肥胖。腰围是衡量腹部脂肪积聚最重要的临床指标。臀围测量围绕臀部骨盆最突出的周长。男性腰臀比大于 0.9，女性腰臀比大于 0.8 即为肥胖，腰臀比反映脂肪分布情况。

【社区康复】

（一）功能康复

1. 饮食疗法　是通过限制能量的摄入，减少体内脂肪的储存，达到减轻体重的一种方法，科学的饮食疗法应保证正常人体的营养需求，合理平衡膳食。应遵循以下原则：摄入优质蛋白质，增加维生素、微量元素及膳食纤维的摄入，减少糖类并限制脂肪摄入。根据患者肥胖程度、年龄及活动情况等，并考虑患者饮食习惯和口味制定科学合理的饮食处方。

常用的饮食疗法有短期禁食疗法、超低能量饮食疗法及低能量饮食疗法等。

（1）短期禁食疗法　短期禁食就是在短期（1~2 周）内，不吃任何含有能量的食物，这种方法在减轻体重的同时会出现严重后遗症，风险大，不宜盲目采用。

（2）低能量饮食疗法　每日摄取的能量因人而异，平均每千克体重 100kJ，适用于体重轻中度肥胖患者，以及通过超低能量饮食疗法减肥后维持体重者。

（3）超低能量饮食疗法　又称"很低能量饮食疗法"或"半饥饿疗法"。患者每日摄取的能量控制在 2500~3400kJ 之间，可以取得较好的减肥效果，不会出现禁食疗法的不良反应，适用于单纯性重度肥胖的患者，可使体重迅速下降。治疗之前必须对患者进行全面的体格检查，患有心脑血管疾病、肝肾疾病、糖尿病、精神异常及妊娠者不宜采用这种方法。

2. 运动康复疗法　是指通过运动消耗体内多余的能量，减少体内脂肪储存而达到减轻体重的一种方法，是治疗及预防肥胖的有效方法。具体方法以耐力性锻炼为主，辅助体操、球类及舞蹈等。耐力性锻炼是指在一定强度下，不少于 30 分钟内进行的重复性运动，可以增强呼吸、心血管功能和改善新陈代谢。近年来被广泛用于肥胖患者，促进健康及预防慢性病。锻炼方式有步行、跑步（原地跑）、游泳、自行车、跳绳及爬楼梯等。

运动疗法前应对心肺功能进行评估，确保安全；要有充分的准备运动和放松运动，避免发生意外或运动损伤；肥胖者合并骨关节炎的，避免关节损伤；要循序渐进，树立信心，持之以恒。

3. 药物康复疗法　饮食及运动治疗无效或效果欠佳时可以考虑采用药物辅助治疗，应在医生指导下服用。

（1）食欲抑制剂　通过影响摄食或饱食中枢，抑制食欲增加饱腹感。常用药物有西布曲明、瘦素等。

（2）影响肠道对脂肪和糖吸收的药物　通过阻止或抑制脂肪、糖的吸收，减少能量的摄入。常用的药物有脂肪酶抑制剂奥利司他及食用纤维等。

（3）增加能量消耗的药物　通过促进组织氧化及产热作用，消耗能量，提高代谢率，减轻体重。常用的药物有麻黄碱、咖啡因及生长激素等。

（4）减肥中药　常用的中药有泽泻、大黄、荷叶、生地黄、山药、决明子、番泻叶等。常用的中成药有精致大黄片、降脂散及减肥降脂片等。

4. 中医康复疗法　在社区或家庭实施针灸、推拿及传统体育运动等中医康复技术进行减重，能有效达到标准体重，解决肥胖问题。

（1）推拿疗法　用波浪式的推拿法从上腹部移到小腹，重复3~4次，然后依次用二指叠按法施于中脘、天枢及关元三穴，每穴3分钟，每按一穴后施波浪推拿法2~4遍，每次20分钟，每天1次。

（2）拔罐法　取中脘、三阴交、天枢、巨阙、大横、腹结，每次3~5穴，留罐15分钟，每日一次，15日为1个疗程。

（3）毫针法　取中脘、气海、天枢、水分、足三里、丰隆等穴位，针刺为主，平补平泻，留针20分钟，每日或隔日1次，15次为一个疗程。

（4）耳针法　取口、食道、脾、胃、耳中、三焦、神门等穴位，每次选用3~5穴，两耳交替应用，将药粒或磁珠贴压穴位上，饭前按压5分钟。

（5）灸法　取脾俞、胃俞、中脘、建里、气海、足三里、三阴交、丰隆等穴位，每次选3~5穴，点燃后施灸，每穴5~9壮，每日一次，15次为一个疗程。

（6）传统体育运动　太极拳、八段锦、五禽戏及易筋经等传统运动疗法有助于改善血液循环，促进新陈代谢，调整和加强全身的营养和吸收，保持标准体重及延年益寿。肥胖患者可根据自己的喜好来选择传统运动，或者由社区组织集体进行传统运动。

（二）心理康复

肥胖症患者存在的心理问题主要包括抑郁、焦虑和自卑。治疗者开始与患者接触时，可以通过分析患者的主诉，了解其心理情况、个人及家庭情况、人际关系等，明确患者心理方面存在的问题，进一步与患者探讨形成心理问题的主要原因，运用心理学知识做出科学合理的解释，制定治疗目标，实施治疗计划，引导患者解决心理问题，逐渐树立自信、乐观的心理。在进行康复技术指导的同时，要密切注意患者的心理活动，加强交流，有针对性地进行康复训练。具体可采用认知疗法、行为疗法、生物反馈疗法等。

（三）职业康复与社会康复

1. 职业康复　职业康复咨询师根据患者的治疗状况，尽早开始评估其所接受过的教育程度、过去工作经历及目前体能，尽早拟定计划，帮助患者确定"喜欢做什么"和"能做什么"，进行职业能力评估，为将来的职业重建作准备。具体可进行职业功能训练、职业能力强化训练、职业前培训等，一般来讲肥胖患者经适当控制体重后，可以胜任大多数工作。

2. 社会康复　通过康复医生、护士、康复治疗师、心理医师、社会工作者等共同努力，从引起肥胖的社会原因入手，解决肥胖问题，可使肥胖患者能更好地利用个人和社会资源，积极参与社会生活，全面康复，提高生活质量。

项目四　便　秘

【概述】

便秘表现为排便次数明显减少，每 2~3 天或更长时间一次，无规律，粪质干硬，常伴有腹胀、腹痛、食欲减退、嗳气反胃等症状。严重者可出现头晕头痛、脘腹胀痛、睡眠不安、心烦易怒等症状。便秘严重影响生活质量，甚至是很多疾病的伴发症状，应积极查明病因，本社区康复所指便秘为功能性便秘。

【社区康复评定】

对便秘者的一般情况评定包括发病年龄、性别、职业及饮食情况等。便秘可影响各个年龄段的人，女性多于男性，老年人多于青壮年。《中国慢性便秘诊治指南》中根据便秘的相关症状轻重及其对生活影响的程度将其分为轻度、中度、重度。轻度指症状较轻，不影响日常生活，通过整体调整、短时间用药即可恢复正常排便。重度指便秘症状重且持续，严重影响工作、生活，需用药物治疗，不能停药或药物治疗无效。中度则介于轻度和重度之间。便秘可影响各个年龄段的人，女性多于男性，老年人多于青壮年。

【社区康复】

（一）功能康复

1. 饮食康复疗法　每天主动喝水 8~10 杯，晨起后喝一杯白开水，可刺激胃肠蠕动，促进排便。忌食辛辣刺激食物，宜多吃富含膳食纤维的食物，如全谷类食物、新鲜蔬菜水果等，可经常服用蜂蜜、牛奶等。

2. 运动康复疗法　早晚散步、慢跑等可促进胃肠道蠕动，早晚各做一次 15 分钟的腹式呼吸，可增加胃肠的活动量及消化功能。

3. 药物康复疗法　可使用可溶性纤维素、开塞露、番泻叶等。

4. 中医康复疗法

（1）针灸疗法　①体针：取背俞穴、腹部募穴及下合穴为主。实证宜泄，虚证宜补，寒证加灸。取大肠俞、天枢、支沟、丰隆。热秘加合谷、曲池；气滞加中脘、行间，针用泄法；气血虚弱加脾俞、胃俞；寒盛阳虚加灸神阙。每日 1 次，留针 15~20 分钟，7 日为 1 个疗程，疗程间隔 2~3 日。②耳针：取大肠、胃、直肠下段，隔日 1 次或每日针 1 次，可以加电针或埋针，每 5 日轮换 1 次。

（2）拔火罐　取大肠俞、小肠俞、足三里及阳性反应部位。方法：在左腹、臀部、大腿后侧阳性反应部位拔火罐 10~15 分钟。

（3）推拿疗法　①按摩腹部：每晚入睡前两手相叠揉腹，以肚脐为中心，顺时针方向揉 100 次，点按天枢、足三里、上巨虚等穴位。②轻压会阴部：会阴系诸阴之会，司二阴，助排便，后轻叩尾骶部，可促使排便。③推结肠法：双手食指、中指、无名指、小指并拢，交替一次沿升结肠、横结肠、降结肠方向推动 10~20 次。④在中脘、天枢、大横、关元穴用一指禅推法，每穴半分钟，然后顺时针以左侧天枢、大横为重点按摩腹部 15 分钟。再按揉中脘、天枢、大横，用振法于腹部操作约 20 分钟，然后用四指推法沿肝俞、脾俞向下推到八髎，往返 5 分钟。点按肾俞、大肠俞、长强穴，每穴半分钟，施擦法于八髎及长强穴。

（4）传统体育运动　太极拳、八段锦、五禽戏及易筋经等传统运动疗法有助于改善血液循环、促进新陈代谢，调整和加强全身的营养和吸收，便秘患者可根据自己的喜好来选择，或者由社区组织集体进行传统运动。

（二）心理康复

对便秘患者应积极进行心理指导，使患者充分认识到良好的心理状态和睡眠对缓解便秘症状的重要性。便秘者应保持心情舒畅，克服对排便困难的忧虑，增加体力活动，切勿养成服药通便的依赖性。

（三）职业康复与社会康复

1. 职业康复　通常情况下，便秘患者可以胜任大多数工作，如果患者对目前工作不满意，职业康复咨询师可根据患者所受过的教育、工作经历，拟定计划，帮助其另选工作。

2. 社会康复　便秘一般不影响患者参与社会活动，可以很好地利用个人和社会资源，积极参与社会生活，提高生活质量。

复习思考

一、选择题

1. 慢性疲劳综合征的突出临床表现是（　　　）

　A. 不能解乏的睡眠　　　　　　　B. 长期严重的疲劳感

　C. 咽痛　　　　　　　　　　　　D. 记忆力下降

E. 肌肉痛

2. 慢性失眠的病程时间是指（　　　）

　　A. 病程 ≥ 1 个月　　　　　　　　　　B. 病程 ≥ 1 个月，< 6 个月

　　C. 病程 ≥ 3 个月　　　　　　　　　　D. 病程 ≥ 6 个月

　　E. 以上都不是

3. 中国成年人失眠的诊断标准，下列哪项是错误的（　　　）

　　A. 入睡时间超过 30 分钟　　　　　　B. 整夜觉醒次数 ≥ 2 次

　　C. 总睡眠时间少于 6 小时　　　　　　D. 日间功能障碍

　　E. 工作学习正常

4. 肥胖度的计算方法是（　　　）

　　A. 实际体重 / 标准体重 ×100%

　　B.（实际体重 – 标准体重）/ 标准体重 ×100%

　　C.（标准体重 – 实际体重）/ 标准体重 ×100%

　　D.（实际体重 – 标准体重）/ 实际体重 ×100%

　　E. 标准体重 / 实际体重 ×100%

5. 腹部推拿减肥，常用的穴位是（　　　）

　　A. 关元穴　　　　　　　　　　　　　B. 合谷穴

　　C. 血海穴　　　　　　　　　　　　　D. 丰隆穴

　　E. 足三里

二、问答题

1. 慢性疲劳综合征的症状有哪些？

2. 对慢性疲劳综合征如何进行社区康复？

3. 如何对失眠进行分类和评定？

4. 失眠的功能康复和心理康复方法有哪些？

5. 对肥胖症如何进行康复评定和社区康复？

扫一扫，知答案

残疾人残疾分类和分级

依据中华人民共和国《残疾人残疾分类和分级》GB/T 26341—2010标准，将残障人残疾分为视力残疾、听力残疾、言语残疾、肢体残疾、智力残疾、精神残疾和多重残疾。各类残疾按残疾程度分为四级，残疾一级、残疾二级、残疾三级和残疾四级。残疾一级为极重度，残疾二级为重度，残疾三级为中度，残疾四级为轻度。

一、视力残疾

视力残疾是指各种原因导致双眼视力低下并且不能矫正或双眼视野缩小，以致影响其日常生活和社会参与。视力残疾包括盲及低视力。

按视力和视野状态分级，其中盲为视力残疾一级和二级，低视力为视力残疾三级和四级。视力残疾均指双眼而言，若双眼视力不同，则以视力较好的一眼为准。如仅有单眼为视力残疾，而另一眼的视力达到或优于0.3，则不属于视力残疾范畴。视野以注视点为中心，视野半径小于10°者，不论其视力如何均属于盲。具体分级如下：

一级	视力无光感~ < 0.02；或视野半径小于5°
二级	视力0.02~ < 0.05；或视野半径小于10°
三级	视力0.05~ < 0.1
四级	视力0.1~ < 0.3

二、听力残疾

听力残疾是指各种原因导致双耳不同程度的永久性听力障碍，听不到或听不清周围环境声及言语声，以致影响其日常生活和社会参与。

按平均听力损失及听觉系统的结构和功能，活动和参与，环境和支持等因素分级（不配戴助听放大装置）。

注：3岁以内儿童，残疾程度一、二、三级的定为残疾人。

具体分级如下：

一级	听觉系统的结构和功能极重度损伤，较好耳平均听力损失大于 90dBHL，不能依靠听觉进行言语交流，在理解、交流等活动上极重度受限，在参与社会生活方面存在极严重障碍
二级	听觉系统的结构和功能重度损伤，较好耳平均听力损失在（81~90）dBHL 之间，在理解和交流等活动上重度受限，在参与社会生活方面存在严重障碍
三级	听觉系统的结构和功能中重度损伤，较好耳平均听力损失在（61~80）dBHL 之间，在理解和交流等活动上中度受限，在参与社会生活方面存在中度障碍
四级	听觉系统的结构和功能中度损伤，较好耳平均听力损失在（41~60）dBHL 之间，在理解和交流等活动上轻度受限，在参与社会生活方面存在轻度障碍

三、言语残疾

言语残疾是指各种原因导致的不同程度的言语障碍，经治疗一年以上不愈或病程超过两年，而不能或难以进行正常的言语交流活动，以致影响其日常生活和社会参与。包括：失语、运动性构音障碍、器质性构音障碍、发声障碍、儿童言语发育迟滞、听力障碍所致的言语障碍、口吃等。

注：3 岁以下不定残。

按各种言语残疾不同类型的口语表现和程度，脑和发音器官的结构、功能，活动和参与，环境和支持等因素分级。

具体分级如下：

一级	脑和（或）发音器官的结构、功能极重度损伤，无任何言语功能或语音清晰度 ≤ 10%，言语表达能力等级测试未达到一级测试水平，在参与社会生活方面存在极严重障碍
二级	脑和（或）发音器官的结构、功能重度损伤，具有一定的发声及言语能力。语音清晰度在 11%~25% 之间，言语表达能力等级测试未达到二级测试水平，在参与社会生活方面存在严重障碍
三级	脑和（或）发音器官的结构、功能中度损伤，可以进行部分言语交流。语音清晰度在 26%~45% 之间，言语表达能力等级测试未达到三级测试水平，在参与社会生活方面存在中度障碍
四级	脑和（或）发音器官的结构、功能轻度损伤，能进行简单会话，但用较长句表达困难。语音清晰度在 46%~65% 之间，言语表达能力等级测试未达到四级测试水平，在参与社会生活方面存在轻度障碍

四、肢体残疾

肢体残疾是指人体运动系统的结构、功能损伤造成的四肢残缺或四肢、躯干麻痹（瘫痪）、畸形等导致人体运动功能不同程度丧失以及活动受限或参与的局限。

肢体残疾主要包括：①上肢或下肢因伤、病或发育异常所致的缺失、畸形或功能障碍；②脊柱因伤、病或发育异常所致的畸形或功能障碍；③中枢、周围神经因伤、病或发育异常造成躯干或四肢的功能障碍。

按人体运动功能丧失、活动受限、参与局限的程度分级（不配戴假肢、矫形器及其他辅助器具）。肢体部位说明如下：①全上肢：包括肩关节、肩胛骨；②上臂：肘关节和肩关节之间，不包括肩关节，含肘关节；③前臂：肘关节和腕关节之间，不包括肘关节，含腕关节；④全下肢：包括髋关节、半骨盆；⑤大腿：髋关节和膝关节之间，不包括髋关节，含膝关节；⑥小腿：膝关节和踝关节之间，不包括膝关节，含踝关节；⑦手指全缺失：掌指关节；⑧足趾全缺失：跖趾关节。

具体分级如下：

1. 一级　不能独立实现日常生活活动，并具备下列状况之一：

①四肢瘫：四肢运动功能重度丧失。

②截瘫：双下肢运动功能完全丧失。

③偏瘫：一侧肢体运动功能完全丧失。

④单全上肢和双小腿缺失。

⑤单全下肢和双前臂缺失。

⑥双上臂和单大腿（或单小腿）缺失。

⑦双全上肢或双全下肢缺失。

⑧四肢在手指掌指关节（含）和足跗跖关节（含）以上不同部位缺失。

⑨双上肢功能极重度障碍或三肢功能重度障碍。

2. 二级　基本上不能独立实现日常生活活动，并具备下列状况之一：

①偏瘫或截瘫，残肢保留少许功能（不能独立行走）。

②双上臂或双前臂缺失。

③双大腿缺失。

④单全上肢和单大腿缺失。

⑤单全下肢和单上臂缺失。

⑥三肢在手指掌指关节（含）和足跗跖关节（含）以上不同部位缺失（一级中的情况除外）。

⑦二肢功能重度障碍或三肢功能中度障碍。

3. 三级　能部分独立实现日常生活活动，并具备下列状况之一：

①双小腿缺失。

②单前臂及其以上缺失。

③单大腿及其以上缺失。

④双手拇指或双手拇指以外其他手指全缺失。

⑤二肢在手指掌指关节（含）和足跗跖关节（含）以上不同部位缺失（二级中的情况除外）。

⑥一肢功能重度障碍或二肢功能中度障碍。

4. 四级　基本上能独立实现日常生活活动，并具备下列状况之一：

①单小腿缺失。

②双下肢不等长，差距≥50mm。

③脊柱强（僵）直。

④脊柱畸形，后凸大于7°或侧凸大于45°。

⑤单手拇指以外其他四指全缺失。

⑥单手拇指全缺失。

⑦单足跗跖关节以上缺失。

⑧双足趾完全缺失或失去功能。

⑨侏儒症（身高≤1300mm的成年人）。

⑩一肢功能中度障碍或两肢功能轻度障碍。

⑪类似上述的其他肢体功能障碍。

五、智力残疾

智力残疾是指智力显著低于一般人水平，并伴有适应行为的障碍。此类残疾是由于神经系统结构、功能障碍，使个体活动和参与受到限制，需要环境提供全面、广泛、有限和间歇的支持。智力残疾包括在智力发育期间（18岁之前），由于各种有害因素导致的精神发育不全或智力迟滞；或者智力发育成熟以后，由于各种有害因素导致智力损害或智力明显衰退。

按0~6岁和7岁及以上两个年龄段发育商、智商和适应行为分级。0~6岁儿童发育商小于72的直接按发育商分级，发育商在72~75之间的按适应行为（AB）分级。7岁及以上按智商、适应行为（AB）分级；当两者的分值不在同一级时，按适应行为（AB）分级。WHO-DAS Ⅱ分值反映的是18岁及以上各级智力残疾的活动与参与情况。具体分级如下：

	发育商（DQ）	智商（IQ）	适应行为（AB）	WHO-DAS Ⅱ分值
一级	≤25	<20	极重度	≥116分
二级	26~39	20~34	重度	106~115分
三级	40~54	35~49	中度	96~105分
四级	55~75	50~69	轻度	52~95分

适应行为（AB）表现如下：

极重度	不能与人交流，不能自理，不能参与任何活动，身体移动能力很差；需要环境提供全面的支持，全部生活由他人照料
重度	与人交往能力差，生活方面很难达到自理，运动能力发展较差；需要环境提供广泛的支持，大部分生活由他人照料
中度	能以简单的方式与人交流，生活能部分自理，能做简单的家务劳动，能参与一些简单的社会活动；需要环境提供有限的支持，部分生活由他人照料
轻度	能生活自理，能承担一般的家务劳动或工作，对周围环境有较好的辨别能力，能与人交流和交往，能比较正常地参与社会活动；需要环境提供间歇的支持，一般情况下生活不需要由他人照料

六、精神残疾

精神残疾是指各类精神障碍持续一年以上未痊愈，由于存在认知、情感和行为障碍，以致影响其日常生活和社会参与。

18岁及以上的精神障碍患者依据WHO-DAS II分值和适应行为表现分级，18岁以下精神障碍患者依据适应行为的表现分级。具体分级如下：

一级	WHO-DAS II值≥116分，适应行为极重度障碍；生活完全不能自理，忽视自己的生理、心理的基本要求。不与人交往，无法从事工作，不能学习新事物。需要环境提供全面、广泛的支持，生活长期、全部需他人监护
二级	WHO-DAS II值在106~115分之间，适应行为重度障碍；生活大部分不能自理，基本不与人交往，只与照顾者简单交往，能理解照顾者的简单指令，有一定学习能力。监护下能从事简单劳动。能表达自己的基本需求，偶尔被动参与社交活动。需要环境提供广泛的支持，大部分生活仍需他人照料
三级	WHO-DAS II值在96~105分之间，适应行为中度障碍；生活上不能完全自理，可以与人进行简单交流，能表达自己的情感。能独立从事简单劳动，能学习新事物，但学习能力明显比一般人差。被动参与社交活动，偶尔能主动参与社交活动。需要环境提供部分的支持，即所需要的支持服务是经常性的、短时间的需求，部分生活需由他人照料
四级	WHO-DAS II值在52~95分之间，适应行为轻度障碍；生活上基本自理，但自理能力比一般人差，有时忽略个人卫生。能与人交往，能表达自己的情感，体会他人情感的能力较差，能从事一般的工作，学习新事物的能力比一般人稍差。偶尔需要环境提供支持，一般情况下生活不需要由他人照料

七、多重残疾

多重残疾是指同时存在视力残疾、听力残疾、言语残疾、肢体残疾、智力残疾、精神残疾中的两种或两种以上残疾。

按所属残疾中残疾程度最重类别的分级确定其残疾等级。

实用社区康复器具

序号	康复器具名称	用途	图片
1	肋木	1.矫正姿势，防止畸形，如与胸背部矫正运动器联合使用可以预防和矫正驼背 2.利用体重或部分体重，让肌肉作等长性或者等张性收缩，进行肌力、耐力训练 3.用于上下肢体关节活动及躯干牵伸训练	
2	训练床（PT床）	用于患者坐、卧其上，进行综合基本动作训练，也适合患者坐位、手膝位作平衡训练	
3	牵引网架	一般与治疗床配套使用，即将治疗床放在功能牵引网架下，患者一般在床上进行治疗 1.悬挂活动训练：需要两个滑轮，分别悬挂于所固定关节的正上方，然后用绳及固定带套在相应的关节上，下肢主要为膝关节和踝关节，上肢则为肘关节和腕关节 2.牵引训练：可利用滑轮和重量对关节进行牵引，包括颈椎牵引。牵引训练应在康复治疗师指导下进行 3.关节活动度训练：其作用相当于简易滑轮吊环训练器	
4	平行杠	1.做身体上举运动和步行运动，进行相关肌力训练 2.配合平衡板，内外翻矫正板、内收矫正板及骨旋转矫正板，对患者存在的动态平衡问题及下肢存在的伸展型异常模式的矫正及训练 3.进行重心转移训练、杠内行走训练	
5	阶梯	1.利用阶梯扶手或拐杖进行上下阶梯的步行训练。阶梯的扶手高度可根据不同患者的身高及要求进行调节 2.上下阶梯可以锻炼和增强躯干和上下肢肌力，活动下肢关节 3.负重能力及控制能力的训练	
6	姿势矫正镜	1.步态、姿势的矫正 2.控制不随意运动，平衡训练，配合平行杠、平衡板等进行动态平衡的训练 3.协调性训练	
7	前臂内外旋转运动器	用于前臂内外旋转训练，以预防和改善前臂旋转功能受限，增强前臂肌肉耐力，改善关节活动度	

续表

序号	康复器具名称	用途	图片
8	墙壁拉力器	具有重力负荷装置，通过拉动重锤进行肌力训练。有的仅有适合上肢训练的，有的配备适合下肢训练的，是上下肢共用的	
9	肩关节旋转训练器	进行肩关节旋转运动，扩大关节活动度，增强肩部肌力。供肩关节活动度受限或可能受限的患者进行肩关节随意主动旋转，依靠惯性的被动和抗阻力的主动运动，提高肌力、耐力训练，多用于肩周炎、肩关节外伤恢复期的治疗	
10	踝关节训练器	1.选择不同的踝关节矫正板，或采用不同的使用方法，强制踝关节保持某一角度的功能位，矫正和防治足下垂、足外翻、足内翻等畸形，防止踝关节出现畸形、进行站立训练 2.站立训练治疗体位性低血压症，防止骨质疏松，增强下肢肌力	
11	腕关节训练器	1.作为患者进行上肢灵活性、协调性训练的辅助用具，提高上肢的日常活动能力 2.可增加阻力，提高腕部屈伸肌的肌力	
12	肩抬举训练器	1.通过将棍棒放置于不同高度训练上肢前屈抬举功能 2.在棍棒两端悬挂沙袋增加阻力，训练上肢肌力 3.提高上肢运动控制能力	
13	可调式磨砂台	模仿木工砂磨作业，进行上肢功能训练 1.用于上肢肌力增强，改善上肢协调性，扩大上肢关节活动度 2.协调性训练，早期诱发运动	
14	平衡板	用于成年偏瘫患者和脑瘫儿童进行平衡训练，也可与平行杠合用训练坐位、站位的平衡功能	
15	可调 OT 桌	坐位，训练上肢功能。如擦桶、木钉板等合用训练上肢功能，桌面高度可根据训练者需要进行调节	
16	重锤式手指肌力训练桌	用于手指活动，手指肌力和关节活动度的训练。如指伸、指屈动作，指伸肌、小指与拇指内收和外展肌的肌力增强训练	

序号	康复器具名称	用途	图片
17	站立架	用于辅助站立的一种器具。用于偏瘫、脑瘫等站立功能障碍者进行站立训练，也可用于防止骨质疏松、褥疮的康复治疗，改善心肺功能	
18	体操棒与抛接球（立式）	上肢功能训练器具，分立式和卧式两种 1.体操棒：主要用于上肢功能锻炼，特别是肩、肘、腕关节活动障碍者的关节活动度训练和肌肉助力运动训练，例如肩周炎、颈椎病等 2.训练球：主要用于上肢功能障碍者训练上肢功能，包括关节活动度、肌肉协调收缩能力和神经调节功能，例如中风后遗症、骨关节功能障碍等	
19	上肢手腕平衡功能训练器	用于训练上肢平稳、协调性，提高上肢的日常活动能力 1.手握手柄，沿曲线架移动进行训练，锻炼腕、肘、臂等关节的活动能力 2.做腕关节诱导功能训练时，可用双手或单手握住手柄，用手来牵动患肢沿轨道进行运动 3.做手指关节诱导训练时，用手指握住手柄，可沿轨道进行运动	
20	儿童蹦跳床	用于促进前庭感觉的统合，培养平衡感，训练手眼协调。跳蹦床还有助于儿童的情绪稳定 1.让儿童在蹦床上进行自由的跳跃，或双手抱球在蹦床上跳跃，或与指导者做抛接球的游戏，提高儿童的平衡能力 2.让儿童在蹦床上一边跳跃，一边将手中的球投入指定的篮子内，改善手眼协调 3.让两个儿童面对面，手拉手站在蹦床上一起跳跃，或共同拉着一个小呼啦圈一起跳跃，从而训练与对方协调运动的能力，通过跳动中的眼球对视，增强视觉的稳定性	
21	运动垫	用于患者仰卧位移动、俯卧位移动、翻身起坐等综合基本动作训练 1.患者卧位、坐位动作训练，如用于偏瘫、小儿脑瘫、截瘫、关节疾患等四肢活动不便的患者的坐、卧位动作训练 2.坐位、手膝位的平衡功能训练，爬行训练 3.作训练辅助器材，如可与肋木配合使用，作跌倒的防护垫等	
22	楔形垫	用于基本功能综合训练，成人、儿童都可使用 1.卧位功能训练；用于脑瘫等存在卧位功能障碍的患者。也可促进卧位抬头和增强卧位头部控制能力，以及卧位上肢负重能力 2.综合基本动作训练；患儿横躺在楔形垫的斜面上，斜面可以辅助患儿躯干的旋转，进行躯干旋转功能训练	
23	巴氏训练球	是充气或实心的大直径圆球，用法较多，对脑瘫患儿的功能训练非常有效 1.肌肉松弛训练、偏瘫患者可用患侧上肢推动球体前后移动，进行操技训练，克服患肢的屈曲痉挛 2.用于平衡训练和综合基本动作训练	

续表

序号	康复器具名称	用途	图片
24	滚筒	上肢功能训练器具，分为大中小三种规格 1. 早期诱发运动及关节活动度的维持及扩大 2. 缓解肌紧张：利用双上肢在滚筒上反复缓慢的运动，可以起到放松肌肉，缓解痉挛的作用 3. 平衡功能训练：脑瘫等患者可以利用滚筒进行多种平衡功能训练	
25	木钉板	用于患者上肢协调功能的训练，手部细微动作和手眼之间的协调性训练 1. 手指抓握，对指训练 2. 提高手眼协调性，准确性，上肢灵巧性	
26	手指阶梯	是木制小台阶，手指可以在上面攀爬训练，体积小，移动方便，操作简单。用于手指爬阶梯训练，可训练各手指的伸展，手指协调性和运动速度	
27	分指板	用于手指分开和伸展、保持手指正确位置的训练，分为木质和塑料两种 1. 矫正手指姿势、防止畸形 2. 防止指间关节牵缩变形，也可防止手的屈肌牵缩，对防止偏瘫的"钩形手"十分有用	
28	套圈	分为立式和卧式两种，通过趣味性活动进行功能训练 1. 协调性训练，维持躯体平衡，手眼协调 2. 肌力训练、关节活动度训练 3. 趣味性活动，调整心理	
29	作业训练器（日常生活能力训练板）	用于提高手功能，增强日常生活活动能力 1. 改善手指功能 2. 提高手的协调性、灵活性 3. 进行手的感觉功能训练	
30	哑铃	1. 肌力训练，肌肉复合动作训练：如因运动麻痹、疼痛、长期不活动等导致肌力低下的患者，手持哑铃，可利用哑铃的重量进行抗引力主动运动，训练肌力 2. 哑铃可训练单一肌肉；如增加重量，则需多肌肉的协调，也可作为一种肌肉复合动作训练	

附 录 三

常用精神心理疾病评价量表

一、抑郁自评量表（SDS）

注意事项：

下面有 20 条题目，请仔细阅读每一条，把意思弄明白，每一条文字后有四个选项，分别表示：

A 没有或很少时间（过去一周内，出现这类情况的日子不超过一天）；B 小部分时间（过去一周内，有 1~2 天有过这类情况）；C 相当多时间（过去一周内，3~4 天有过这类情况）D 绝大部分或全部时间（过去一周内，有 5~7 天有过这类情况）

施测时间建议：5~10 分钟。

我觉得闷闷不乐，情绪低沉	A	B	C	D
我觉得一天之中早晨最好	A	B	C	D
我一阵阵哭出来或觉得想哭	A	B	C	D
我晚上睡眠不好	A	B	C	D
我吃的跟平常一样多	A	B	C	D
我与异性亲密接触时和以往一样感觉愉快	A	B	C	D
我发觉我的体重在下降	A	B	C	D
我有便秘的苦恼	A	B	C	D
我心跳比平时快	A	B	C	D
我无缘无故地感到疲乏	A	B	C	D
我的头脑跟平常一样清楚	A	B	C	D
我觉得经常做的事情并没有困难	A	B	C	D
我觉得不安而平静不下来	A	B	C	D
我对将来抱有希望	A	B	C	D
我比平常容易生气激动	A	B	C	D

我觉得做出决定是容易的	A	B	C	D
我觉得自己是个有用的人，有人需要我	A	B	C	D
我的生活过得很有意思	A	B	C	D
我认为如果我死了别人会生活得好些	A	B	C	D
平常感兴趣的事我仍然照样感兴趣	A	B	C	D

记分：

正向计分题 A、B、C、D 按 1、2、3、4 分计；反向计分题按 4、3、2、1 计分。

反向计分题号：2、5、6、11、12、14、16、17、18、20。

评分标准：

将 20 个项目的各个得分相加，即得总分。总分的正常上限参考值为 41 分，标准分等于总分乘以 1.25 后的整数部分。分值越小越好。

标准分正常上限参考值为 53 分。标准总分 53~62 为轻度抑郁，63~72 为中度抑郁，72 分以上为重度抑郁。

二、汉密尔顿抑郁量表（HAMD）

1. 抑郁情绪

只在问到时才诉述 ———————————————————————————— 1

在言语中自发地表达 ———————————————————————————— 2

不用言语也可从表情、姿势、声音或欲哭中流露出这种情绪 ——————— 3

病人的自发语言和非自发语言（表情、动作），几乎完全表现为这种情绪 ——— 4

2. 有罪感

责备自己，感到自己已连累他人 ————————————————————— 1

认为自己犯了罪，或反复思考以往的过失和错误 ——————————————— 2

认为目前的疾病，是对自己错误的惩罚，或有罪恶妄想—————————— 3

罪恶妄想伴有指责或威胁性幻觉 ————————————————————— 4

3. 自杀

觉得活着没有意义 ———————————————————————————1

希望自己已经死去，或常想到与死有关的事 —————————————— 2

消极观念（自杀念头）———————————————————————— 3

有严重自杀行为 ———————————————————————————— 4

4. 入睡困难

主诉有时有入睡困难，即上床后半小时仍不能入睡 —————————— 1

主诉每晚均有入睡困难 ———————————————————————— 2

5. 睡眠不深

睡眠浅多噩梦 ———————————————————————————— 1

半夜（晚上 12 点以前）曾醒来（不包括上厕所）—————————————— 2

6. 早醒

有早醒，比平时早醒 1 小时，但能重新入睡 ——————————————— 1

早醒后无法重新入睡 ————————————————————————— 2

7. 工作和兴趣

提问时才诉述 ———————————————————————————— 1

自发地直接或间接表达对活动、工作或学习失去兴趣，如感到没精打采，犹豫不决，不能坚持或需强迫自己去工作或活动 ——————————————————— 2

病室劳动或娱乐不满 3 小时 ——————————————————————— 3

因目前的疾病而停止工作，住院患者不参加任何活动或者没有其他帮助便不能完成病室日常事务 ———————————————————————————— 4

8. 迟缓　指思维和语言缓慢，注意力难以集中，主动性减退。

精神检查中发现轻度迟缓 ——————————————————————— 1

精神检查中发现明显迟缓 ——————————————————————— 2

精神检查进行困难 ————————————————————————— 3

完全不能回答问题（木僵）—————————————————————— 4

9. 激越

检查时表现得有些心神不定 —————————————————————— 1

明显的心神不定或小动作多 —————————————————————— 2

不能静坐，检查中曾站立 ——————————————————————— 3

搓手，咬手指，扯头发，咬嘴唇 ———————————————————— 4

10. 精神性焦虑

问到时才诉述 ———————————————————————————— 1

自发地表达 ————————————————————————————— 2

表情和言谈流露明显忧虑 ——————————————————————— 3

明显惊恐 —————————————————————————————— 4

11. 躯体性焦虑　指焦虑的生理症状，包括口干、腹胀、腹泻、打呃、腹绞痛、心悸、头痛、过度换气和叹息以及尿频和出汗等。

轻度 ———————————————————————————————— 1

中度，有肯定的上述症状 ——————————————————————— 2

重度，上述症状严重，影响生活或需加处理 ——————————————— 3

严重影响生活和活动 -- 4

12. 胃肠道症状

食欲减退，但不需他人鼓励便自行进食 --- 1

进食需他人催促或请求或需要应用泻药或助消化药 ------------------------- 2

13. 全身症状

四肢、背部或颈部沉重感，背痛，头痛，肌肉疼痛，全身乏力或疲劳 ---------- 1

上述症状明显 -- 2

14. 性症状　指性欲减退、月经紊乱等。

轻度 --- 1

重度 --- 2

不能肯定，或该项对被评者不适合（不计入总分）

15. 疑病

对身体过分关注 -- 1

反复考虑健康问题 -- 2

有疑病妄想 --- 3

伴幻觉的疑病妄想 -- 4

16. 体重减轻

一周内体重减轻 1 斤以上 -- 1

一周内体重减轻 2 斤以上 -- 2

17. 自知力

知道自己有病，表现为忧郁 -- 0

知道自己有病，但归于伙食太差、环境问题、工作过忙、病毒感染或需要休息 -- 1

完全否认有病 -- 2

18. 日夜变化（如果症状在早晨或傍晚加重，先指出哪一种，然后按其变化程度评分）

轻度变化 --- 1

重度变化 --- 2

19. 人格解体或现实解体　指非真实感或虚无妄想。

问及时才诉述 -- 1

自发诉述 --- 2

有虚无妄想 --- 3

伴幻觉的虚无妄想 -- 4

20. 偏执症状

有猜疑 --- 1

| 有关系观念 | 2 |

有关系观念 ———————————————————————————————— 2

有关系妄想或被害妄想 ———————————————————————— 3

伴有幻觉的关系妄想或被害妄想 ——————————————————— 4

21. 强迫症状　指强迫思维和强迫行为。

问及时才诉述 ———————————————————————————— 1

自发诉述 —————————————————————————————— 2

22. 能力减退感

仅于提问时方引出主观体验 ————————————————————— 1

病人主动表示能力减退感 —————————————————————— 2

需鼓励、指导和安慰才能完成病室日常事务或个人卫生 ——————— 3

穿衣、梳洗、进食、铺床或个人卫生均需他人协助 ————————— 4

23. 绝望感

有时怀疑"情况是否会好转",但解释后能接受 ——————————— 1

持续感到"没有希望",但解释后能接受 ————————————————— 2

对未来感到灰心、悲观和绝望,解释后不能排除 ——————————— 3

自动反复诉述"我的病不会好了"或诸如此类的情况 ———————— 4

24. 自卑感

仅在询问时诉述有自卑感(我不如他人)——————————————— 1

自动诉述有自卑感(我不如他人)———————————————————— 2

病人主动诉述:"我一无是处"或"低人一等",与评 2 分者只是程度的差别 ———— 3

自卑感达妄想的程度,例如"我是废物"类似情况 ——————————— 4

评分标准:

总分超过 29 分,可能为严重焦虑;超过 21 分,肯定有明显焦虑;超过 14 分,肯定有焦虑;超过 7 分,可能有焦虑;如小于 7 分,便没有焦虑症状。一般来说,总分高于 14 分,提示被评估者具有临床意义的焦虑症状。通过对躯体性和精神性两大类因子分析,不仅可以具体反映病人的精神病理学,也可反映靶症状群的治疗结果。

三、贝克抑郁自评量表

下面有 21 组项目,每组有 4 句陈述,每句之前标有的阿拉伯数字为等级分。你可根据一周来的感觉,把最适合自己情况的一句话前面的数字圈出来。全部 21 组都做完后,将各组的圈定分数相加,便得到总分。依据总分,就能明白无误地了解自己是否有抑郁,抑郁的程度如何。

（一）

0. 我不感到悲伤。

1. 我感到悲伤。

2. 我始终悲伤，不能自制。

3. 我太悲伤或不愉快，不堪忍受。

（二）

0. 我对将来并不失望。

1. 对未来我感到心灰意冷。

2. 我感到前景黯淡。

3. 我觉得将来毫无希望，无法改善。

（三）

0. 我没有感到失败。

1. 我觉得比一般人失败要多些。

2. 回首往事，我能看到的是很多次失败。

3. 我觉得我是一个完全失败的人。

（四）

0. 我从各种事件中得到很多满足。

1. 我不能从各种事件中感受到乐趣。

2. 我不能从各种事件中得到真正的满足。

3. 我对一切事情不满意或感到枯燥无味。

（五）

0. 我不感到有罪过。

1. 我在相当的时间里感到有罪过。

2. 我在大部分时间里觉得有罪。

3. 我在任何时候都觉得有罪。

（六）

0. 我没有觉得受到惩罚。

1. 我觉得可能会受到惩罚。

2. 我预料将受到惩罚。

3. 我觉得正受到惩罚。

（七）

0. 我对自己并不失望。

1. 我对自己感到失望。

2. 我讨厌自己。

3. 我恨自己。

（八）

0. 我觉得并不比其他人更不好。

1. 我要批判自己的弱点和错误。

2. 我在所有的时间里都责备自己的错误。

3. 我责备自己把所有的事情都弄坏了。

（九）

0. 我没有任何想弄死自己的想法。

1. 我有自杀想法，但我不会去做。

2. 我想自杀。

3. 如果有机会我就自杀。

（十）

0. 我哭泣与往常一样。

1. 我比往常哭得多。

2. 我现在一直要哭。

3. 我过去能哭，但现在要哭也哭不出来。

（十一）

0. 和过去相比，我现在生气并不更多。

1. 我现在比往常更容易生气发火。

2. 我觉得现在所有的时间都容易生气。

3. 过去使我生气的事，现在一点也不能使我生气了。

（十二）

0. 我对其他人没有失去兴趣。

1. 和过去相比，我对别人的兴趣减少了。

2. 我对别人的兴趣大部分失去了。

3. 我对别人的兴趣已全部丧失了。

（十三）

1. 我推迟做出决定比过去多了。

2. 我作决定比以前困难大得多。

3. 我再也不能做出决定了。

（十四）

0. 觉得我的外表看上去并不比过去更差。

1. 我担心自己看上去显得老了，没有吸引力。

2. 我觉得我的外貌有些变化，使我难看了。

3. 我相信我看起来很丑陋。

（十五）

0. 我工作和以前一样好。

1. 要着手做事，我现在需额外花些力气。

2. 无论做什么我必须努力催促自己才行。

3. 我什么工作也不能做了。

（十六）

0. 我睡觉与往常一样好。

1. 我睡眠不如过去好。

2. 我比往常早醒 1~2 小时，难以再睡。

3. 我比往常早醒几个小时，不能再睡。

（十七）

0. 我并不感到比往常更疲乏。

1. 我比过去更容易感到疲乏无力。

2. 几乎不管做什么，我都感到疲乏无力。

3. 我太疲乏无力，不能做任何事情。

（十八）

0. 我的食欲和往常一样。

1. 我的食欲不如过去好。

2. 我现在的食欲差得多了。

3. 我一点也没有食欲了。

（十九）

0. 最近我的体重并无很大减轻。

1. 我体重下降 2.27 千克以上。

2. 我体重下降 5.54 千克以上。

3. 我体重下降 7.81 千克以上。

（二十）

0. 我对健康状况并不比往常更担心。

1. 我担心身体上的问题，如疼痛、胃不适或便秘。

2. 我很担心身体问题，想别的事情很难。

3. 我对身体问题如此担忧，以致不能想其他任何事情。

（二十一）

0. 我没有发现自己对性的兴趣最近有什么变化。

1. 我对性的兴趣比过去降低了。

2. 我现在对性的兴趣大大下降。

3. 我对性的兴趣已经完全丧失。

做完了吗，看看结果——

评分标准：

总分 10 分：很健康、无抑郁；总分 10~15 分，有轻度情绪不良，要注意调节；总分大于 15 分者，表明已有抑郁，要去看心理医生了；当大于 25 分时，说明抑郁已经比较严重了，必须看心理医生。

四、爱丁堡产后抑郁量表

过去分娩至今：

A.　　0 我不觉得悲伤。

　　　　1 我觉得悲伤。

　　　　2 我时时感到悲伤，无法驱除这种感受。

　　　　3 我悲伤或不快乐得无法忍受。

B.　　0 对将来我并不感到特别沮丧。

　　　　1 对将来我感到沮丧。

　　　　2 我觉得将来没有什么希望。

　　　　3 我感到将来没希望，事情不能改善。

C.　　0 我不觉得自己像是个失败者。

　　　　1 我觉得自己已比一般的人失败得更多。

　　　　2 回顾过去，我所看到的就是一连串的失败。

　　　　3 身为一个人我觉得我是彻底的失败者。

D.　　0 我现在从事情中得到的满足跟过去一样多。

　　　　1 与过去比较，现在我比较不能从事情中获得喜悦。

　　　　2 我再也不能从任何事情中获得真正的满足。

　　　　3 我对样样事都不满或厌烦。

E.　　0 我不特别觉得罪恶。

　　　　1 相当多的时间我觉得罪恶。

　　　　2 大部分时间，我觉得自己真的很罪恶。

　　　　3 我总是感到罪恶。

F.　　0 我不认为我正受惩罚。

　　　1 我感到或许会受罚。

　　　2 我料想会受惩罚。

　　　3 我觉得自己正在受罚。

G.　　0 我对自己不感到失望。

　　　1 我对自己感到失望。

　　　2 我讨厌自己。

　　　3 我恨自己。

H.　　0 我不觉得自己比别人更坏。

　　　1 我因自己有弱点或错误而批评自己。

　　　2 我由于自己的过错而经常自责。

　　　3 我因发生的一切坏事而自责。

I.　　0 我没有自杀的念头。

　　　1 我有自杀的念头，但没有付诸实行。

　　　2 我想自杀。

　　　3 如果有机会我会自杀。

J.　　0 我并不比平常容易哭。

　　　1 我比以前更爱哭。

　　　2 现在我时时在哭。

　　　3 我过去很会哭，但如今纵使我想哭也哭不出来了。

K.　　0 我和以前一样，没有特别暴躁。

　　　1 我比以前容易激怒或暴躁。

　　　2 现在我时时感到暴躁。

　　　3 过去经常使我暴躁的事情一点也不再使我暴躁了。

L.　　0 我对他人并没失去兴趣。

　　　1 我现在不像过去那样对他人感到兴趣。

　　　2 我对他人已失去大部分的兴趣。

　　　3 我对他人已完全失去兴趣。

M.　　0 我大致与以前一样做决定。

　　　1 我现在比以前更会拖延去做决定。

　　　2 我现在比以前更难做决定。

　　　3 我再也无法做任何决定。

N.　　0 我不觉得我自己比以前丑。

　　　　1 我烦恼自己看起来渐老或渐不吸引人了。

　　　　2 我觉得外貌有了永久性变化，使我看起来不吸引人。

　　　　3 我相信自己长得丑。

O.　　0 大致而言，我能够像往常一样好好地工作。

　　　　1 我需要特别努力，才能开始做事。

　　　　2 无论任何事情，我都必须很辛苦勉强自己，才能去做。

　　　　3 我一点也无法工作。

P.　　0 我能像平常般睡好觉。

　　　　1 我不如以往睡得好。

　　　　2 我比平常早一二小时醒来，并且发现难以再入眠。

　　　　3 我比平常早好几小时醒来，而且无法再入眠。

Q.　　0 我并没有比平常更疲倦。

　　　　1 我比以前更容易累。

　　　　2 几乎任何事我一做就累。

　　　　3 我太累了以致无法做任何事。

R.　　0 我的胃口并不比以前差。

　　　　1 我比以前更容易累。

　　　　2 几乎任何事我一做就累。

　　　　3 我太累了以致无法做任何事。

S.　　0 我近来体重未见减轻，即使有也是不多。

　　　　1 我的体重减轻 5 磅（2.25 千克）以上。

　　　　2 我的体重减轻 10 磅（4.5 千克）以上。

　　　　3 我的体重减轻 15 磅（6.75 千克）以上。

T.　　0 我跟以前一样不担心我的健康。

　　　　1 我担心我身体上的不舒服，诸如：头痛及身体上的病痛、胃不舒服或便
　　　　　秘等。

　　　　2 我很担心身体上的不舒服，并且难以去考虑其他事情。

　　　　3 我非常担心我身体上的不舒服，以致无法去考虑任何其他的事情。

U.　　0 我并未发现我最近对于性的兴趣有任何转变。

　　　　1 我对于性比以前不感兴趣。

　　　　2 我目前对于性较缺乏兴趣。

　　　　3 我对于性完全失去兴趣。

评分标准：

总分为 9 分作为筛查产后抑郁症患者的临界值，12 分作为筛查严重产后抑郁症患者的临界值。

五、婴幼儿孤独症筛查量表（CHAT）

A：询问父母：

1. 您的孩子喜欢坐在你的膝盖上被摇晃、跳动吗？

2. 您的孩子对别的孩子感兴趣吗？

3. 您的孩子喜欢爬高比如上楼梯吗？

4. 您的孩子喜欢玩"躲猫猫"游戏吗？

5. 您的孩子曾经玩过"假扮"游戏吗？如假装打电话、照顾玩具娃娃或假装其他事情

6. 您的孩子曾经用过食指去指，去要某件东西吗？

7. 您的孩子曾经用过食指去指，去表明对某件东西感兴趣吗？

8. 您的孩子会恰当地玩玩具（如小汽车、积木）吗？而不是只是放在嘴里、乱拨或乱扔。

9. 您的孩子曾经拿过什么东西给你（们）看吗？

B：观察：

1. 在交流时，孩子与您有目光接触吗？

2. 吸引孩子的注意，然后指向房间对侧的一个有趣的玩具，说："嘿，看，那里有一个（玩具名）"，观察孩子的脸，孩子有没有看你所指的玩具？

3. 吸引孩子的注意，然后给孩子一个玩具小茶杯和茶壶，对孩子说："你能倒一杯茶吗？"观察孩子，看他有无假装倒茶、喝茶等。

4. 问孩子："灯在哪里？"或说："把灯指给我看看。"孩子会用他的食指指灯吗？

5. 孩子会用积木搭塔吗？（如果会，多少？）（积木的数量：_____）

评分标准：

1. 明显高危儿童的标准：5 个关键项目不能通过。包括有意向性用手指：A7 和 B4；眼凝视：B2；玩的一项：A5 和 B3。

2. 一般高危儿童的标准：5 个关键项目不能通过。包括有意向性用手指：A7 和 B4；不满足明显高危儿童的标准。

六、孤独症行为评定量表（ABC 量表）

患儿姓名：　　　　性别：　　　　年龄：

填报表人：　　　　　与患儿关系：

注：填报人指患儿父母或与患儿共同生活达两周以上的人。

本量表共列出患儿的感觉、行为、情绪、语言等方面异常表现的 57 个项目，请在每项做"是"与"否"的判断，判断"是"就在每项标示的分数打"∨"符号，判断"否"不打号，不要漏掉任何一项。

注：感觉能力（S）、交往能力（R）、运动能力（B）、语言能力（L）和自我照顾能力（S）。

项目	评分				
	S	R	B	L	S
1. 喜欢长时间的自身旋转					
2. 学会做一件简单的事，但是很快就"忘记"					
3. 经常没有接触环境或进行交往的要求					
4. 往往不能接受简单的指令（如坐下、来这儿等）					
5. 不会玩玩具等（如没完没了地转动或乱扔、揉等）					
6. 视觉辨别能力差（如对一种物体的特征——大小、颜色或位置等的辨别能力差）					
7. 无交往性微笑（无社交性微笑，即不会与人点头、招呼、微笑）					
8. 代词运用得颠倒或混乱（如把"你"说成"我"等等）					
9. 长时间总拿着某件东西					
10. 似乎不在听人说话，以致怀疑他 / 她有听力问题					
11. 说话无抑扬顿挫、无节奏					
12. 长时间摇摆身体					
13. 要去拿什么东西，但又不是身体所能达到的地方（即对自身与物体距离估计不足）					
14. 对环境和日常生活规律的改变产生强烈反应					
15. 当他和其他人在一起时，对呼唤他的名字无反应					
16. 经常做出前冲、脚尖行走、手指轻捏轻弹等动作					
17. 对其他人的面部表情或情感没有反应					
18. 说话时很少用"是"或"我"等词					
19. 有某一方面的特殊能力，似乎与智力低下不相符合					
20. 不能执行简单的含有介词的指令（如把球放在盒子上或把球放在盒子里）					
21. 有时对很大的声音不产生吃惊的反应（可能让人想到儿童是聋子）					
22. 经常拍打手					
23. 发大脾气或经常发点脾气					

项目	评分			
24. 主动回避与别人进行眼光接触				
25. 拒绝别人接触或拥抱				
26. 有时对很痛苦的刺激（如摔伤、割破或注射不引起反应）				
27. 身体表现很僵硬很难抱住（如打挺）				
28. 当抱着他时，感到他肌肉松弛（即他不紧贴着抱他的人）				
29. 以姿势、手势表示所渴望得到的东西（而不倾向用语言表示）				
30. 常用脚尖走路				
31. 用咬人、撞人、踢人等来伤害他人				
32. 不断地重复短句				
33. 游戏时不模仿其他儿童				
34. 当强光直接照射眼睛时常常不眨眼				
35. 以撞头、咬手等行为来自伤				
36. 想要什么东西不能等待（一想要什么就马上要得到什么）				
37. 不能指出 5 个以上物体的名称				
38. 不能发展任何友谊（不会和小朋友来往交朋友）				
39. 有许多声音的时候常常盖着耳朵				
40. 经常旋转碰撞物体				
41. 在训练大小便方面有困难（不会控制住小便）				
42. 一天只能提出 5 个以内的要求				
43. 经常受到惊吓或非常焦虑、不安				
44. 在正常光线下斜眼、闭眼、皱眉				
45. 不是经常帮助的话，不会自己给自己穿衣				
46. 一遍一遍重复一些声音或词				
47. 瞪着眼看人，好像要"看穿"似的				
48. 重复别人的问话和回答				
49. 经常不能意识所处的环境，并且可能对危险情况不在意				
50. 特别喜欢摆弄并着迷于单调的东西或游戏、活动等（如来回走或跑、没完没了地蹦、跳、拍敲）				
51. 对周围东西喜欢触摸、嗅和 / 或尝				
52. 对生人常无视觉反应（对来人不看）				

项目	评分		
53. 纠缠在一些复杂的仪式行为上，就像缠在魔圈子内（如走路一定要走一定的路线，饭前或睡前或干什么以前一定要把什么东西摆在什么地方或做什么动作，否则就不睡，不吃等）			
54. 经常毁坏东西（如玩具、家里的一切用具很快就弄破了）			
55. 在二岁半以前就发现该儿童发育延迟			
56. 在日常生活中至今仅会用 15 个但又不超过 30 个短句来进行交往			
57. 长期凝视一个地方（呆呆地看一处）			
小计分数			
总分：S+R+B+L+S			
该儿童还有什么其他问题请详述：			

评分标准：

总分低于 30 分：初步判断为无孤独症。

30~60 分：有孤独症。其中 30~37 分，为轻到中度孤独症；37~60 分，并且至少有 5 项的评分高于 3 分，为重度孤独症（本量表总分为 60 分）。

注：可有 1.5、2.5 等分数。介于 1 和 2 之间的症状评为 1.5 分，以此类推。

主要参考书目

1. 王刚 . 社区康复学 . 北京：人民卫生出版社，2016.

2. 付克礼 . 社区康复学 . 北京：华夏出版社，2011.

3. 罗治安，张慧 . 社区康复 .2 版 . 北京：人民卫生出版社，2014.

4. 胡永善，戴红 . 社区康复 .2 版 . 北京：中国中医药出版社，2015.

5. 彭德忠 . 社区康复 . 北京：人民卫生出版社，2012.

6. 王玉龙，张秀花 . 康复评定技术 .2 版 . 北京：人民卫生出版社，2014.

7. 陈立典 . 脑卒中社区康复 . 北京：中国中医药出版社，2010.

8. 贺丹军 . 康复心理学 . 北京：华夏出版社，2011.

9. 窦祖林 . 作业治疗学 .2 版 . 北京：人民卫生出版社，2016.

10. 李静 . 康复心理学 . 北京：人民卫生出版社，2016.

11. 姜永梅，孙晓莉 . 康复治疗技术 . 北京：中国中医药出版社，2015.

12. 纪树荣 . 运动疗法技术学 . 北京：华夏出版社，2011

13. 章稼，王晓臣 . 运动治疗技术 .2 版 . 北京：人民卫生出版社，2014.

14. 刘四文 . 运动疗法 . 广州：广东科技出版社，2009.

15. 闵水平，孙晓莉 . 作业治疗技术 .2 版 . 北京：人民卫生出版社，2014.

16. 王刚，王彤 . 临床作业疗法学 . 北京：华夏出版社，2009.

17. 张晓玉，江流恬，申健 . 伤残辅助器具装配知识指南 . 北京：中国人事出版社，2006.

18. 黄学英 . 康复护理 . 北京：人民卫生出版社，2014.

19. 邓倩 . 临床康复学 .2 版 . 北京：人民卫生出版社，2014.

20. 王德瑜，邓沂 . 中医养生康复技术 .2 版 . 北京：人民卫生出版社，2014.

21. 刘杰，吕云玲 . 内科护理 .2 版 . 北京：人民卫生出版社，2014.

22. 赵国琴 . 社区健康服务 . 北京：人民卫生出版社，2017.

23. 唐强、张仁安 . 临床康复学 . 北京：人民卫生出版社，2012.

24. 燕铁斌，梁维松，冉春风 . 现代康复治疗学 .2 版 . 广州：广东科技出版社，2012.

25. 周郁秋，张渝成 . 康复心理学 .2 版 . 北京：人民卫生出版社，2014.

26. 陈美仁 . 辨证调护技术 . 北京：人民卫生出版社，2014.

27. 陈景华 . 美容保健技术 . 北京：人民卫生出版社，2014.

28. 王茂斌，王红静 . 社区保健与康复 . 北京：人民卫生出版社，2008.

29. 许晓惠，叶新强，何胜晓 . 社区康复 . 武汉：华中科技大学出版社，2012.

30. 孙涛，王天芳，武留信 . 亚健康学 . 北京：中国中医药出版社，2007.

31. 陈景华 . 美容保健技术 .2 版 . 北京：人民卫生出版社，2014.

32 刘宝林 . 针灸治疗 . 北京：人民卫生出版社，2014.

33. 中华人民共和国国家质量监督检疫检验总局，中国国家标准化管理委员会 . 中华人民共和国国家标准 GB/T 26341—2010 残疾人残疾分类和分级 . 北京：中国标准出版社，2011.